耳科手術のための
中耳・側頭骨 3D 解剖マニュアル

DVD-ROM 付

監修
伊藤壽一　京都大学名誉教授

編集
高木　明　静岡社会健康医学大学院大学　教授
　　　　　静岡県立総合病院感覚器センター長/耳鼻咽喉科

平海晴一　岩手医科大学耳鼻咽喉科頭頸部外科　准教授

医学書院

耳科手術のための中耳・側頭骨 3D 解剖マニュアル
[DVD-ROM 付]

発　行	2014年10月15日　第1版第1刷Ⓒ
	2022年11月 1 日　第1版第3刷

監　修　伊藤壽一（いとうじゅいち）

編　集　高木　明（たかぎ あきら）・平海晴一（ひらうみ はるかず）

発行者　株式会社　医学書院
　　　　代表取締役　金原　俊
　　　　〒113-8719　東京都文京区本郷 1-28-23
　　　　電話　03-3817-5600（社内案内）

印刷・製本　三美印刷

本書の複製権・翻訳権・上映権・譲渡権・貸与権・公衆送信権（送信可能化権を含む）は株式会社医学書院が保有します．

ISBN978-4-260-02036-7

本書を無断で複製する行為（複写，スキャン，デジタルデータ化など）は，「私的使用のための複製」など著作権法上の限られた例外を除き禁じられています．大学，病院，診療所，企業などにおいて，業務上使用する目的（診療，研究活動を含む）で上記の行為を行うことは，その使用範囲が内部的であっても，私的使用には該当せず，違法です．また私的使用に該当する場合であっても，代行業者等の第三者に依頼して上記の行為を行うことは違法となります．

JCOPY〈出版者著作権管理機構　委託出版物〉
本書の無断複製は著作権法上での例外を除き禁じられています．複製される場合は，そのつど事前に，出版者著作権管理機構（電話 03-5244-5088，FAX 03-5244-5089，info@jcopy.or.jp）の許諾を得てください．

執筆者一覧

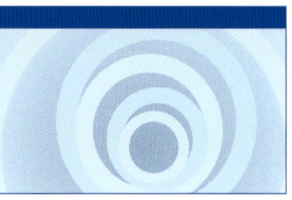

監修
伊藤壽一（京都大学名誉教授）

編集
高木　明（静岡社会健康医学大学院大学 教授
　　　　　静岡県立総合病院感覚器センター長/耳鼻咽喉科）
平海晴一（岩手医科大学耳鼻咽喉科頭頸部外科 准教授）

執筆
高木　明（静岡社会健康医学大学院大学 教授
　　　　　静岡県立総合病院感覚器センター長/耳鼻咽喉科）
金丸眞一（公益財団法人田附興風会医学研究所北野病院耳鼻咽喉科・頭頸部外科 部長/難聴・鼓膜再生センター長）
辻　　純（独立行政法人国立病院機構京都医療センター耳鼻咽喉科 医長）
平海晴一（岩手医科大学耳鼻咽喉科頭頸部外科 准教授）

監修の序

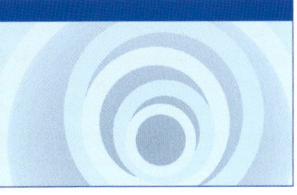

　耳科手術を習得・施行するのに最も大切なことは「局所解剖の理解」であることは異論のないところである．しかし耳科手術の対象となる部位・器官の大部分が「側頭骨」なるきわめて複雑な骨組織に含まれており，局所解剖を理解するのは困難をきわめる．手術を始める初心者は，指導医のもと直接患者に向かうこともあるが，これは大変危険な作業である．これまではある意味患者の犠牲のもとに手術手技を獲得してきたことは否めない．以前から欧米先進国の主だった教育機関ではご遺体からの（摘出）側頭骨を用いて局所解剖の理解，手術手技のトレーニングを行ってきた．各施設ではこれをシステム化してトレーニングコースを企画し，多くの若い医師がそれに参加し，局所解剖の理解に努めている．国によっては若手医師で耳科手術医を目指す者はこのようなコースを受講し，実習することが必須になっている所もあり，また実習していないと実際の手術にも主術者として執刀不可となる場合もある．わが国でも以前より側頭骨を用いて解剖実習・手術トレーニングを行ってきた施設もある．しかし例外を除いては単発的な実習のみが多かった．システム化された実習コースを確立するためには，独自の実習室，実際の手術に即した手術機器の整備，卓越した指導者と指導書（実習マニュアル）が必要である．これらを整備するには多大の費用がかかる．また側頭骨を使用するためには，解剖学教室との協力など考慮すべき点も多い．

　ご遺体を使用して手術解剖実習をするのは耳科領域だけでなく，多くの外科系領域でも重要な課題となっている．わが国ではご遺体を用いての実習に関してこれまで明確な指針がなかったが，平成24年4月に解剖学会，外科学会が中心となり「臨床医学の教育及び研究における死体解剖のガイドライン」が出された．側頭骨は一部とはいえご遺体を使用するので，日本耳科学会が中心となり「側頭骨手術解剖実習に対する指針」を作成中である．内容の詳細はここでは省略するが，そこには実習を遂行するにあたり，詳細なガイドブック・テキストが必要と明記される予定である．

　本書は，耳科手術を習熟するための必須課題である「側頭骨解剖実習」のための詳細な指導書である．国内外に同様の実習書は刊行されているが，本書の特徴に関しては執筆者の一人である高木明氏の「はじめに」の項を参照されたい．特に強調したいのは，本書は手術解剖実習書であるが，あくまで実際の耳科手術に即した実習を考慮した点である．そのため使用する器具，機器も実際の手術に類似したものを使用し，まず第1章に基本的な「耳科手術道具の使い方」を記載した．さらに「乳突削開」「後鼓室解放」「人工内耳手術」「顔面神経減荷術」「内リンパ嚢開放術」「経迷路的内耳道アプローチ」など実際の耳科手術に即した解剖実習に対する指導書となっている．また実際の手術を行う際に，事前にCT，MRIなどの画像を撮影し手術計画を立てるのは当然であるが，これまで海外でも実習を行う際にこのような画像を撮影することは皆無であった．京都大学では以前より，側頭骨の解剖実習の際でも事前に当該側頭骨のCTを撮影し，その画像をもとに実習プランニングを立て実習を行ってきた．本書でも側頭骨のCTを撮影して，その画像を掲載しながら実習写真を載せ，解説する方式をとった．さらに実習のDVDも添付した．実際の手術の際の主術者は顕微鏡使用であるので立体的視野で手術を行う．最近では手術助手，見学者も3Dモニターを利用することが増え，主術者と近似の視野で観察することができるようになってきた．しかし，実習書はあくまで2次元状態であり，実際の手術・実習の視野とは乖離がある．そこで本書では完全ではないが3D画像も併載し，実習書からも立体的構造が読み取れるよう配慮を加えた．

　京都大学耳鼻咽喉科頭頸部外科学教室では2000年代初めより独自の手術解剖実習室を整備し，定期的に実

監修の序

習を行ってきた．また約10年前より多くの方々のご要望もあり，この実習をオープンにして学外の医師にも開放しており，実習を受けた学外の医師は既に500人を超えている．これだけ多くの医師が手術解剖実習を受ける必要性を感じていることになる．最近では各大学を中心に実習室を整備し，実習プログラムを組む施設が増加しており，この傾向が継続されることが強く望まれる．

　本書が，これから耳科手術を始めようとする若い医師，また現在の技術をさらに向上させようとする方々，さらにそのような医師を指導する立場にある方々の一助になれば幸いである．

2014年9月

伊藤壽一

はじめに

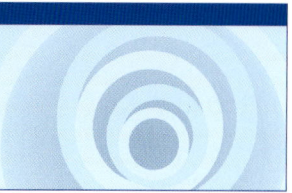

　本書はもともと側頭骨の dissection の実習の手引きとして始まったので，手術書というより側頭骨の解剖を知るための書となっている．一般に手術というのは解剖を熟知して初めてよい手術が行え，また，リスクの回避も可能となる．過去において，解剖は，手術経験の積み重ねから実践的に学ぶとされていたが，中耳手術においては経験を積み重ねても内耳形態の知識は曖昧なままである．実際，内耳形態を熟知しなくても，中耳の手術は可能なことが多い．しかし，進行した真珠腫などでは，半規管，顔面神経の裏側に病変が入り込み，難渋することがある．このような場合，中耳と内耳の明瞭な境界が存在しないなかで，副損傷なくどこまで内耳・顔面神経に迫れるかが手術の成否を決めることとなる．つまり，側頭骨の内耳形態を知ることは中耳手術の限界を知ることであり，結果として良好な手術結果につながる．

　通常の耳科手術では内耳の全貌，顔面神経の全走行を確認することはないので，これらの3次元構造の理解は側頭骨の cadaver dissection という実習によるしかない．そのため，欧米では耳鼻咽喉科専攻医は temporal bone dissection が複数回，義務づけられている．

　ただ，海外での dissection course では，内耳骨包の輪郭までは削開し，その後の内耳膜迷路には興味を払うことなく内耳道・聴神経に至る手技説明となるが，本書では膜迷路の学習も1つの目標とした．これは内耳の機能・生理を学ぶヒントとなる．また，海外のように複数の側頭骨を利用できないので，1つの側頭骨で様々な術式が学べるよう手順を工夫した．また，可能な限り，3Dの写真を挿入し，その立体感を学びやすくした．

　幸い，京都大学耳鼻咽喉科には本格的な側頭骨実習室が整備され，内外の耳科学をめざす医師を対象に dissection course をもつことが可能となった．その実習でのめざすところは次のような点にあると考えている．

①側頭骨全体の立体構造の把握

　立体の把握は書物では不可能である．実習では手を動かし，構造物を様々な角度から観察して，3次元構造の体得をめざす．

②内耳を知って中耳手術の限界を知る

　通常の手術では削ってはならない内耳，顔面神経部をあえて削り出して，その見えざる空間位置を確認する．

③機能と構造の把握

　機能と構造は不可分である．半規管，耳石器の構造，空間位置を知れば，BPPV の発症機序，耳石置換法の理解が容易となる．また，蝸牛のラセン板を確認することで，骨化した蝸牛への人工内耳の代替アプローチ法を考えることができる．

④新しい手術法の考案

　singular neurectomy, cochleosacculotomy などは解剖を熟知したうえで考案された術式であった．また，前庭窓欠損のような内耳奇形を有する場合の開窓部位などは内耳膜迷路の形態を知ってはじめて可能となる．

　耳科手術は指導者の下で手術を行っていても一瞬にして取り返しのつかない副損傷をきたすことがあるので，曖昧な側頭骨解剖の知識で手術を行うことは許されない．

　本書には DVD-ROM が付属し，dissection ならびに手術を動画で見ることができる．しかも簡便ながらも3Dで鑑賞できる．手術の動画は 3D 画像に時間軸を付加した4次元データとなり，見る人にとって無限の情報を引き出すことができる．本書の解説と DVD-ROM が耳科手術をめざす専門医の一助となり，広く側頭骨

はじめに

実習の参考書となることができれば，望外の喜びである．

最後に，膨大な資料を形ある成書に纏めてくれた平海晴一先生に感謝いたします．

2014 年 9 月

高木　明

目次

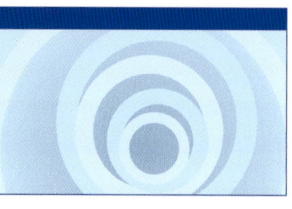

監修の序　v
はじめに　vii
本書の使い方　xiii

第1章　耳科手術道具の使い方　　1

顕微鏡　1
ドリル　1
　カッティングバーとダイアモンドバー／バーの傾き／バーの回転方向と動かす向き／面で削開／十分な水／マイクロドリル
洗浄　4
吸引　5
鋼製手術機器　5
その他　5

第2章　京都大学における側頭骨解剖実習　　6

実習台　6
側頭骨固定器具　7
顕微鏡　7
ドリル　8
吸引　8
鋼製手術機器　9
空調　9
廃液　9
内視鏡　9
CT撮影装置　10
実習の手順とチェック項目　10

第3章　側頭骨外表面　　12

側頭骨全体　12
側頭骨外側面　13
　Henle棘／側頭線／篩状野，乳突窩／鼓室乳突縫合と鼓室鱗縫合／鼓膜切痕／下顎窩／錐体鱗縫合と錐体鼓室縫合
側頭骨下面　15
　茎乳突孔／顎二腹筋溝／頸動脈管／頸静脈窩／頸鼓小管／乳突小管／鼓室神経小管／蝸牛水管外口／頸静脈孔内稜
側頭骨内側面　17
　内耳道／蝸牛水管外口／S状静脈洞溝／前庭水管外口／弓下窩／上錐体洞溝
側頭骨上面　19
　三叉神経圧痕／顔面神経裂孔／弓状隆起／破裂孔／卵円孔／棘孔

目次

　　　　側頭骨前面　21
　　　　　　頸動脈管／鼓膜張筋半管と耳管半管

第4章　側頭骨CT　22

第5章　皮膚切開，骨膜剥離　26

　　　　耳後切開　26
　　　　耳前切開　27
　　　　耳内切開　27
　　　　拡大耳後切開　28
　　　　筋骨膜弁挙上　28

第6章　外耳道後壁保存型乳突削開　30

　　　　乳突削開の開始部位　31
　　　　乳突洞開放　32
　　　　外側半規管隆起　33
　　　　実際の症例　34
　　　　　　右真珠腫性中耳炎（外耳道後壁保存型乳突削開術，経乳突的上鼓室開放）／左真珠腫性中耳炎（外耳道後壁保存型乳突削開術，経外耳道的上鼓室開放）

第7章　経乳突的上鼓室開放　45

　　　　キヌタ骨の発見　45
　　　　ツチ骨頭の発見　46
　　　　解剖ノート　47
　　　　　　上鼓室の膜構造
　　　　実際の症例　48
　　　　　　右癒着性中耳炎（経乳突的上鼓室開放）

第8章　後鼓室開放　52

　　　　後鼓室開放を行う部位　53
　　　　解剖ノート　54

第9章　蝸牛開窓，人工内耳電極挿入　55

　　　　正円窓アプローチ　55
　　　　蝸牛開窓　57
　　　　解剖ノート　58
　　　　　　蝸牛開窓と正円窓アプローチ
　　　　実際の症例　59
　　　　　　先天性両側高度感音難聴（右人工内耳埋め込み術：1歳6か月）

第10章　骨部外耳道後上部切除　64

　　　　外耳道皮膚剥離（tympanomeatal flap挙上）　64
　　　　骨部外耳道後上部切除　65

　　　　実際の症例　65
　　　　　左耳硬化症（アブミ骨手術）

第11章　経外耳道的上鼓室開放　68

　　解剖ノート　69
　　実際の症例　70
　　　右真珠腫性中耳炎（経外耳道的上鼓室開放術）

第12章　経乳突的顔面神経減荷　74

　　顔面神経乳突部　74
　　減荷の末梢側限界　75
　　キヌタ骨摘出　75
　　顔面神経の露出　75
　　解剖ノート　76
　　　茎乳突孔から耳下腺内顔面神経
　　実際の症例　77
　　　左末梢性顔面神経麻痺（顔面神経減荷術）

第13章　前鼓室開放　82

　　鼓膜張筋腱周囲の観察　82
　　耳管上陥凹の観察　82
　　解剖ノート　84
　　　内視鏡による前骨板の観察／耳小骨連鎖を保存した状態での前骨板の除去

第14章　外耳道後壁削除　86

　　解剖ノート　87
　　実際の症例　87
　　　右真珠腫（外耳道後壁削除，軟組織再建）／左乳突腔障害（中耳根治術）

第15章　内リンパ嚢開放　99

第16章　半規管の解剖　101

　　半規管骨包の剖出　101
　　膜迷路の剖出　101
　　解剖ノート　103

第17章　顔面神経の移動　104

　　解剖ノート　105

第18章　前庭の解剖　106

　　卵形嚢の解剖　106
　　球形嚢の解剖　106
　　解剖ノート　107

目次

第19章 蝸牛の解剖　110
基底回転と鈎部　110
第2回転から頂回転　111
解剖ノート　112
実際の症例　114
　右内耳内神経鞘腫（蝸牛削開）

第20章 前庭水管の解剖　117
解剖ノート　117

第21章 内耳道　118
上下前庭神経の剖出　118
顔面神経の剖出　119
蝸牛神経の剖出　120
解剖ノート　121
実際の症例　122
　左聴神経腫瘍（経迷路アプローチ）

第22章 迷路下アプローチと蝸牛下アプローチ　127
迷路下アプローチ　127
蝸牛下アプローチ　127
迷路下アプローチと蝸牛下アプローチ　128
解剖ノート　128
実際の症例　131
　左グロムス腫瘍（fallopian bridge technique）

第23章 経下顎窩アプローチ（側頭下窩アプローチB型）　135
下顎窩の開放　135
鼓索神経の追跡　135
中硬膜動脈　136
耳管・頸動脈　136
実際の症例　137
　右錐体部真珠腫（経下顎窩アプローチ）

第24章 中耳から頭蓋底，上頸部　141

第25章 頭蓋底から脳神経　144
術野の拡大　144
脳神経の確認　145

付録 DVD-ROM ご利用に際してのご注意　147
索引　149

本書の使い方

　中耳・側頭骨手術を安全に遂行するためには解剖の理解が必須であることは言うまでもありません．しかしながら，わが国では側頭骨の解剖を学ぶ機会はきわめて限られています．熟練者の手術を見学することや解剖書を読むことだけでは，3次元的な理解がどうしても不十分となってしまいます．本書では側頭骨の解剖を，立体的に理解することを目標としています．

　本書では実習を行う際の実感を重視して，方向を示す際に腹側を前，背側を後ろ，頭側を上，足側を下として記載しています．

セッティングと側頭骨外表面解剖

　このマニュアルは，第1章から順番に読むことで側頭骨の解剖を理解できるように作られています．第1～2章で基本的なセッティングを学んだのち，第3章で側頭骨を表面から見た構造を学びます．ここではぜひ乾燥側頭骨標本や市販の側頭骨モデルを実際に手にして構造を確認しながら読み進めてください．モデルが入手できない場合は，添付のDVD-ROMに収録されているCTの3次元再構成画像を参照してください．図3-12（21頁参照）で示した前面から見た構造は蝶形骨が邪魔になって確認できませんが，そのほかの角度からは自由に骨の表面構造を見ることができます．

　第4章ではCTのスライス画像を解説しています．マニュアルに提示したものと同じデータが付録DVD-ROMに収録されていますので，こちらもデータを見ながら構造を確認してください．連続的にスライスを変化させながら見ると，構造が理解しやすくなります．

付属CTデータの使い方

　3次元再構成画像の作り方ですが，Windows環境の方は，まずDVD-ROMの中の「側頭骨CT画像データ」フォルダを開き，さらに「3D CT再構成可能データ」フォルダを開いてください．その中のOneVolumeViewer（i-VIEW ワンボリュームビューワ）というソフトを起動してください．右下のウインドウに骨構造を中心にした3次元再構成画像が表示されます（下図）．3次元再構成画像は左ボタンでドラッグすることで自由に回転さ

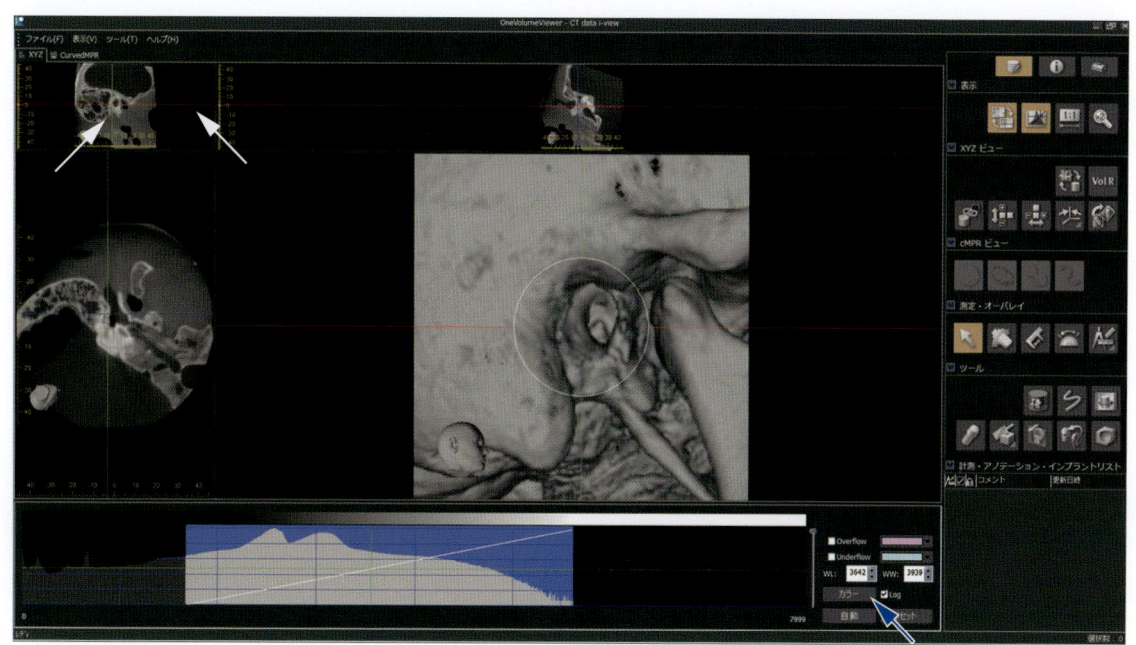

本書の使い方

せることができます．また，マウスのホイールで拡大・縮小もできます．左上のウインドウ内の緑線と赤線（白矢印）を動かすことで，3次元再構成画像を上下左右に移動することもできます．画面下のヒストグラムウインドウの「カラー」と書かれたボタン（青矢印）を押すと，ヒストグラムウインドウが切り替わって3次元再構築画像のウインドウレベル（WL），ウインドウ幅（WW）を変更することができます．なるべく構造を確認しやすい値にあらかじめセットしていますが，視野によって細かくウインドウレベルの値を変更すると，さらに構造が確認しやすくなります．例えば内側面や上面を見る場合はウインドウレベルを若干下げた方が見やすくなりますし，外側面を見る場合は若干上げた方が鮮明になります．

　CTのスライス画像を見る場合は，OD Viewer（i-VIEW ワンデータビューワプラス）を使用してください．前述のOneVolumeViewerでも見ることはできますがOneVolumeViewerでは3次元再構築に邪魔な部分を切り取っていますので，OD Viewerで見る方がきれいです．起動時は左下に軸位断が，左上に冠状断が，右上に矢状断が表示されます．各スライスを移動するには，例えば冠状断もしくは矢状断の赤線を上下にドラグすると，軸位断のスライスを変えることができます．後鼓室開放の際の顔面神経垂直部から外耳道後壁までの距離，迷路下アプローチの際の後半規管膨大部と頸静脈球の距離なども意識してみてください．

　詳しいソフトの使い方は，それぞれのヘルプメニューをご参照ください．

　同じデータは医療画像の汎用フォーマットであるDICOMでも用意しました．Macintoshなど添付ソフトが対応していない環境の方でも，OsiriX〔http://www.osirix-viewer.com/（2014年9月29日現在）〕などの3Dレンダリング可能なDICOMビューワを使用すれば利用できます．

側頭骨解剖

　第5章以降は1つの側頭骨を徐々に解剖していく過程を示しています．この部分は本文，解剖ノート，実際の症例の3つで構成されていますが，使用目的によって少しポイントが変わってきます．

　実習のマニュアルとして利用する場合は，本文を順番に読むことで効率的に解剖実習を進めることができます．第2章に実習の手順を記したチェックシートを掲載していますので（10頁参照），これをチェックしながら実習を進めてください．基本的には第21章の内耳道までの解剖ができれば十分ですが，時間に余裕があれば第22章以降もチャレンジしてみてください．解剖ノートは，通常の実習手順から少し離れて，解剖の理解をより深めるのに役立つ図を示しています．それぞれの段階で読むと理解しやすいと思います．

　解剖アトラスとして利用する場合は，理解を深めるために3次元画像を適宜見ながら読み進めてください．3次元画像は写真と動画で見ることができます．解剖がある程度理解できている部分は2次元画像でも理解できますが，自分の知らない構造の位置関係を理解するには3次元画像は有用です．

　本書は手術書ではありませんが，解剖の理解の参考になるようにいくつかの章では実際の症例も掲載しています．解剖を知ることによって，様々な手術アプローチの意味を理解することができます．手術症例では術野に血液が付着するためアナグリフによる立体視が少し難しくなります．そのため，一部の画像は白黒に変換しています．

3次元画像の見かた

　3次元画像は，長時間見続けると目が疲れる，気分が悪くなるなどの症状が出ることがあります．適宜休憩しながらご利用ください．

　3次元画像の表示方法には裸眼（交差法，平行法），シャッター方式，偏光レンズ方式など様々な方法がありますが，本書では再生環境の普遍性と立体視の容易さを考えて写真，動画とも赤シアンメガネを用いるカラーアナグリフにしています．付属のメガネを利用して見るだけで立体画像が見えますので，3次元的な解剖の理解に役立ててください．立体画像を見るコツですが，なるべく明るいところで，図は視線に垂直に，かつ視野の中心になるようにして見てください．マニュアルは机に置くよりも手に持った方が立体的に見えやすくなり

ます．3次元に見えない場合は利目を覆った状態でしばらく見たのちに両眼視すると，立体的に見えやすくなります．長時間赤シアンメガネを付けていると順応が生じて，これも立体視できない原因となります．このような場合はいったんメガネを外して休憩してください．

　これらの工夫でもうまく立体的に見えない場合は，アナグリフは印刷物よりもモニタで見るほうがわかりやすいので，写真の代わりに動画を見てみてください．動画は添付のDVD-ROMに収録されています．DVD-ROMの中の「解剖手術ビデオメニュー」または「解剖・手術ビデオ」フォルダ中の「index.html」をダブルクリックしてください．ブラウザ上で解剖・手術ビデオのメニュー画面が起動して収載されたビデオの一覧が示されます．例えば，「第17章 顔面神経の移動」をクリックすると，「解剖」「解剖ノート」それぞれの「2Dビデオ」と「3Dアナグリフビデオ」のボタンが現れます．「3Dアナグリフビデオ」のボタンを押すとアナグリフのビデオが再生されます．

　付属のDVD-ROMに収録した動画は，ぜひお手持ちのパソコンなどにコピーしてご使用ください．DVD-ROMの状態では見るのが面倒になっていきがちですし，ディスクアクセスの際に若干動作がもたつくことがあります．動画は「解剖・手術ビデオ」フォルダ中の「video」フォルダに収録されていますので，フォルダごと，もしくは必要なファイルをコピーしてください．フォルダおよびファイル名の「ant」は「解剖」および「解剖ノート」を，「opr」は「実際の症例」を意味しています．

　本書は，側頭骨の解剖を深めることを目的としています．手術アプローチで術野に出てくる構造はもちろんですが，内耳生理や脳神経機能を理解するのに役立つ構造もしっかりと観察できるように工夫しています．初めに本文を通読いただくか，マニュアルとして解剖実習に用いていただき，解剖ノートや実際の症例は必要に応じて参照いただくのもよいと思います．本書では，各疾患の病態やそれに伴う治療法，真珠腫などの病変に対する操作法といった具体的な手術のテクニックにはあえて言及していません．また，側頭骨組織切片のスライドも掲載はいたしませんでした．本書は単独でも十分利用できるように工夫していますが，手術の際には手術書を，生理機能の理解のためには組織アトラスを併読していただけると理解がより深まると思います．これらの点にご留意いただき，本書を中耳・側頭骨疾患の治療に役立てていただければと考えます．

平海晴一

第1章

耳科手術道具の使い方

　耳科手術を正しく行う基本は，まず道具の使い方に習熟することである．耳科手術にはさまざまな道具が開発・販売されており，それぞれの特徴を生かすことができれば非常に便利である．その一方で，使用する道具の数が増えると，熟練した介助者がいない場合に道具の受け渡しにトラブルが生じやすくなる．ここではミニマムセッティングとして使用頻度の高い道具を中心に紹介する．

顕微鏡

　京都大学ではカールツァイスメディテック株式会社のPenteroにハイビジョンカメラを2台搭載した3Dシステムで手術画像を記録している(図1-1)．3Dシステムを用いると術者以外も術野の深さを確認できる．本マニュアルの手術写真はすべてこのシステムを用いて撮影した．

　顕微鏡を用いる際に重要なことは，顕微鏡を大きく自由に動かして最適な視野を確保することである．夢中になるといつの間にか視野の端で操作してしまいがちであるが，なるべく操作部位が視野の中心にくるように留意する．また，手術中は患者ベッドの高さや傾き，術者の座る椅子の位置や高さもこまめに変更し，楽な姿勢でよい視野を得るようにする．患者ベッドを左右にローテーションさせたり，術者が左右(患者の頭側や足側)に動くことで，術者の姿勢や視野が大きく改善することがある(図1-2)．

　顕微鏡の焦点距離はなるべく固定し，焦点は顕微鏡と術野の距離で調整するのが原則である．フットスイッチによる焦点距離の調整は，高倍率で操作している際の微調整，手を止めずに深いところと浅いところを続けて操作する場合に用いる．

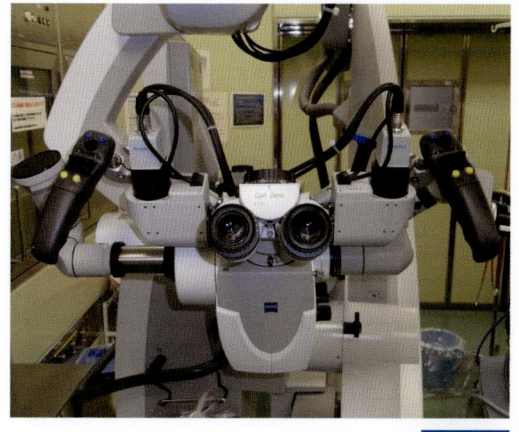

図1-1

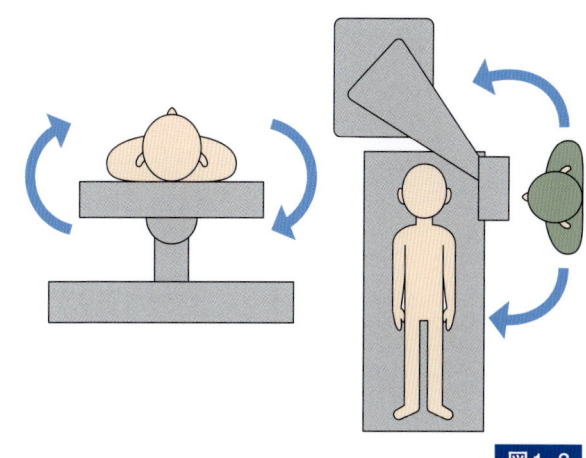

図1-2

ドリル

　ドリルはハンドピースの先が曲がったものと直のものがある．術野の深い部分を操作する場合は曲がったものの方が若干操作性・視野の確保で有利であるが，その分ハンドピースが熱をもちやすい．またサイズも若干長くなることが多い．

カッティングバーとダイアモンドバー

　ドリル先端の形状にはカッティングバーとダイアモンドバーの2種類があるが，両者の使い分けには，それぞれの特性を理解することが必要である（図1-3）．カッティングバーは切れ味がよく，削開を迅速に進めることができる．また摩擦熱も生じにくいため，熱損傷をきたす危険性が低い．その一方で，バーの周囲で乱流が生じ，近くの軟部組織を巻き込んでしまうことがある．またバー先が弾け飛ぶ，キックと呼ばれる現象も起こりやすい．ダイアモンドバーは繊細な操作を要求される部分で用いる．具体的には顔面神経や硬膜を露出させるときや耳小骨周辺の操作で選択することが多い．また，骨からの出血を止める際にも用いる．
　両者の中間的な性格を持ったバーとして，コースダイアモンドと呼ばれるものもある．比較的切れ味もよく，ある程度の止血効果もあるため，非常に便利である．

バーの傾き

　バーは先端より，中央の最も膨らんだ赤道部分が最もよく削れる．術野にもよるが，なるべく赤道付近を利用すると，余分な力が要らずにスムーズに削れる．また先端のみ注意していると，赤道部が近くの組織を破壊していることがある（乳突削開時の外耳道後壁損傷など）（図1-4）．
　蝸牛開窓の際などでバー先のみに集中していると，バーの軸が組織に当たり熱損傷をきたすことがある．このような場合はバーの軸にカバーのついたタイプが安全である．

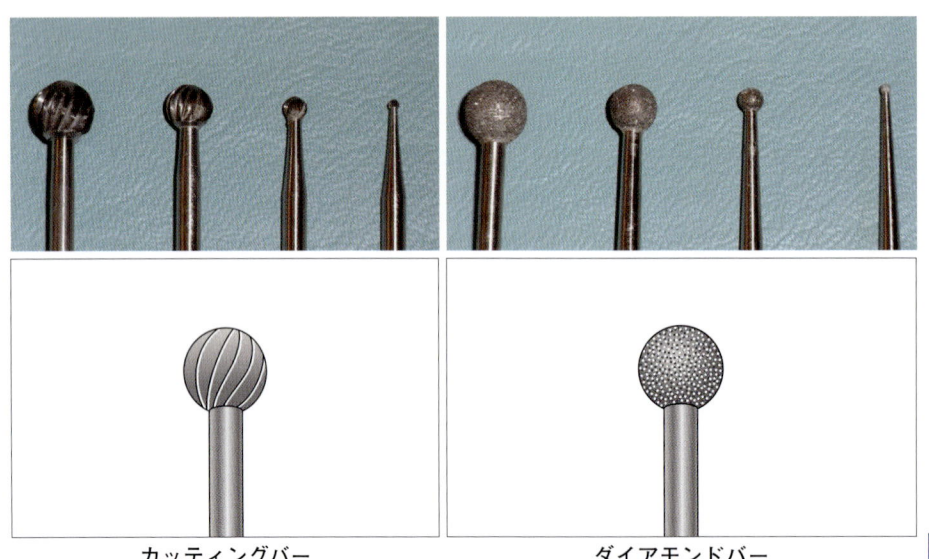

カッティングバー　　　　ダイアモンドバー　　　図1-3

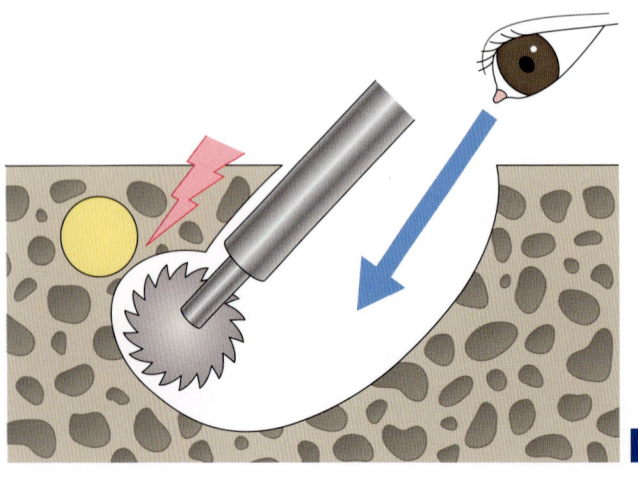

図1-4

バーの回転方向と動かす向き

　バーの回転方向には順回転と逆回転がある．特にカッティングバーでは回転方向に注意する（図1-5）．基本的には順回転を用いる．逆回転にすると削開が低速になる．逆回転はある程度の止血効果を必要とする場合に使われるが，ダイアモンドバーを用いた方が安全である．

　また，バーは動かす向きによっても切れ味が変わってくる．基本的には手前の骨を削る際にはバーは右から左に動かして削開し，いったんバーを戻して再び右から左に削開していく（painter's technique）（図1-6）．バーを戻す間に，削開した部分を観察し，重要な構造物が露出していないかを確認する．

　また，バーは神経などの重要な構造物に対しては平行に動かすのが原則である．これにより，これらの構造物を誤って損傷した場合でも，完全に切断する前に気付くことができる．削開する範囲の片側に重要な構造物がある場合は，バーをその構造物から離れる方に動かす．

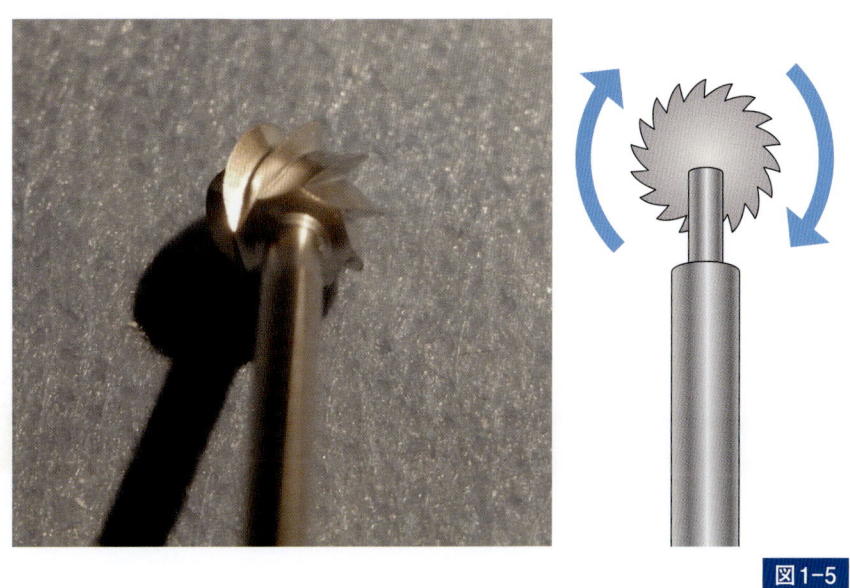

図1-5

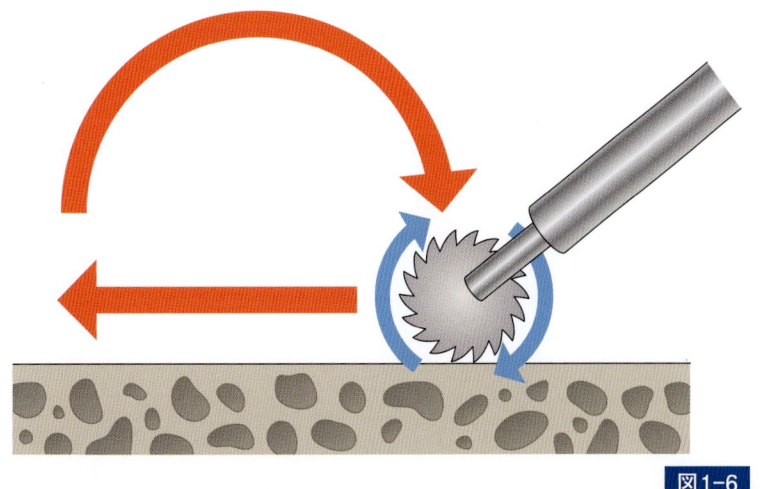

図1-6

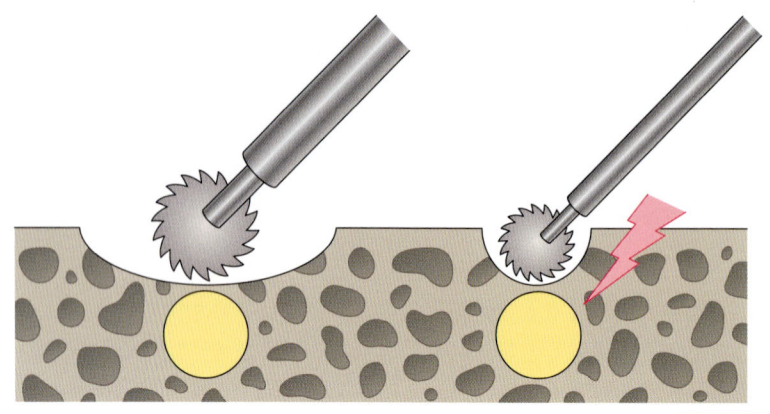
図1-7

面で削開
　バーを選ぶにあたり，経験の少ないうちは理想より小さいサイズのバーを選択する傾向がある．小さいものは一点を深く掘りすぎてしまう．いったん深い部分ができてしまうとバー先がそこに入り込んでしまい，さらにその点のみを深く削ってしまう．こうなると，深部で重要器官を損傷するなど，危険であることが多い(図1-7)．大きめのバーで視野を広く取り，一点を攻めずに面を見ながら進むことが重要である．

十分な水
　骨を削開するときは十分な水で術野を洗浄する．最大の目的は，組織の熱損傷を予防することである．ダイアモンドバーはカッティングバーに比べて軟部組織を損傷することが少ないが，熱が発生しやすいために特に十分な水が必要である．術野の洗浄については，次の項でさらに詳しく述べる．

マイクロドリル
　人工内耳における蝸牛開窓，アブミ骨手術における上部構造の摘出と底板の開窓などには，マイクロドリルが有用である．マイクロドリルは軸が細く，また軸の回転する部分がカバーで覆われているため，狭くて深い術野の操作には視野の妨げが少なく使いやすい．人工内耳やアブミ骨手術の場合は1 mm以内のバー先を用いることが多いが，もう少し大きめの2～3 mm程度のバー先を用いると顔面神経膝神経節周囲の操作や経迷路アプローチ・中頭蓋窩法による内耳道開放の際にも便利である．

洗浄

　耳科手術において術野を十分な洗浄することはきわめて重要である．削開の際の洗浄方法は，助手が横から水をかける方法，吸引管に付いたチャンネルから水を出す方法(サクションイリゲーション)，バーに付いたチャンネルから水を出す方法，点滴のセットを用いて術野に水を流す方法などがある．京都大学では点滴のセットを用いて術野を洗浄している．手術の序盤で多くの骨を削開する場合は，時々手を休めて術野全体を洗浄することも重要である．皮膚切開部や開創器に付いた骨粉もしっかり洗浄しておく．
　洗浄を行う理由としては，前述したとおりバーで骨を削開する際の熱損傷を防ぐこと以外に，吸

引管の閉塞を予防すること，および削開している部分の奥にある構造を発見しやすくすることが挙げられる．

　基本的に皮質骨は透明で，0.3 mm 程度の厚さになると奥の構造を透見することができる（顔面神経ではピンクライン，半規管ではブルーラインと呼ばれる）．一方で骨粉は光を拡散するため術野に微細な骨粉が付着していると骨が不透明になり，本来であれば透見できる構造を見逃す危険性がある．術野を十分に洗浄すると，微細な骨粉がとれて安全に手術を進めることができる．

　また，光の屈折を利用し，深部の構造を早めに発見することもできる．これは経乳突的上鼓室開放でキヌタ骨を発見する際に有用である．

吸引

　耳科手術においては，基本的には常に左手で吸引管を保持する．吸引管はストッパーのない太いものと，ストッパーの付いた細いもの（フレーザー氏式や寺山氏式など）の2種類が必要となる．持ち方はストッパーの有無にかかわらず，同じようにペンホールドで保持する．また，右手でドリルや鋼製手術機器を保持し，それと対称になるイメージで吸引管を構える．

　骨削開の際は骨粉で閉塞しないように，術野の妨げにならない範囲でなるべく太いものを用いる．特に大きなカッティングバーでは大きな骨粉が出るため，それに応じた太さのものを用いる．

　ストッパー付の吸引管ではストッパーの穴を親指で押さえるが，この穴の押さえ方を調整することで吸引力を変えることができる．脳神経外科などで頻用されるティアドロップ型のストッパーが付いた吸引管ではさらに調整がしやすい．実際の手術では，繊細な操作中に左手の親指を細かく動かして吸引力を微調整することは容易ではないが，少なくとも吸引管に重要構造物を引き込んでしまった場合などにストッパーを完全に開放できる技術は必要である．

鋼製手術機器

　耳科手術に用いる機器は多くのメーカーから多種多様な機器が販売されている．基本的には使い慣れた道具を用いるのがよい．京都大学では，顕微鏡操作の際に，曲がりの探針，角探針，先端の丸い直の鋭匙，麦粒直の耳小骨鉗子，耳科用攝子などをよく用いる．これ以外に，佐藤氏角膜刀，BD Beaver™ Needle Blade（3.0 mm）を真珠腫マトリクス剥離の際などに頻用する．また，各サイズの溝ノミ・ツチも準備している．マイクロ剪刀とマレウスニッパーは，使用頻度は高くはないが，他の道具では代用しづらいため準備が必要である．そのほかに便利な道具としては，ダックビル剥離子，山本氏メス，鈍ピックなどがある．

その他

　止血・切開用に電気メスはあった方がよい．人工内耳やペースメーカーなどが埋め込まれており電気メスが使用できない場合は加熱メスやバイポーラがあると便利である．特にバイポーラは硬膜や腫瘍からの出血を止めるのに有用であり，頭蓋底手術の際には必須の道具である．

　顔面神経モニタ，ナビゲーションシステム，術中イメージング，軟骨スライサーなどの道具も必要に応じて用いると便利である．

第2章

京都大学における側頭骨解剖実習

　側頭骨解剖実習を行うためには，実習台，側頭骨固定器具，顕微鏡，ドリル，吸引，鋼製手術機器などの設備が必須である．また，空調や廃液にも気を付ける必要がある．京都大学の側頭骨実習室では，さらに内視鏡，CT撮影装置が使用可能である．

　また，側頭骨解剖を行う際には，手術をはじめとした臨床的所見と関連付けながら，側頭骨の構造を剖出していくことが大切である．不適切な手順で解剖を行い，始めから重要なランドマークを削除してしまうと，側頭骨の構造を見るだけに終わってしまい，周囲構造との位置関係，生理機能の把握，手術の際に取りうるアプローチ方法などを理解することができない．そのため，適切な手順で側頭骨解剖を行うことは非常に重要である．本マニュアルは各章の順番に従って実習を進めることにより，側頭骨を有効に利用して解剖を学ぶことができるようになっている．

実習台（図2-1, 2）

　側頭骨実習の場合は下から覗き上げる視野が必要になることがあるため，通常の机より若干高くしてある．台は浅いシンクとし，十分に術野を洗浄しながら実習することができる．

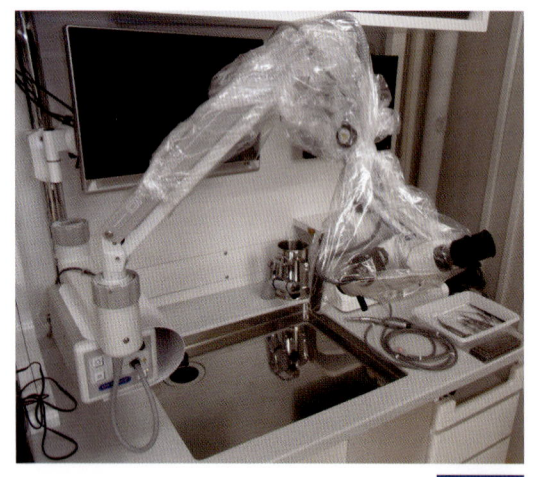

図2-1

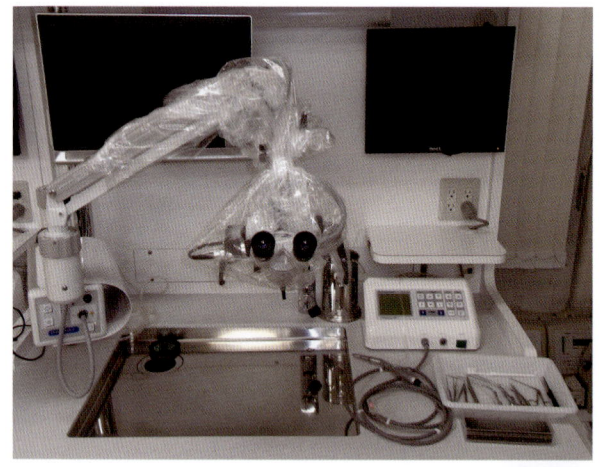

図2-2

側頭骨固定器具

側頭骨標本を解剖するためには，しっかりと固定する必要がある．

専用の道具もあるが，その場合は使用できる側頭骨のサイズが限られてくる．京都大学では金属加工用のバイス(図2-3)を利用しており，かなり大きい標本も固定可能である．ホールヘッドを使用する場合は円座(図2-4)を用いるが，これだけでは固定不十分となるためテープや穴あきシーツを用いて固定すると安定がよい．

実習の場合は標本を動かすことでも，視野をよくすることができる．ただし，通常の手術では不可能な姿勢となっていないか，留意する必要がある．

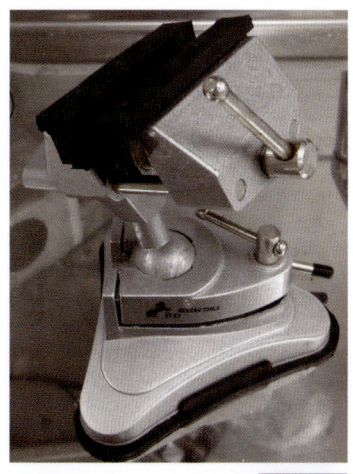

図2-3

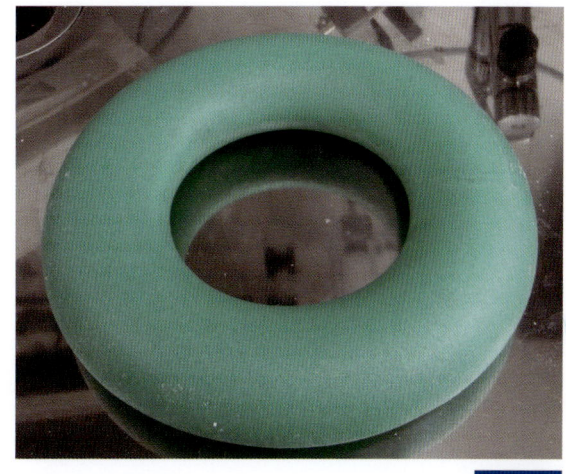

図2-4

顕微鏡

実習の際の顕微鏡は外来処置用のものでも十分機能を達成することができる．京都大学では顕微鏡にCCDカメラを付け，さらに液晶モニタを装備している．実習中に指導者や見学者が観察でき非常に有用である．DVDレコーダー，およびUSB接続記憶媒体で各自の実習内容が記録できる．

ドリル(図2-5)

ドリルは必ず医療用の物を用いる．カッティングバーおよびダイアモンドバーを各サイズ取り揃えてある．術野の洗浄は，ハンドピースから水が出るようにしてある．

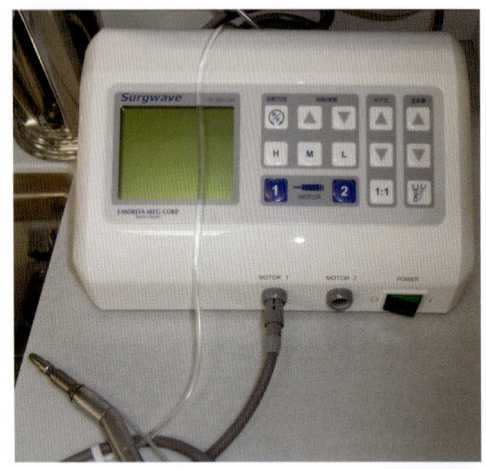

図2-5

吸引(図2-6)

吸引装置は術野の確保に重要である．ディスポーザブルのプラスチックの吸引管から実習を開始するが，微細な部位に用いるためフレーザー氏式吸引管も各種取り揃えてある．

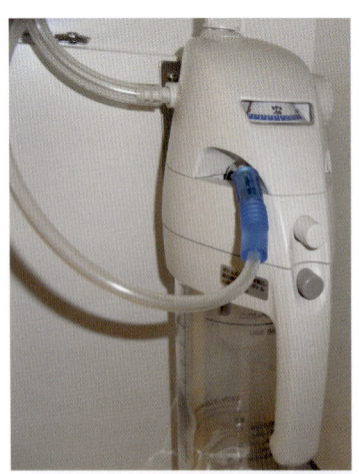

図2-6

鋼製手術機器（図2-7）

　側頭骨解剖実習は骨操作が中心となるため鋼製手術機器は比較的少なくてもよい．顕微鏡操作に移る前に骨膜や皮膚を切除するための道具として，メス（円刃刀，尖刃刀），攝子，眼科用剪刀（曲），骨膜剥離子を準備している．顕微鏡操作で用いる道具としては，曲がりの探針，角探針，先端の丸い直の鋭匙，ダックビル剥離子，麦粒直の耳小骨鉗子，耳科用攝子を揃えた．また，1～2 mmの溝ノミ・ツチも準備している．マイクロ剪刀とマレウスニッパーは共有で使用する．

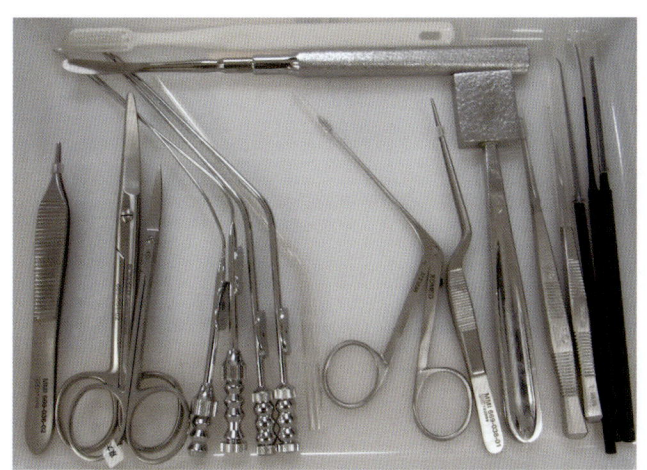

図2-7

空調

　標本がホルマリン固定されている場合は常に十分な換気が必要である．また，未固定標本を用いる場合，特に夏場は組織の腐敗に注意が必要である．ホルマリンは特定化学物質第2類に指定されており，管理濃度が0.1 ppmに設定されている．

廃液

　実習で削開を行う際に出る液には標本固定液や標本から出る体液が含まれているため，感染性廃棄物としての取り扱いが必要となる．具体的な処理方法は施設ごとに定まった方法で行う．

内視鏡

　内視鏡があると，耳管上陥凹や後鼓室の構造がより深く理解できる．顕微鏡に比べて視野角が広いため，直視鏡でも十分観察できる．30°程度の斜視鏡があると，さらによい．右手の操作を妨げないように鼻用内視鏡を用いるのがよい．

CT撮影装置(図2-8)

　側頭骨解剖実習を行う標本は蜂巣構造の発育が良好なことが多く，CTを撮影せずとも安全に解剖を完遂できてしまう．しかしながら，CTがあると実習の所見とCTの読影所見を対比させることができ，実際の症例におけるCT読影の理解が深まる．京都大学では専用のCTを設置しているため(モリタ製作所，Accuitomo)，実習の途中にもCT撮影が可能であり，実習で削開した状態とCTを比較することもできる．

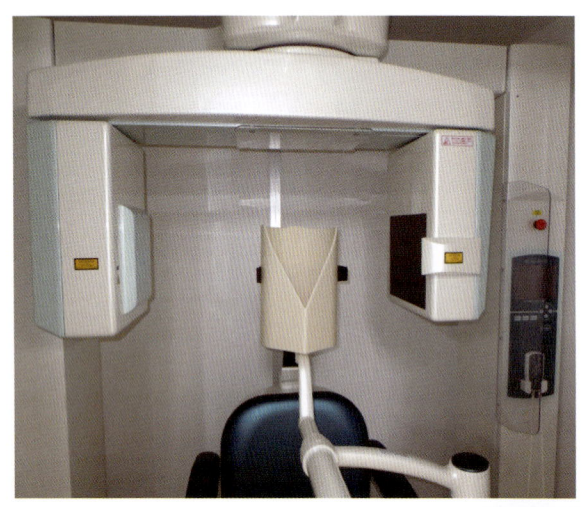

図2-8

実習の手順とチェック項目

1. 外耳道後壁保存型乳突削開・経乳突的上鼓室開放	
1. 天蓋	明瞭・不明瞭・同定できず・破損
2. 外耳道後壁	明瞭・不明瞭・同定できず・破損
3. S状静脈洞	明瞭・不明瞭・同定できず・破損
4. 顎二腹筋稜	明瞭・不明瞭・同定できず・破損
5. 外側半規管隆起	明瞭・不明瞭・同定できず・破損
6. キヌタ骨	明瞭・不明瞭・同定できず・破損
7. ツチ骨頭	明瞭・不明瞭・同定できず・破損
2. 後鼓室開放	
1. 鼓索神経	明瞭・不明瞭・同定できず・破損
2. 顔面神経乳突部	明瞭・不明瞭・同定できず・破損
3. 正円窓窩	明瞭・不明瞭・同定できず・破損
4. キヌタ・アブミ関節	明瞭・不明瞭・同定できず・破損
3. 蝸牛開窓	
1. 正円窓膜	明瞭・不明瞭・同定できず・破損
2. 人工内耳電極挿入	スムーズ・困難・不可能
4. 骨部外耳道後上部切除，経外耳道的上鼓室開放	
1. ツチ骨	明瞭・不明瞭・同定できず・破損
2. キヌタ骨	明瞭・不明瞭・同定できず・破損
3. アブミ骨	明瞭・不明瞭・同定できず・破損
4. 鼓索神経	明瞭・不明瞭・同定できず・破損

(次頁に続く)

(続き)

5. 経乳突的顔面神経減荷術	
1. 顔面神経乳突部	明瞭・不明瞭・同定できず・破損
2. 顔面神経鼓室部	明瞭・不明瞭・同定できず・破損
3. 膝神経節	明瞭・不明瞭・同定できず・破損
6. 前鼓室開放	
1. 前骨板	明瞭・不明瞭・同定できず・破損
2. 鼓膜張筋ヒダ	明瞭・不明瞭・同定できず・破損
3. 耳管上陥凹	明瞭・不明瞭・同定できず・破損
7. 外耳道後壁削除	
	施行できた・うまくできなかった
8. 内リンパ嚢開放術	
1. 後半規管	明瞭・不明瞭・同定できず・破損
2. S状静脈洞	明瞭・不明瞭・同定できず・破損
3. Donaldson 線	理解できた・理解できなかった
4. 内リンパ嚢	明瞭・不明瞭・同定できず・破損
9. 半規管開放	
1. 上半規管	明瞭・不明瞭・同定できず・破損
2. 外側半規管	明瞭・不明瞭・同定できず・破損
3. 後半規管	明瞭・不明瞭・同定できず・破損
10. 前庭開放	
1. 卵形嚢斑	明瞭・不明瞭・同定できず・破損
2. 球形嚢斑	明瞭・不明瞭・同定できず・破損
3. 内リンパ管	明瞭・不明瞭・同定できず・破損
11. 蝸牛開放	
1. 鈎部 (hook portion)	明瞭・不明瞭・同定できず・破損
2. 基底回転 (鼓室階・前庭階)	明瞭・不明瞭・同定できず・破損
3. 第二回転 (鼓室階・前庭階)	明瞭・不明瞭・同定できず・破損
4. 頂回転 (鼓室階・前庭階)	明瞭・不明瞭・同定できず・破損
12. 内耳道開放	
1. 上前庭神経	明瞭・不明瞭・同定できず・破損
2. 下前庭神経	明瞭・不明瞭・同定できず・破損
3. 顔面神経	明瞭・不明瞭・同定できず・破損
4. 蝸牛神経	明瞭・不明瞭・同定できず・破損
13. 迷路下・蝸牛下削開	
1. 頸動脈	明瞭・不明瞭・同定できず・破損
2. 頸静脈球	明瞭・不明瞭・同定できず・破損
14. 下顎窩削開	
1. 頸動脈	明瞭・不明瞭・同定できず・破損
2. 耳管	明瞭・不明瞭・同定できず・破損

第3章

側頭骨外表面

　側頭骨の外表面の構造を熟知することは，よりよい手術につながるとともに，CTの読影能力を高めることができる．側頭骨のモデルでもある程度の構造は観察可能であるが，乾燥側頭骨ではさらに微細な構造まで観察できる．乾燥側頭骨標本や側頭骨モデルを手元に置いておくことは，手術のプランニングにも役立つ．

側頭骨全体（図3-1）

　側頭骨は茎状突起と4つの部分に分けることができる．上方の鱗部（squamous portion），外耳道前〜下部を構成する鼓室部（tympanic portion），後方で乳様突起を形成する乳突部（mastoid portion），および内側部を形成する錐体部（petrous portion）である．乳突部と錐体部，乳突部と鱗部の間以外では，それぞれの部分の間に縫合線が確認できる．これらの縫合は骨膜剥離の際に妨げになることがある．逆にランドマークとして活用できることもある．

　側頭骨は後方で後頭骨，上方で頭頂骨，前方で蝶形骨とつながっている．頬骨弓は頬骨とつながっている．

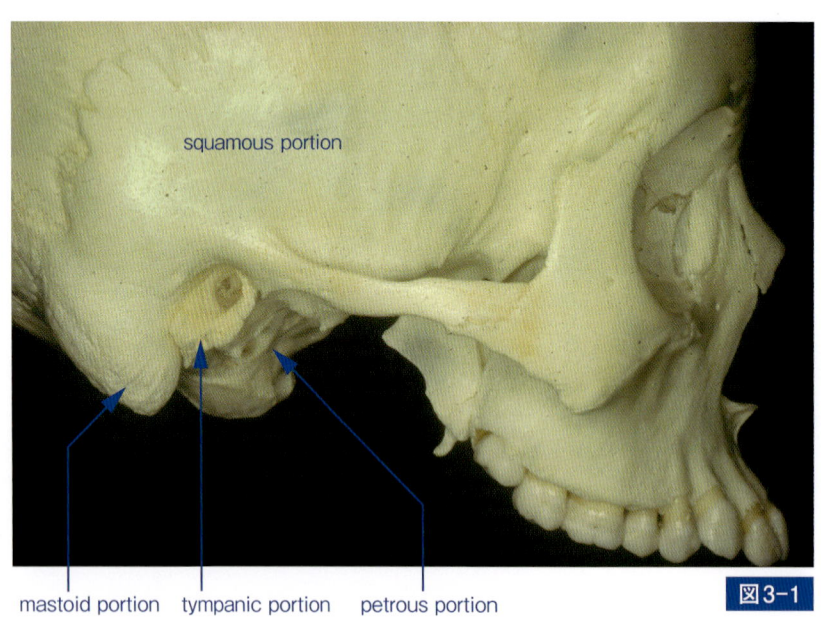

図3-1

側頭骨外側面（図3-2, 3）

側頭骨外側面は大部分の耳科手術においてアプローチを開始する部位である．手術の際にはこれらの構造が術野に見えてくるが，一部分しか確認できていないことも多い．特に外耳道周辺の構造をしっかり理解することは重要である．

Henle棘（Henle's spine）

外耳道後上部に突出した構造で，この棘の後上方を削開すると乳突洞に到達する．突出した部分の後方がやや陥凹しているが，日本人の場合はHenle棘の突出自体は目立たずにこの陥凹のみ確認できることも多い．道上棘（suprameatal spine）ともいう．

側頭線（temporal line）

側頭線は側頭筋による圧痕の下縁のラインであるが，およそ中頭蓋底の高さとされる．側頭筋は頬骨弓の内側で下顎に付着し頬骨弓上縁に沿って後方に伸びる．そのため側頭線は頬骨弓上縁の延長線になる．側頭線は乳突削開の上限であるとされるが，中頭蓋窩底の高さは深さによって異な

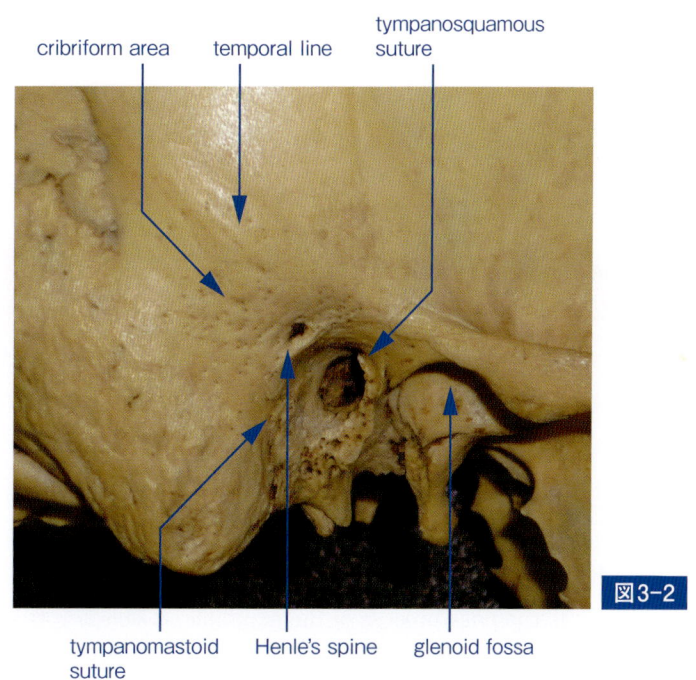

図3-2

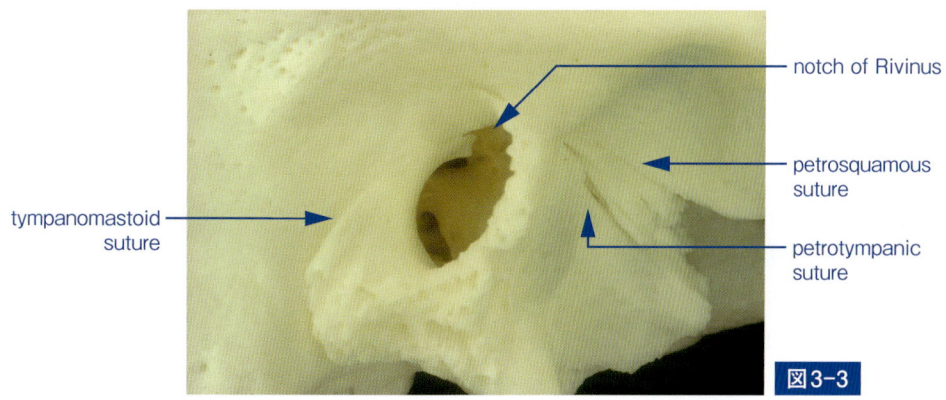

図3-3

り，必ずしも正確なランドマークではない．また日本人では側頭線自体が不明瞭なことも多い．
　Henle棘と側頭線を2辺とした三角形の部分はMacewenの三角と呼ばれ，乳突削開を開始する部位である．

篩状野(cribriform area)，乳突窩(mastoid fossa)

　Henle棘の後上方には篩状野もしくは乳突窩(mastoid fossa)と呼ばれる小孔が多数開いた部分がある．小児ではこの小孔を通って小血管が乳突洞につながっており，急性乳様突起炎から骨膜下膿瘍を形成する通路となる．この部分は乳突洞の位置を示すランドマークであるが，もともと乳突洞と交通する構造であるため，比較的信頼性が高い．この部位はMacewenの三角とほぼ同一である．

鼓室乳突縫合(tympanomastoid suture)と鼓室鱗縫合(tympanosquamous suture)

　骨部外耳道は，前～下壁が鼓室部，後～上壁が乳突部と鱗部で構成されている．そのうち鼓室部と乳突部との縫合部(tympanomastoid suture)および鼓室部と鱗部の縫合部(tympanosquamous suture)では骨面に段差があり，実際の手術では外耳道の皮膚・骨膜が剥離しづらい部位〔道内棘(intrameatal spine)〕である．この部分では，縫合部に入り込んだ骨膜を切るような意識をもつと剥離が容易となる．ちなみに乳突部と鱗部との間の縫合部は確認できないことが多い．
　頸静脈孔内部の迷走神経上神経節(superior ganglion of the vagus nerve in the jugular foramen)から分岐したArnold神経(迷走神経耳介枝，Arnold's nerve)は，乳突小管(mastoid canaliculus)を通って鼓室乳突縫合から外耳道後壁の皮膚に分布する．耳掃除で咳嗽が生じるのはこの神経が刺激されるためである．また，Arnold神経には顔面神経の枝が合流するため，この神経がHunt症候群において外耳道皮膚病変が生じる経路となる．

鼓膜切痕(Rivinus切痕，notch of Rivinus)

　外耳道最深部の上方には鼓膜切痕と呼ばれる切り欠きがある．この部分の鼓膜は中間層を欠いており，弛緩部(pars flaccida, Shrapnell's membrane)と呼ばれる．ツチ骨頭部から鼓膜切痕には外側ツチ骨ヒダ(lateral mallear fold)と呼ばれる構造があり，これと弛緩部の間はPrussak腔(Prussak's space)と呼ばれる．Prussak腔は前後を前ツチ骨ヒダ(anterior mallear fold)，後ツチ骨ヒダ(posterior mallear fold)で境されている．

下顎窩(glenoid fossa, mandibular fossa)

　下顎窩は下顎骨頭(condylar process of the mandible)と顎関節を形成する．外耳道前壁は下顎窩の後壁であり，この部分を削開すると容易に外耳道から下顎窩に抜けてしまう．

錐体鱗縫合(petrosquamous suture)と錐体鼓室縫合(petrotympanic suture)

　下顎窩内では鱗部と鼓室部の間に錐体部が入り込むようになっており，それぞれ錐体鱗縫合と錐体鼓室縫合を形成する(標本によっては錐体部が鱗部と鼓室部の間に深く入り込んで縫合が1つに見えるものもある)．錐体部のこの部分は天蓋(tegmen)と呼ばれ，中頭蓋窩底の内側を形成している．
　錐体鱗縫合は乳様突起内でKoernerの隔壁(Koerner's septum)となる．錐体鼓室縫合は完全には閉鎖しておらず，内部に前鼓索路(iter chordae anterius, Huguier's canal)と呼ばれる通路が存在する．顔面神経から分岐した鼓索神経は鼓索神経小管(後鼓索路，iter chordae posterius)を通って鼓室内に入り，キヌタ骨長脚上からツチ骨頭部(鼓膜張筋腱の上方)を経て，この前鼓索路を通って側頭骨外に出て舌神経と合流する．錐体鼓室縫合は鼓索神経以外に前ツチ骨靱帯(anterior mallear ligament)と円板ツチ骨靱帯(discomallear ligament)が通過する．

側頭骨下面（図3-4, 5）

側頭骨下面を実際の手術で見ることは少ないが，頸部の神経・血管との交通路が確認できる．側頭骨から上頸部を操作する頭蓋底手術の際には，この部分の理解が重要となる．

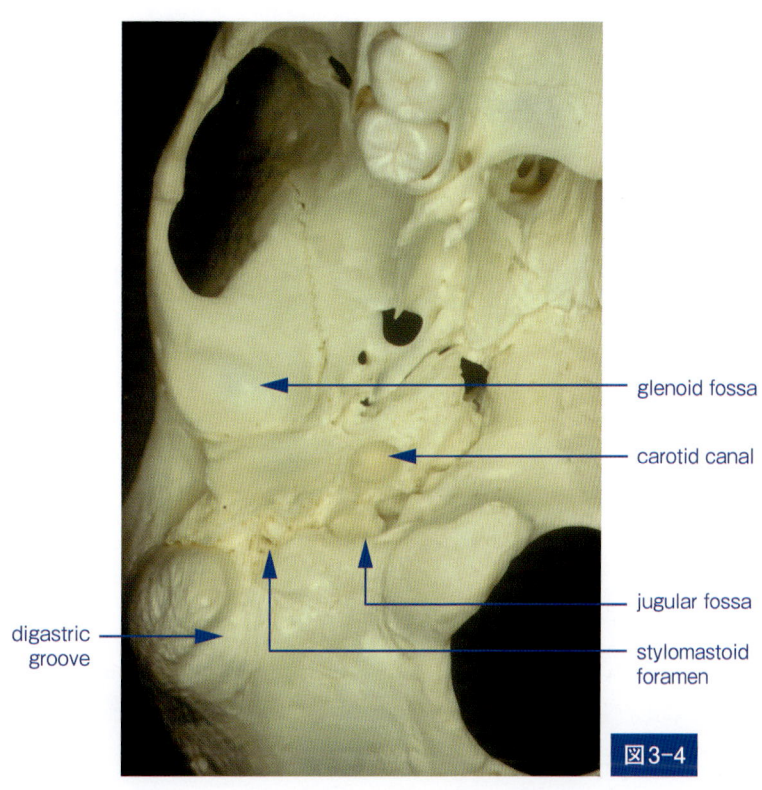

図3-4

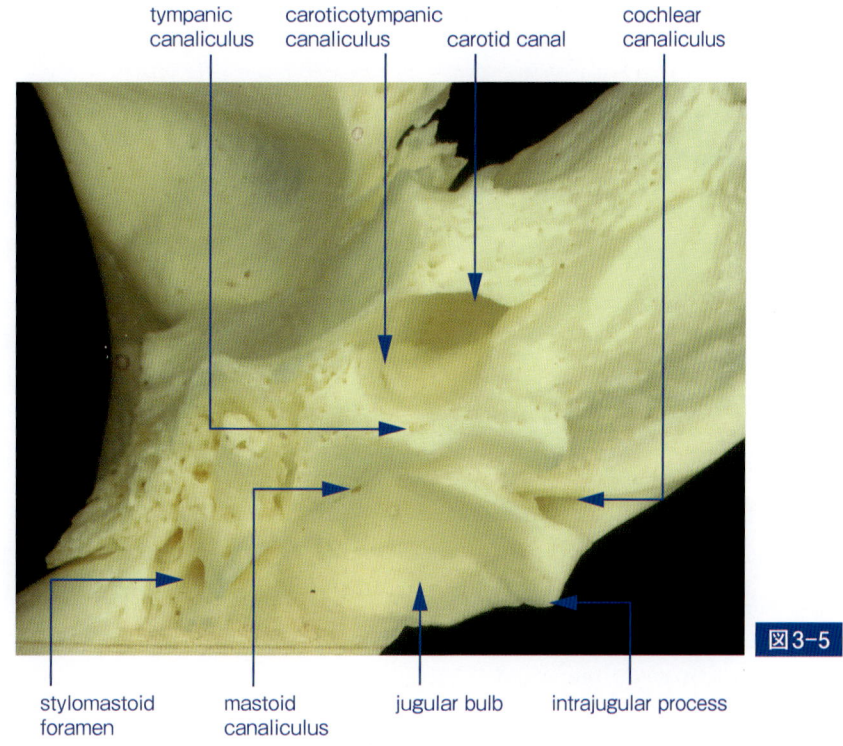

図3-5

茎乳突孔（stylomastoid foramen）

茎状突起と乳様突起の間に，顔面神経が側頭骨から出ていく茎乳突孔が確認できる．耳科手術において最も重要な構造の1つである．

顎二腹筋溝（digastric groove）

乳様突起の内側に顎二腹筋腱が付着する顎二腹筋溝が確認できる．この構造を乳突腔側から見たものが顎二腹筋稜（digastric ridge）である．顎二腹筋は耳下腺手術の際にも顔面神経同定の重要なランドマークとなるが，茎乳突孔が顎二腹筋溝と連続していることがわかる．実際の手術においても顔面神経と顎二腹筋腱は強固な組織でつながっており，解剖学的に密接な関係にある．

頸動脈管（carotid canal）

頸動脈管は内頸動脈（internal carotid artery）が側頭骨に入る部分である．内頸動脈はここから上行し（頸動脈錐体部の垂直部），側頭骨内で前方に屈曲したのち（頸動脈錐体部の水平部），破裂孔で再び上行する．頸動脈管の中には頸鼓小管（caroticotympanic canaliculus）と呼ばれる小孔がある．

頸静脈窩（jugular fossa）

頸静脈窩は頸静脈球（頸静脈上球，jugular bulb）により形成される骨のくぼみである．頸静脈窩の深さは個体差が非常に大きい．頸静脈窩の中には乳突小管（mastoid canaliculus）と呼ばれる小孔がある．

頸鼓小管（caroticotympanic canaliculus）

頸鼓小管の中には，頸鼓動脈（頸動脈鼓室枝，caroticotympanic artery）と頸鼓神経（caroticotympanic nerve）が走行している．頸鼓神経は，内頸動脈神経叢（pericarotid sympathetic plexus）から起こり，鼓室内で鼓室神経叢を形成する．標本によっては確認困難なことがある．

乳突小管（mastoid canaliculus）

乳突小管の中には迷走神経上神経節から分岐したArnold神経が走行する．この神経は鼓室乳突縫合から出て外耳道後壁の皮膚に分布する．標本によっては確認困難なことがある．

鼓室神経小管（tympanic canaliculus）

頸動脈管と頸静脈窩の間の骨の高まりにある小孔である．ここを舌咽神経から分岐したJacobson神経（Jacobson's nerve）が通り，頸鼓神経などと鼓室神経叢を形成，小錐体神経（lesser superficial petrosal nerve）となり，耳神経節（otic ganglion）に至る．

鼓室神経小管の位置からもわかるように，Jacobson神経は内頸動脈と頸静脈球の間を鼓室へ向かって上昇する．臨床的には，錐体部のコレステリン肉芽腫に対する蝸牛下アプローチで鼓室側から内頸動脈と頸静脈球の間を削開するときの目印に利用される．

蝸牛水管外口（cochlear canaliculus, pyramidal fossa）

蝸牛水管が後頭蓋窩に開口するpyramidal fossaは頸静脈窩の前方に位置している．下位脳神経（Ⅸ～Ⅺ）は，脳幹を出た後pyramidal fossaからその直下を通り頸静脈孔（jugular foramen）を通って頸部に入っていく．舌咽神経は，このとき分枝を出し，これが鼓室神経小管を通ってJacobson神経となる．注意深く観察すると，pyramidal fossaから鼓室神経小管に向かって溝があるように見える．標本によってはここが小管を形成している．臨床的には，聴神経腫瘍手術などで経迷路ア

プローチを行う際に内耳道下方を削開中に蝸牛水管が出た場合，頸静脈窩および舌咽神経が近く注意が必要であることがわかる．

頸静脈孔内稜（intrajugular ridge）

頸静脈窩と蝸牛水管外口の間に頸静脈孔内稜と呼ばれる高まりが確認できる．頸静脈孔内稜は最も後頭蓋窩に近い側で突起状になるが，この部分は頸静脈孔内突起（intrajugular process of the temporal bone）と呼ばれる．頸静脈孔内突起の向かいには後頭骨の頸静脈孔内突起（intrajugular process of the occipital bone）があり，これらで頸静脈孔を前後に二分している．

側頭骨内側面（図3-6〜9）

側頭骨内側面からの観察は，経乳突・経迷路アプローチの術野をちょうど裏側から観察することとなる．中耳側からの術野と比較すると，より理解が深まる．

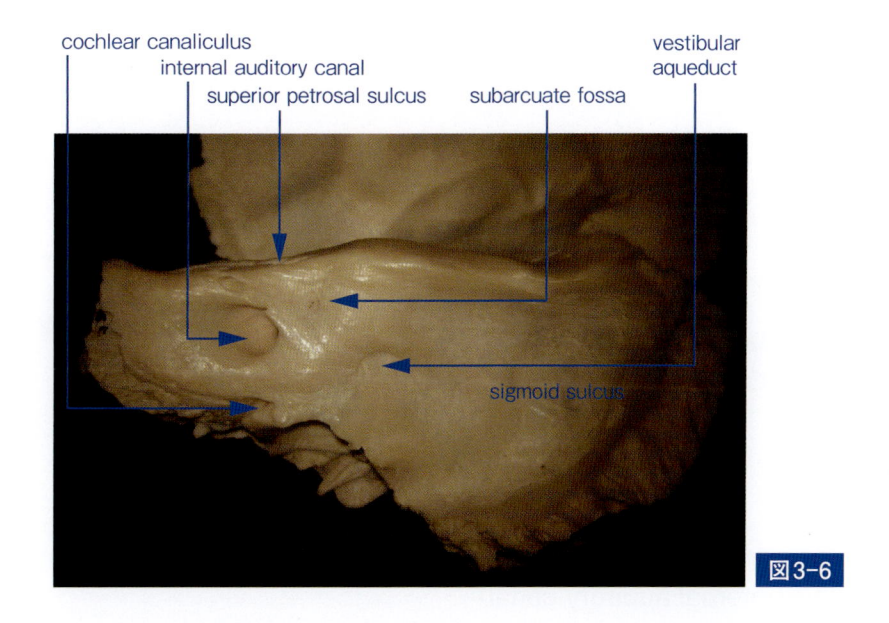

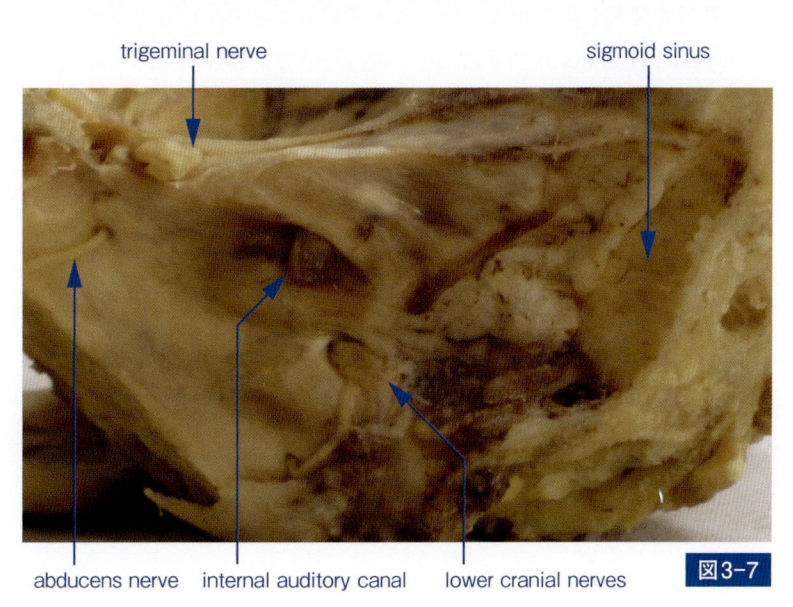

図3-6

図3-7

図3-8

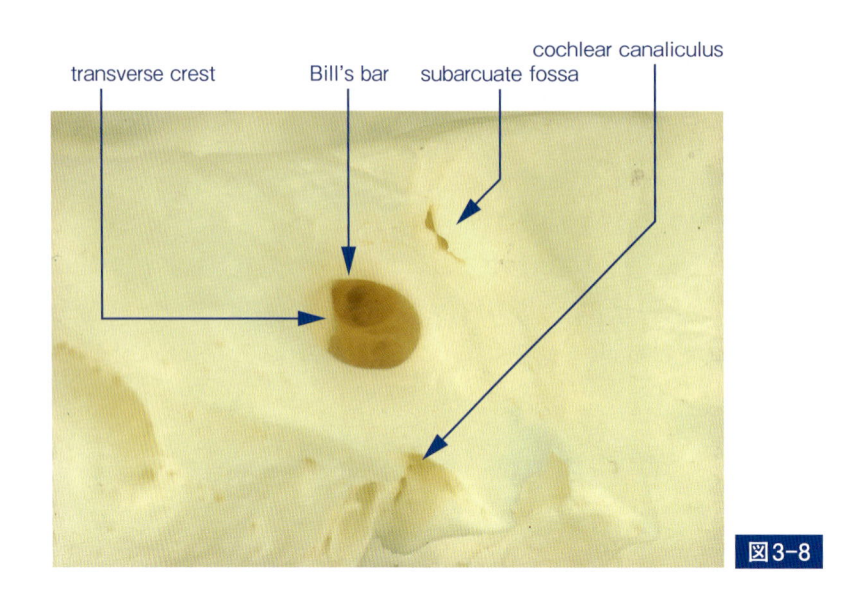

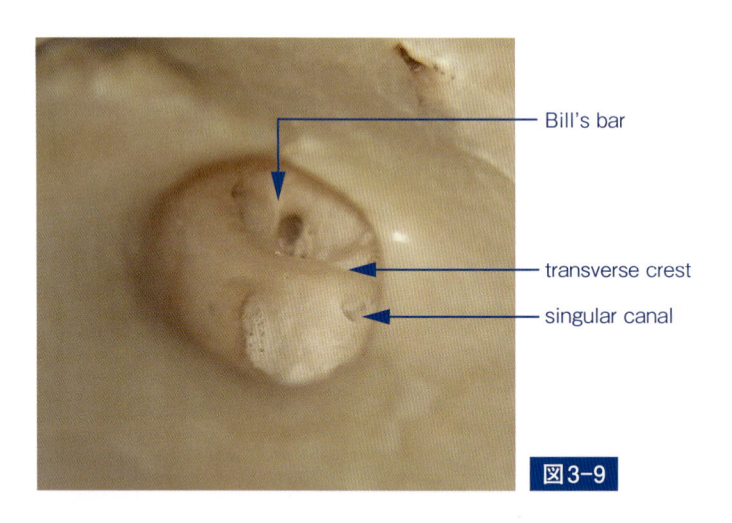

図3-9

内耳道(internal auditory canal)

　内耳道は外耳道を延長した直線とほぼ一致する位置にある．内部を覗くと内耳道底を上下に分ける横稜(transverse crest, horizontal crest)が確認できる．標本によっては上方のコンパートメントを前後に分ける垂直稜(vertical crest, Bill's bar)も確認できる．これは顔面神経と上前庭神経を分ける構造であり，内耳道内を操作する際の顔面神経の目印となる．Bill's bar は William House の通称に由来する．内耳道底の後下方には後膨大部神経(posterior ampullary nerve)が通る singular canal が確認できる．

　内耳道の前上方では三叉神経(Ⅴ)が Meckel 腔(Meckel's cave)を，前方では外転神経(Ⅵ)が Dorrello 管(Dorello's canal)を，下方では下位脳神経(Ⅸ～Ⅺ)が頸静脈孔を通って頭蓋外に出ていく．

蝸牛水管外口(cochlear canaliculus, pyramidal fossa)

　側頭骨下面から観察した pyramidal fossa は側頭骨内側面から見ると，内耳道の真下にあることがわかる．内耳道内を顔面神経・聴神経(Ⅶ，Ⅷ)が走行し，pyramidal fossa とその直下を舌咽神経，迷走神経，副神経(Ⅸ，Ⅹ，Ⅺ)が走行する．耳科手術においてはこれらの神経は下位脳神経(lower cranial nerves)と総称されることが多い．

S状静脈洞溝(sigmoid sulcus)

S状静脈洞溝はS状静脈洞(sigmoid sinus)による溝であるが，その深さは個人差が大きい．この溝が深いことは乳突腔から見るとS状静脈洞の突出が強いことを意味する．S状静脈洞溝の下方には，後頭骨方向に分岐する導出静脈(mastoid emissary vein)が確認できる．この導出静脈も大きさ，走行ともに個体差が大きい．

前庭水管外口(vestibular aqueduct)

内耳道の後方に，スリット状の構造がある．ここは，内リンパ嚢が後頭蓋窩内から側頭骨内に入る部分である．前庭水管と硬膜との間にある骨性の弁蓋をoperculumと呼ぶ．内リンパ嚢の部分はごくわずかに骨が陥凹しており，この部分を内リンパ小窩(endolymphatic fossette, foveate impression)と呼ぶが，あまり明瞭な構造ではない．

弓下窩(subarcuate fossa, petromastoid canal)

内耳道の後上方に開いた小孔が弓下窩である．この中を弓下動脈(subarcuate artery)が走行する．弓下動脈は乳突部を栄養する血管であるが，上半規管の中心を通過する．

上錐体洞溝(superior petrosal sulcus)

錐体部の内側面と上面の稜線に沿って走る溝が上錐体洞溝である．この溝を上錐体静脈洞(superior petrosal sinus)が走行する．上錐体静脈洞はS状静脈洞と海綿静脈洞を連絡している．

側頭骨上面(図3-10, 11)

側頭骨上面は，中頭蓋窩アプローチの術野となる．実際の手術では側頭葉があるため非常に術野が限られるが，標本では詳細に観察することが可能である．

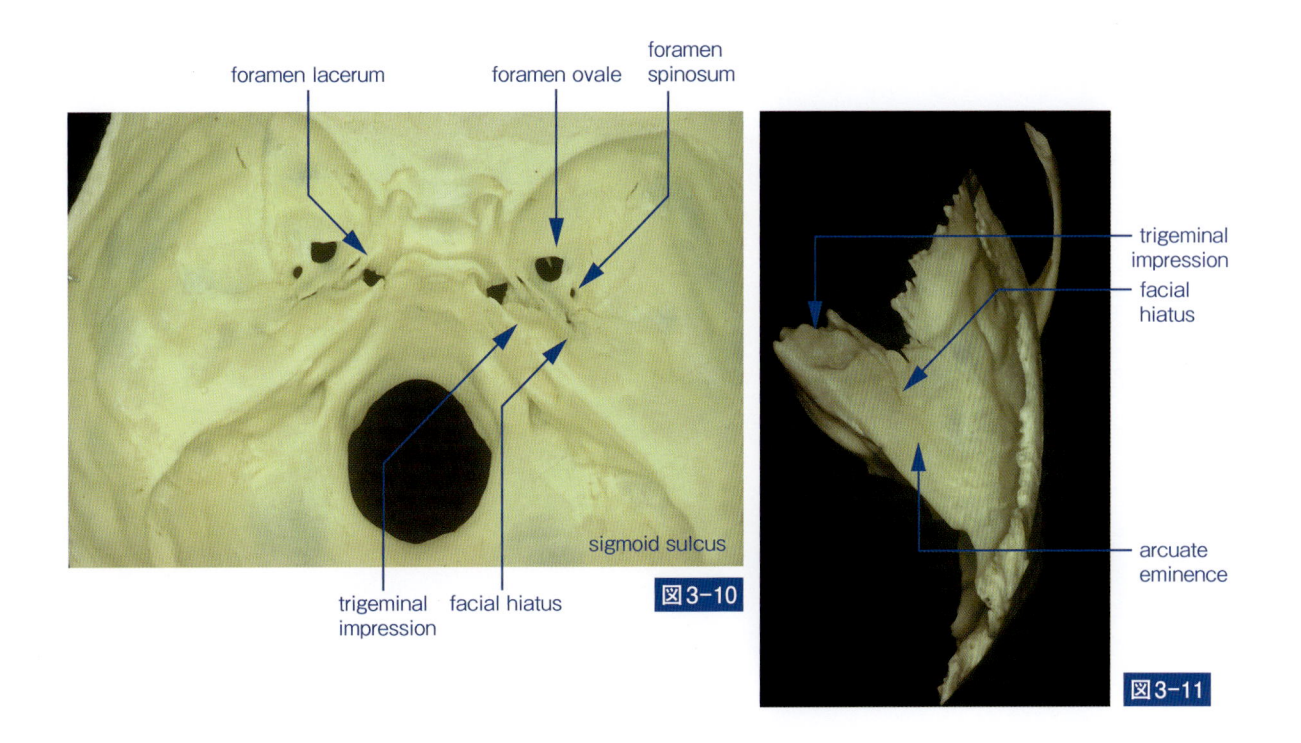

図3-10

図3-11

三叉神経圧痕（trigeminal impression）

錐体部上面，錐体尖に近い部分に三叉神経圧痕がある．ここには三叉神経節（trigeminal ganglion, Gasser's ganglion）が位置している．三叉神経圧痕の位置から，錐体尖炎での Gradenigo 症候群（中耳炎，三叉神経痛，外転神経麻痺）で三叉神経痛をきたすことが理解できる．側頭骨手術で遭遇する脳神経の大部分は頭蓋底では内側から外側に走行するが，三叉神経は後方から前方（背側から腹側）に走行するイメージである．

顔面神経裂孔（facial hiatus）

内耳道よりわずかに前方に，顔面神経裂孔が観察できる．ここには顔面神経膝神経節が位置しており，さらに前方に大錐体神経（greater superficial petrosal nerve）の溝が確認できる．大錐体神経は翼口蓋神経節（sphenopalatine ganglion）を経て涙腺（lacrimal gland）に至る．

大錐体神経の外側前方の溝には小錐体神経（lesser superficial petrosal nerve）が走行する．顔面神経裂孔を前方から覗きこむと，標本によっては顔面神経の迷路部と鼓室部の骨管が別々に確認できることもある．

弓状隆起（arcuate eminence）

顔面神経裂孔の後方には上半規管の骨包が中頭蓋窩に突出した弓状隆起が観察できる．中頭蓋窩アプローチで内耳道を同定する際のランドマークである．大錐体神経と弓状隆起で作られる角の中線が，内耳道のラインとなる．しかしながら，いくつかの側頭骨標本を見比べればわかるように，弓状隆起の盛り上がりの度合いは個体差が大きい．

破裂孔（foramen lacerum）

ここで内頸動脈は側頭骨を出て，海綿静脈洞に入る．三叉神経第3枝，大錐体神経，弓状隆起，上錐体洞溝で囲まれる菱形の部分は Kawase の三角（Kawase's triangle）と呼ばれ，錐体尖のランドマークとなる．

卵円孔（foramen ovale）

三叉神経第3枝（V3）が通る．この構造は側頭骨ではなく蝶形骨大翼に位置している．

棘孔（foramen spinosum）

中硬膜動脈（middle meningeal artery），下顎神経硬膜枝（meningeal ramus of mandibular nerve）が通る．この構造も蝶形骨大翼に含まれる．

側頭骨前面（図3-12）

　側頭骨前面からのアプローチも実際の手術で遭遇することはないが，この視野で実際の手術において重要な頸動脈，耳管，鼓膜張筋の位置関係を理解しておく．

頸動脈管（carotid canal）
　内頸動脈錐体部が前方に走行している部分が確認できる．内頸動脈の直上を大錐体神経が走行している．

鼓膜張筋半管（semicanal of the tensor tympani）と耳管半管（semicanal of the Eustachian tube, semicanal of the auditory tube）
　鼓膜張筋半管内は鼓膜張筋（tensor tympani muscle）の筋体が走行する．耳管半管は耳管骨部を形成している．耳管骨部の上壁は薄い骨で鼓膜張筋と境されているだけである．また耳管骨部が頸動脈ときわめて近いこともわかる．
　鼓膜張筋半管の直上を，小錐体神経が走行している．

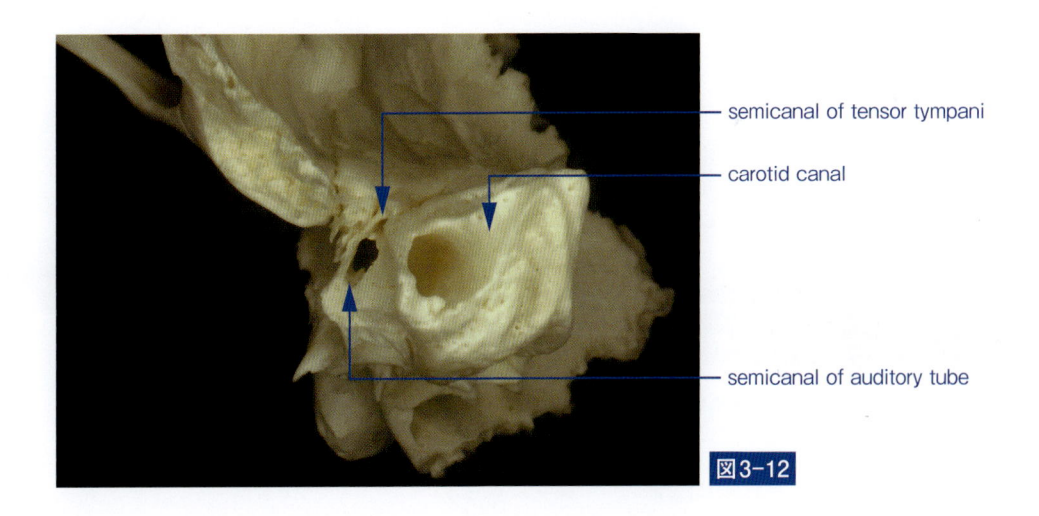

図3-12

第4章

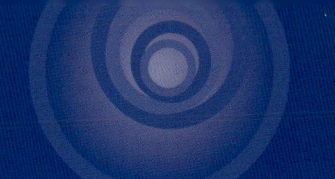

側頭骨 CT

正常側頭骨 CT を提示する（図 4-1～16）．頭側から足側にかけての軸位断を示す．

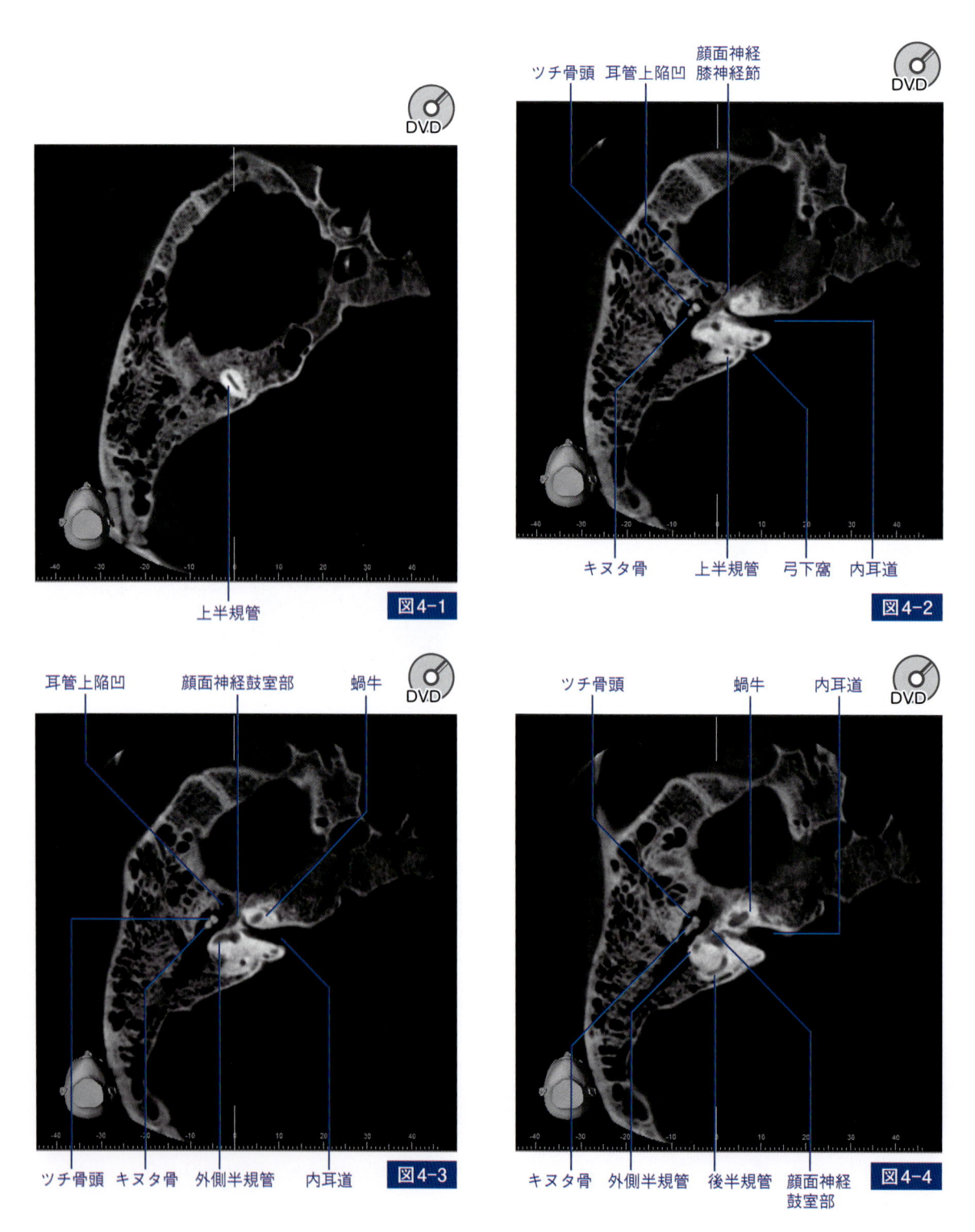

図4-1
上半規管

図4-2
ツチ骨頭　耳管上陥凹　顔面神経膝神経節
キヌタ骨　上半規管　弓下窩　内耳道

図4-3
耳管上陥凹　顔面神経鼓室部　蝸牛
ツチ骨頭　キヌタ骨　外側半規管　内耳道

図4-4
ツチ骨頭　蝸牛　内耳道
キヌタ骨　外側半規管　後半規管　顔面神経鼓室部

22

図4-5 / 図4-6 / 図4-7 / 図4-8

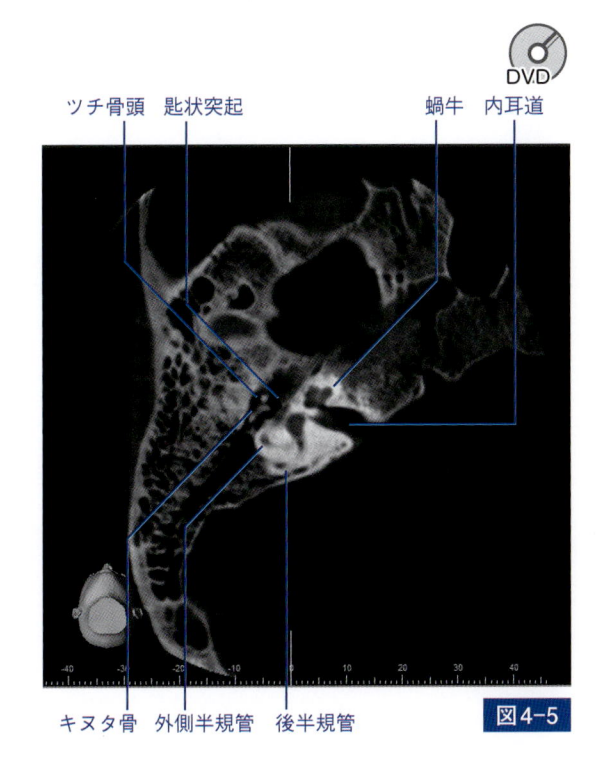

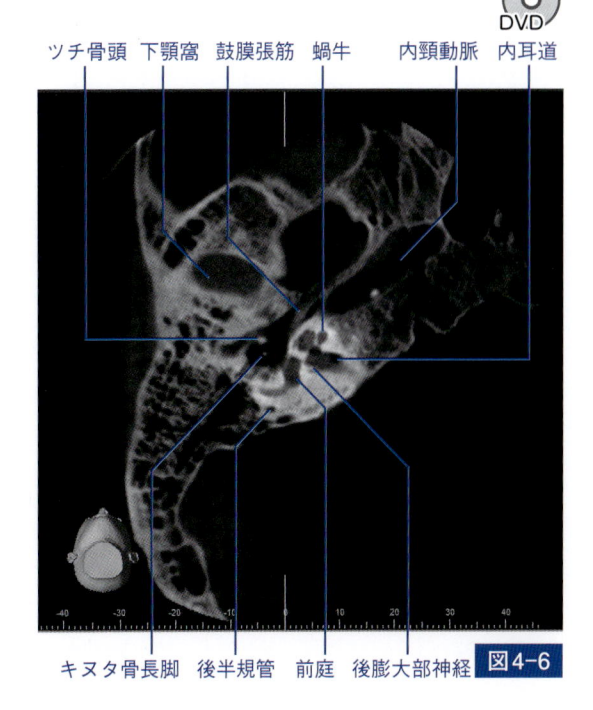

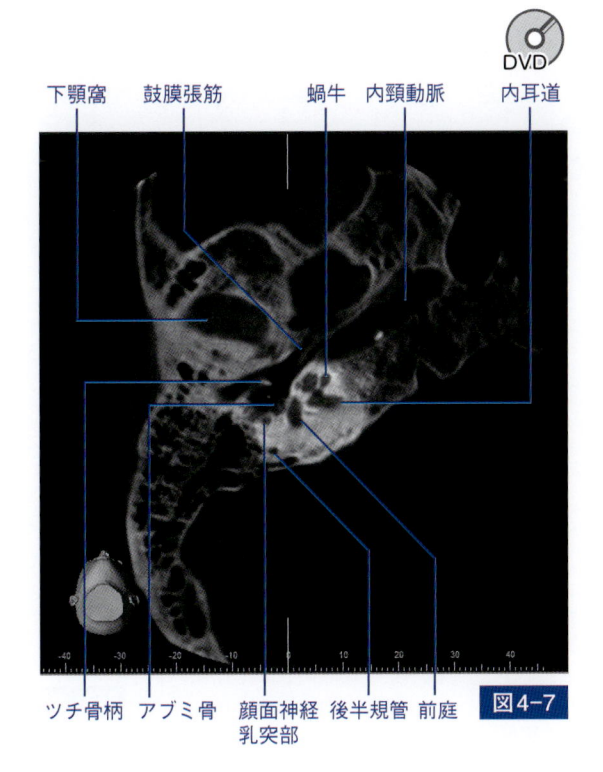

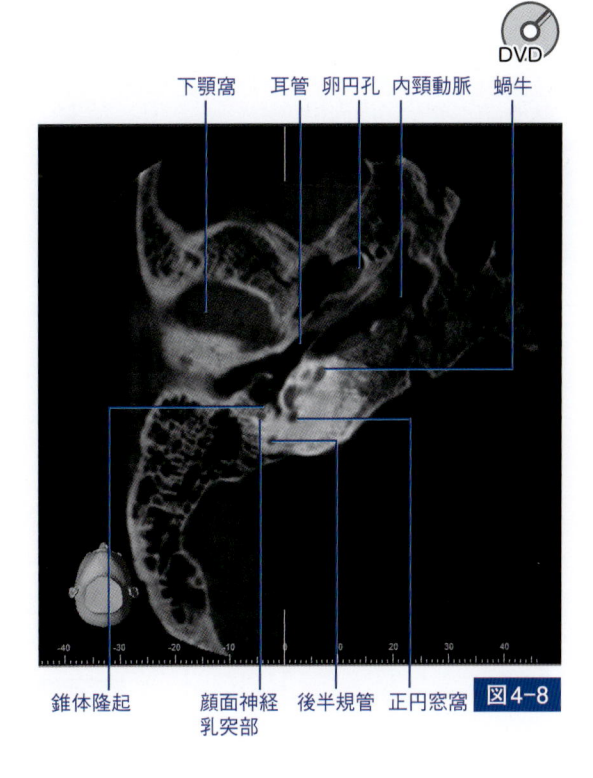

第 4 章　側頭骨 CT

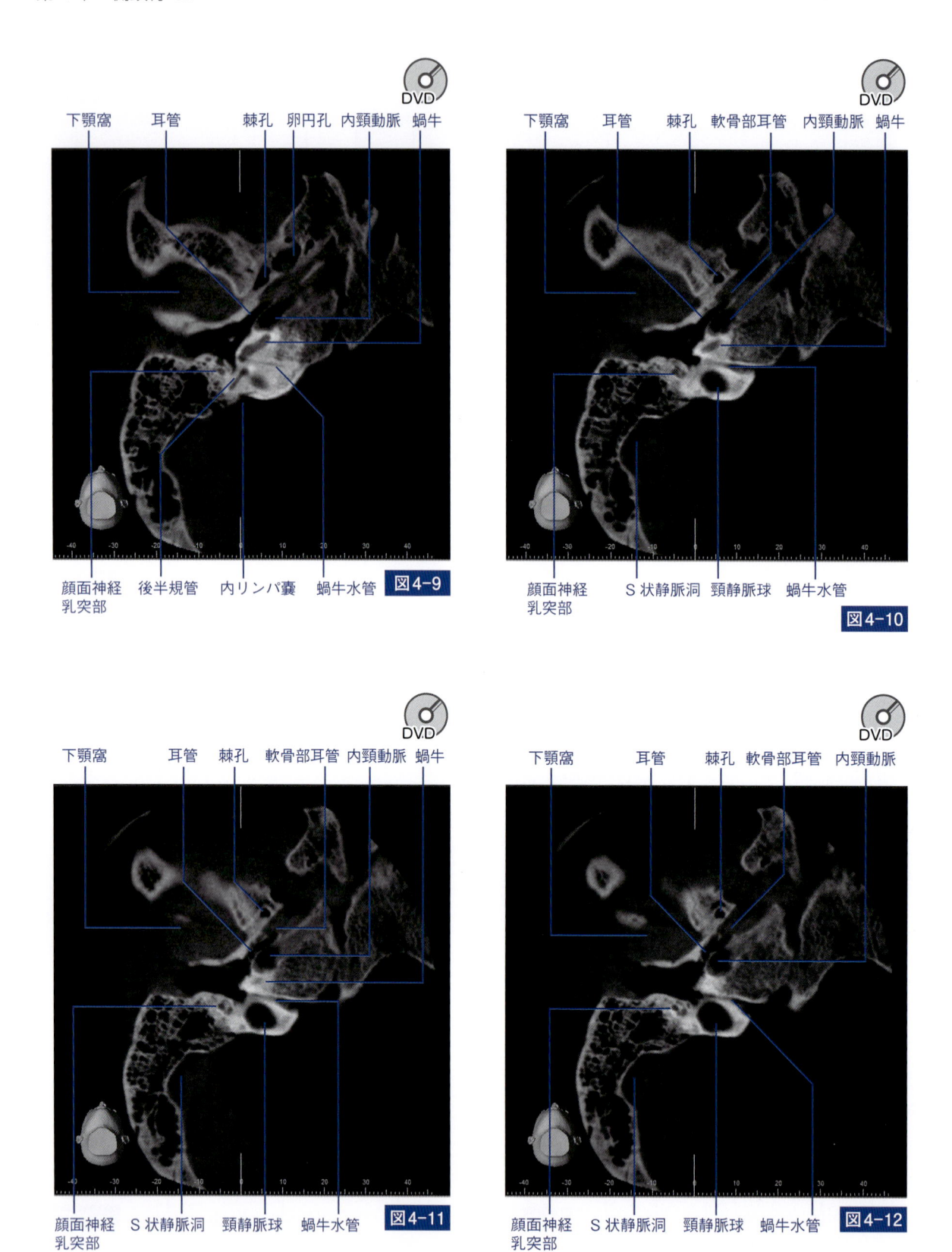

図4-9　下顎窩／耳管／棘孔／卵円孔／内頸動脈／蝸牛／顔面神経乳突部／後半規管／内リンパ嚢／蝸牛水管

図4-10　下顎窩／耳管／棘孔／軟骨部耳管／内頸動脈／蝸牛／顔面神経乳突部／S状静脈洞／頸静脈球／蝸牛水管

図4-11　下顎窩／耳管／棘孔／軟骨部耳管／内頸動脈／蝸牛／顔面神経乳突部／S状静脈洞／頸静脈球／蝸牛水管

図4-12　下顎窩／耳管／棘孔／軟骨部耳管／内頸動脈／顔面神経乳突部／S状静脈洞／頸静脈球／蝸牛水管

24

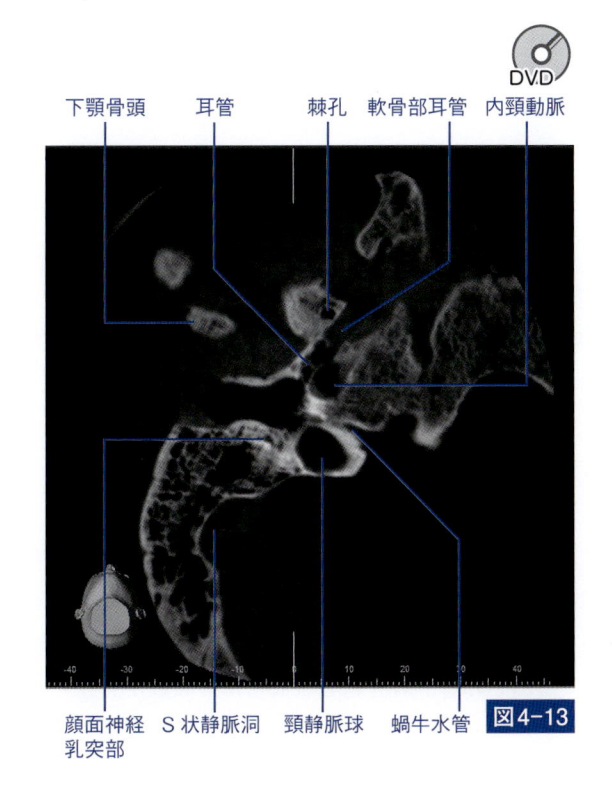

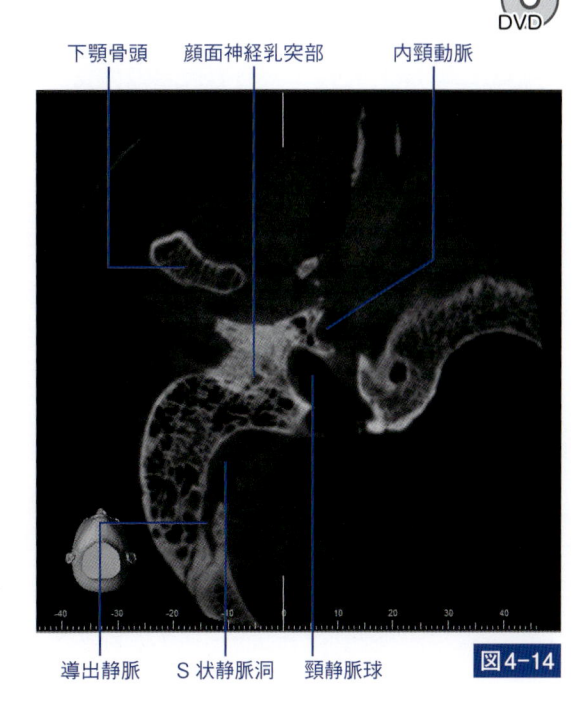

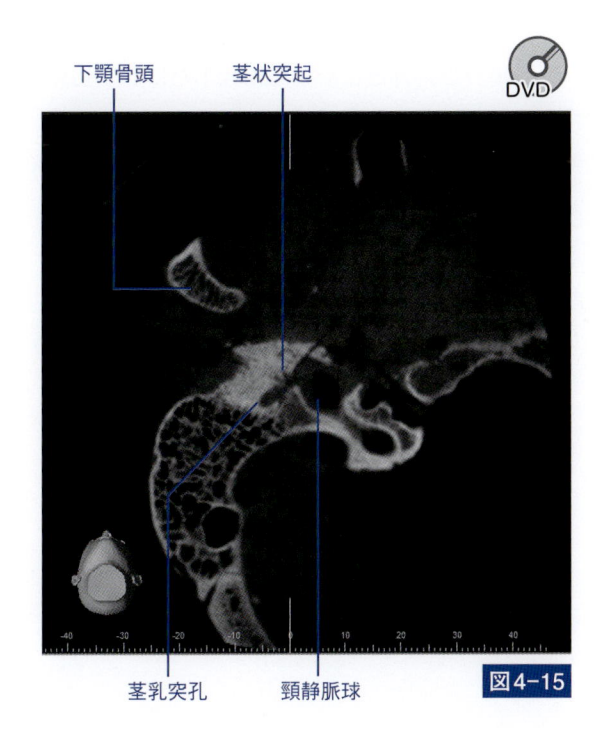

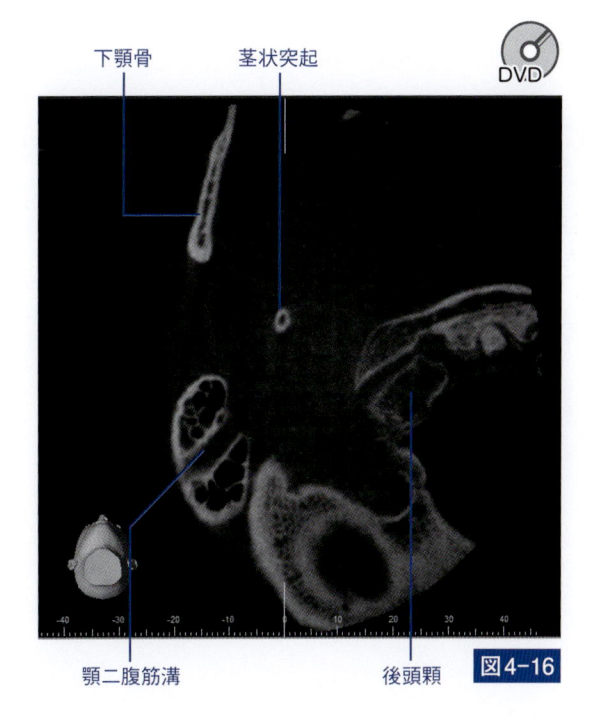

図4-13 / 図4-14 / 図4-15 / 図4-16

第5章

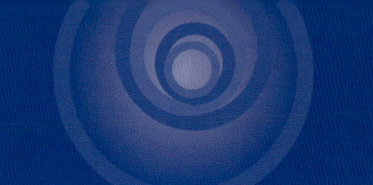

皮膚切開，骨膜剥離

　耳科手術における皮膚切開は耳後切開が基本である．大部分の手術はこのアプローチで遂行可能である．その他，耳前切開，耳内切開，拡大耳後切開を知っておくと，応用範囲が広がる．

耳後切開

　外耳道の真上（12時方向）から外耳道下端のレベル（右耳で7～8時，左耳で4～5時）まで円刃刀で切開する（図5-1）．後耳介筋を切断，耳甲介舟（cymba conchae）の裏面をハサミなどで剥離すると，側頭筋膜が露出される（図5-2）．側頭筋膜には浅層と深層があるが，通常は側頭筋膜浅層（areolar fasciaなどとも呼ばれる）がこの操作で露出される．耳介軟骨裏面では静脈叢が発達しているため軟骨に近すぎる層に入ると出血しやすい．さらに，浅側頭静脈の枝も側頭筋膜浅層の上を走行しているため，皮膚切開してからなるべく早い時期に側頭筋膜浅層を挙上して正しい側頭筋膜を露出させると術中の出血が少なくなる．側頭筋膜が露出されると，その層に合わせて外耳道後部の組織を電気メスで切離する．この際に外耳道内に入らないように注意する．左手の中指を外耳道に挿入，母指と示指で耳介を牽引しながら切離すると，外耳道との距離が把握しやすい．側頭筋膜を露出後，筋骨膜を切開する．乳突削開を行わない場合は外耳道に沿った弧状またはL字切開でよい．乳突削開する場合はT字切開（図5-3），もしくは前方に茎を持った筋骨膜弁（Palva's flap）を作る切開を行う．外耳道上方では外耳道前縁のラインまで筋骨膜切開を加えると術野が広くなるが，この際浅側頭静脈の枝から出血しやすいので注意する．

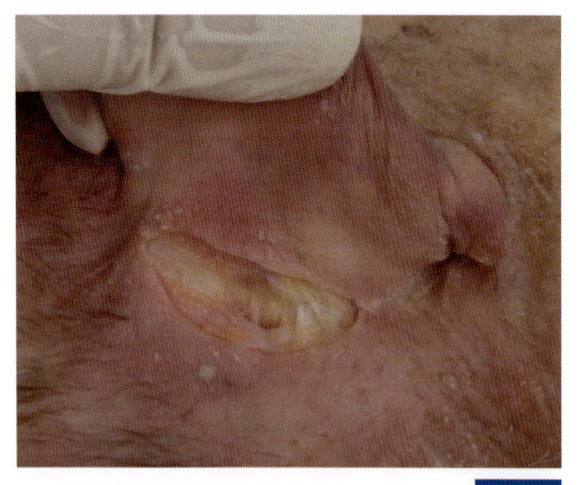

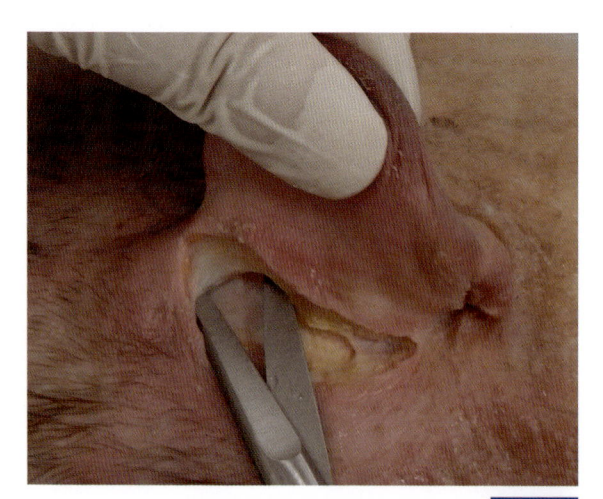

図5-1

図5-2

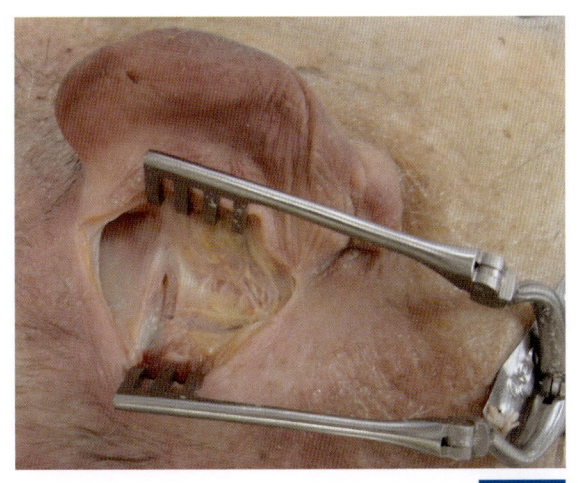

図5-3

耳前切開

鼓室後方の視野に優れているためアブミ骨手術や内耳窓閉鎖に用いることが多い．鼓室形成術Ⅰ型や接着法にも使用できる．耳珠(tragus)と耳輪(helix)の間に切開を入れ，側頭筋膜を露出させる(図5-4)．必要時は耳輪の裏面を剥離すると広く筋膜を露出させることができる．側頭筋より下方では皮質骨まで切開を加える．これにより，軟骨部外耳道に開創器がかかり，外耳道を十分広げたよい視野で，両手操作することができる(図5-5)．

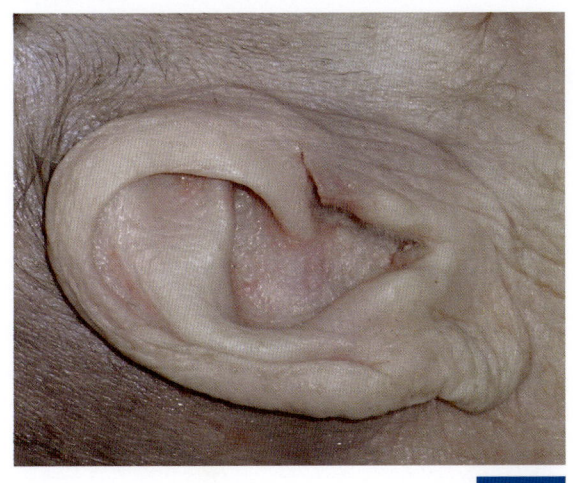

図5-4 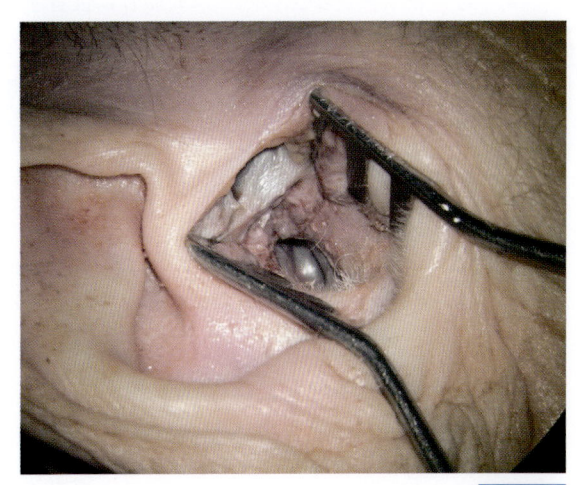   図5-5

耳内切開

外耳道内に耳鏡を挿入，耳鏡の内側縁に沿って骨部外耳道に輪状切開を加える．変法として，外耳道後縁に沿って耳甲介軟骨に切り込んで皮質骨を露出させる方法もある．この部分に開創器をかけるとHenle棘が見える．この変法では耳後切開と耳前切開の中間的な視野を得ることができ，上鼓室開放程度であれば骨削開も十分可能である．

拡大耳後切開

耳介から5cmほど離れたところで半円状に皮膚切開を加える（図5-6）．釣り針で皮弁を前方に牽引できるため，開創器が不要となる（図5-7）．

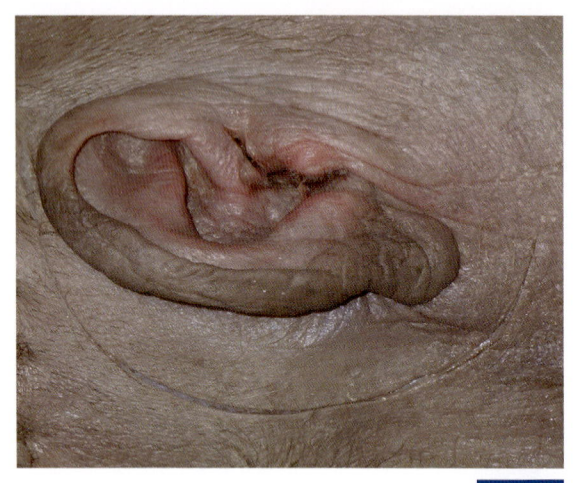

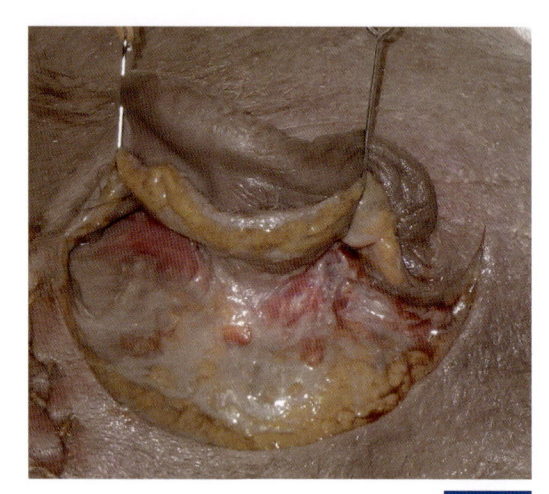

図5-6

図5-7

筋骨膜弁挙上

筋骨膜弁挙上の際には側頭骨に付着する側頭筋および胸鎖乳突筋の走行を意識する．これらの筋肉を避けて切開を行う．剥離の際は骨膜を破らないように意識し，骨膜下で剥離子や鋭匙を用いて皮質骨の露出を行う．側頭筋は筋腹の剥離は容易であるが，大きく剥離翻転する場合は鱗部との付着部を切離する．胸鎖乳突筋は乳様突起の後半分に付着しており，この部分では鈍的剥離は困難である．電気メスで骨面から切離するようにして骨面を露出させる．この際導出静脈を損傷しないように気を付ける．

側頭骨実習では通常の中耳手術より広範囲に骨を削開するため，それに伴い皮膚・骨膜剥離範囲も広くなる．前方は頬骨弓，上方は鱗部全体，後～下方は乳様突起全体が見える程度まで，骨を露出する．胸鎖乳突筋付着部では，電気メスが使用できないため，鋭匙を用いて少しずつ除去するか，メスで筋体を切除した後に残った組織を大きめのカッティングバーで削り飛ばす．

軟骨部外耳道は骨部との境界で輪切りにして切除した方がよい．ただし，骨部外耳道皮膚と鼓膜は温存する．尖刃刀の先端を使って切るときれいに軟骨部を切除できる（図5-8）．

凍結標本など，軟部組織が軟らかい標本では，通常の中耳手術のように耳後切開，側頭筋膜露出，筋骨膜切開してから外耳道皮膚の剥離操作を行うことが可能である．

筋骨膜弁挙上

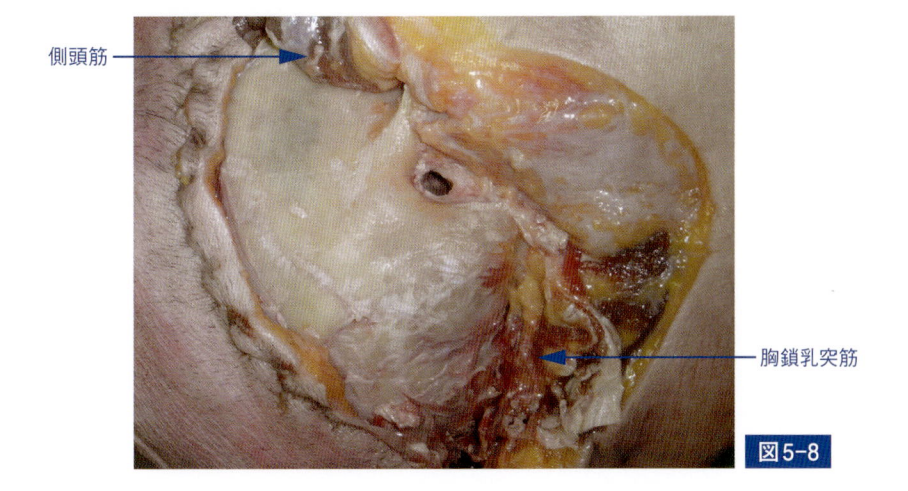

側頭筋

胸鎖乳突筋

図5-8

第6章

外耳道後壁保存型乳突削開

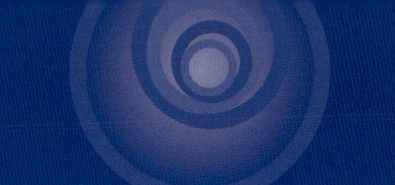

　外耳道後壁保存型乳突削開のポイントは安全に乳突洞を開放し，その内側壁で外側半規管隆起を確認することである．乳突洞は乳突蜂巣の中で最も広い空間であり，その外側壁はKoernerの隔壁（矢印）と呼ばれる板状の構造をしている（図6-1）．

　乳突削開では中頭蓋窩底，後頭蓋窩およびS状静脈洞，外耳道後壁に囲まれた三角形の部分を削開する．この際にHenle棘（緑点線）と側頭線（青点線）を参考にする（図6-2）．乳突削開の方法としては，はじめから中頭蓋窩底・S状静脈洞を透見させてからその内側を削っていく方法と，まず乳突洞に入ってから削開を広げていく方法がある．ここでは後者の方法を解説する．

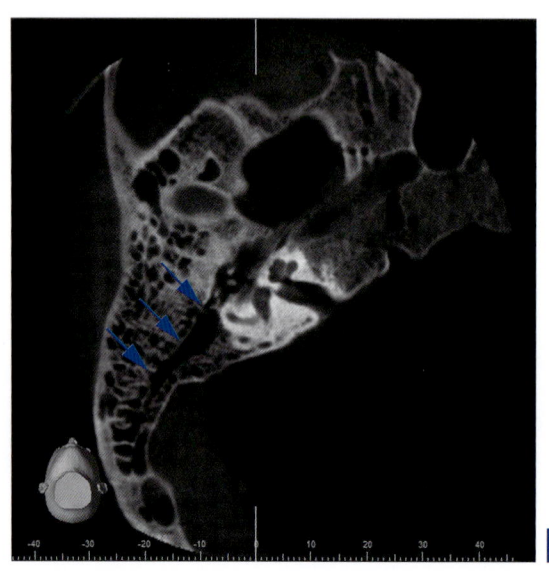

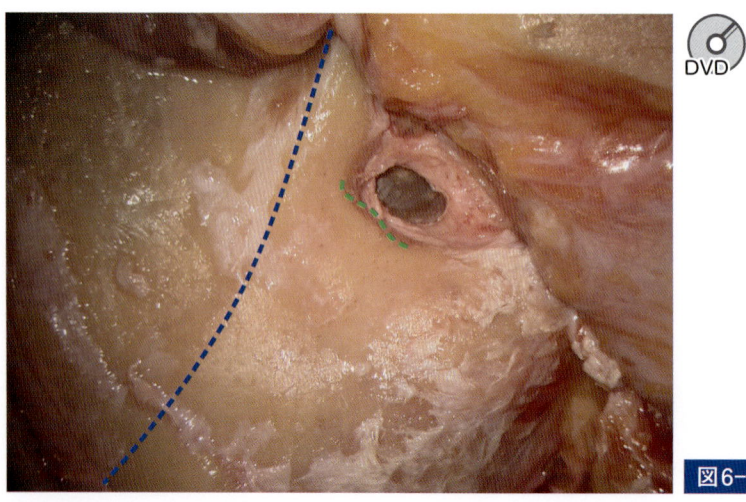

図6-1

図6-2

乳突削開の開始部位

十分な水を流しながら，最も大きなカッティングバーで開始する．

はじめに側頭線に沿って皮質骨にラインを入れる（図6-3）．側頭線は乳突削開の上限であるとされるが，中頭蓋底の高さは深さによって異なり，あくまでも目安の1つである．Henle棘と側頭線を2辺とした三角形の部分はMacewenの三角と呼ばれ，ここから乳突削開を開始する目印とされている．この部分では皮質骨表面に多数の小孔が開いており篩状野（cribriform area）と呼ばれる．篩状野の小孔は乳突洞までつながる血管が走行していた部位であり，ここから深部に向かって削開を加えていく．この篩状野を意識して，先ほど前後に入れたラインと乳突尖を結ぶラインを作る（図6-4）．中耳炎例では乳突洞まで蜂巣がないことが多いが，解剖実習で用いる標本では皮質骨を削るとすぐに乳突蜂巣が開放される．あらかじめ浅く広く皿状に皮質骨を削っておく（図6-5）．

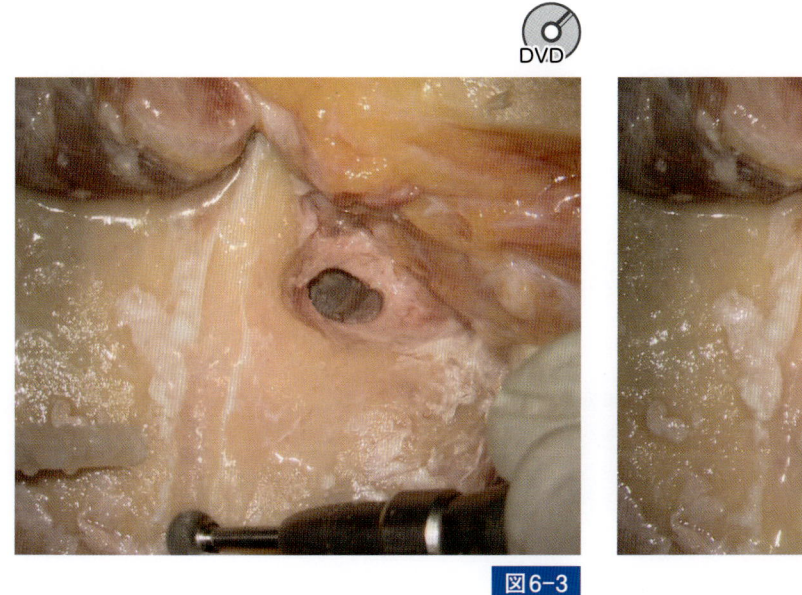

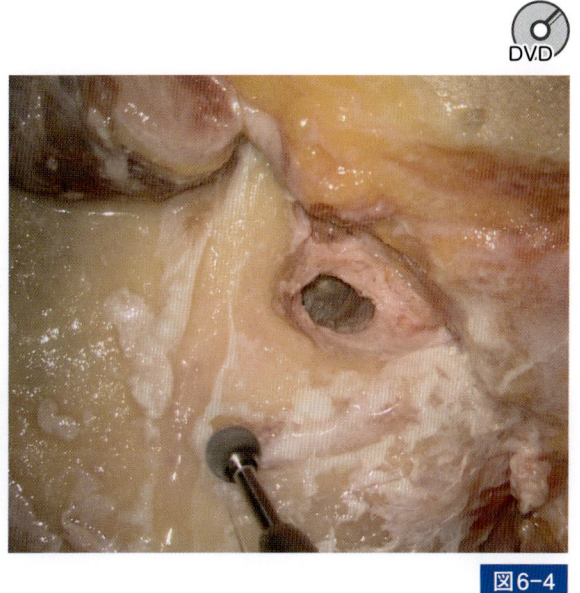

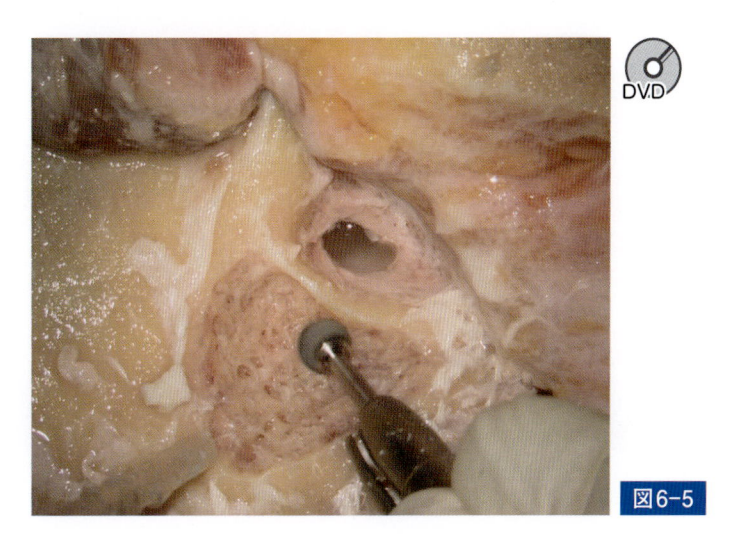

図6-3

図6-4

図6-5

乳突洞開放

　Henle 棘や篩状野を参考に蜂巣構造を内側に削開していくと，乳突洞に到達する．

　乳突洞の外側には Koerner の隔壁と呼ばれる板状の骨があり（図 6-6），これを穿破して乳突洞に入る（図 6-7）．Koerner の隔壁より手前（外側）に蜂巣構造が発達している耳ではこの隔壁を乳突洞の底と誤認することがある．乳突洞は外耳道の後上方に位置しているため，天蓋を恐れすぎて外耳道のすぐ後ろで削開を進めてしまうと乳突洞に到達できず顔面神経や後半規管を損傷する危険性がある．Henle 棘はランドマークとして乳突洞に到達するまでは保存し，削開の場所や方向を常に注意する．外耳道皮膚を剥離している場合は骨部外耳道の傾きや方向を見ながら外耳道に平行に削開を進める．

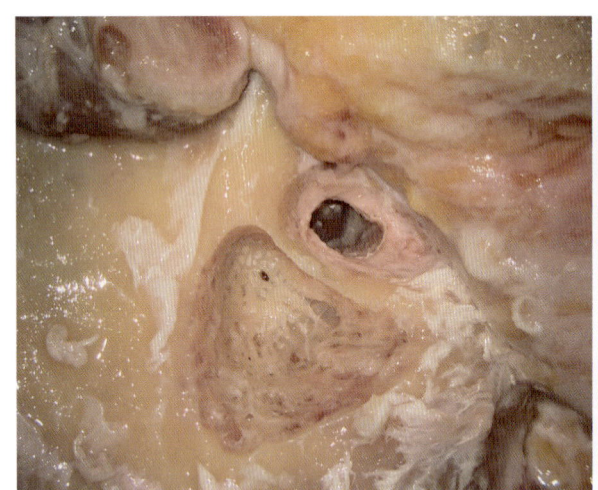

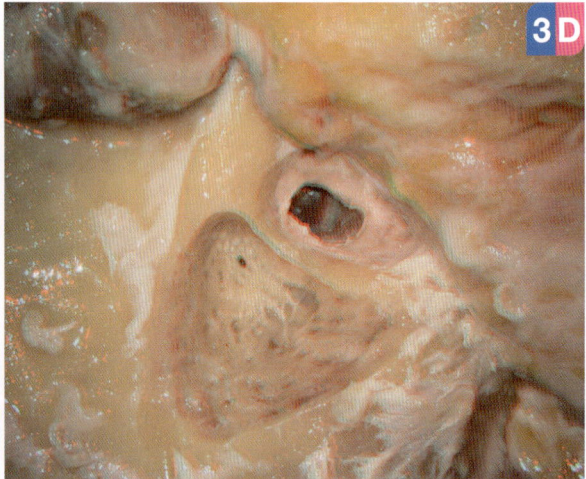

図 6-6

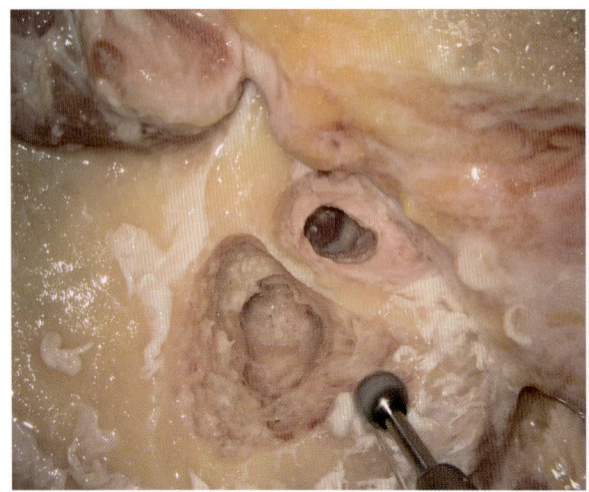

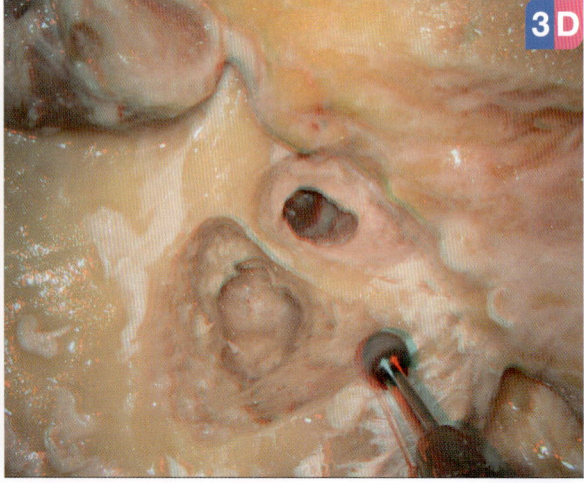

図 6-7

外側半規管隆起

　乳突洞を開放したのちに削開範囲を徐々に広げていく．十分乳突洞を開放すると乳突洞内側壁に外側半規管隆起が確認できる（図6-8）．内側壁の性状をよく観察し，骨密度が高く硬い外側半規管隆起を同定する．内耳骨包は若干黄みがかっており，これを参考にする（図6-9）．蜂巣発育がきわめてよい耳では外側半規管隆起の表面にも蜂巣構造があり，紛らわしいこともある．

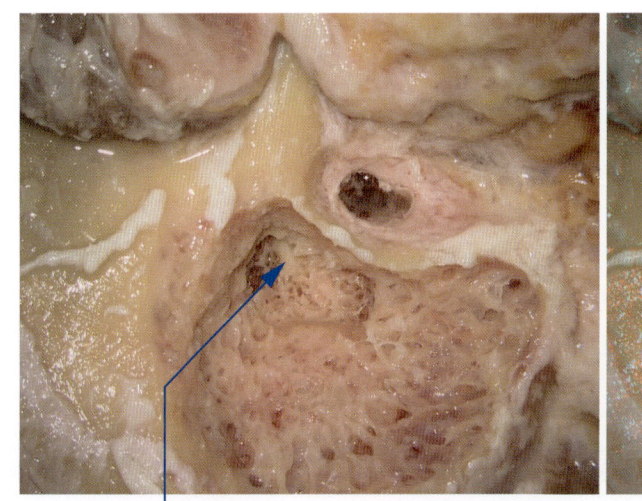

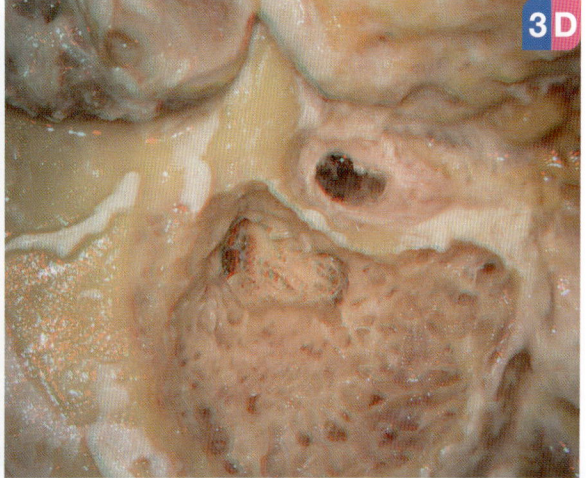

外側半規管隆起

図6-8

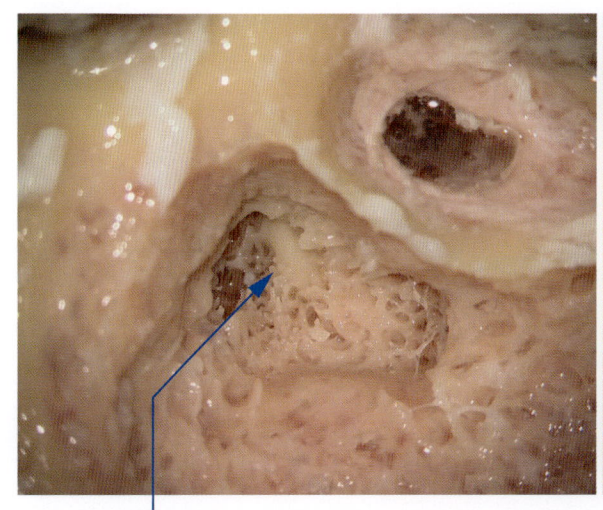

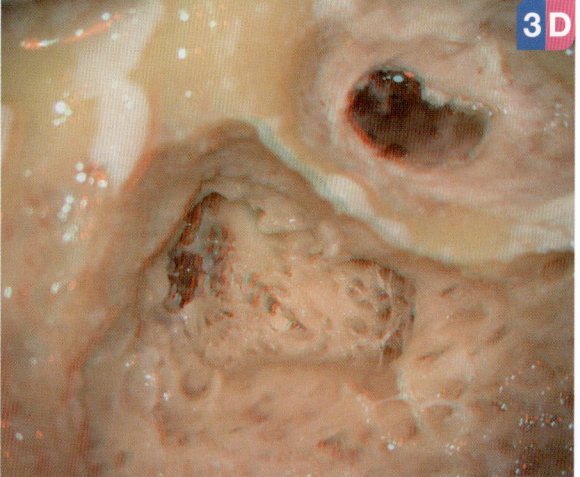

外側半規管隆起

図6-9

外側半規管隆起が確認できると，さらに削開を広げていく．削開している部分が明視下におけるように顕微鏡のポジションを頻繁に変更し，最も安全な視野で手術を行う．例えば，中頭蓋窩底を削開するときは術者のポジションを患者の足側に変え，見上げるようにして操作する．中頭蓋窩底は，乳突洞のすぐ外側で最も下垂していることが多く，この部分の損傷に気を付ける．この部分より内側に入ると中頭蓋窩底は高くなっていくため，削開を追加できることが多い．

中頭蓋窩底，S状静脈洞，外耳道後壁は，ダイアモンドバーで色調の変化に注意しながらできる限り薄くしていく．乳突洞を確認した後は，Henle棘を含めた外耳道後壁外側部は少し削って低くしてもよい．

外耳道後壁を十分に削開し円筒状にしておくと後で後鼓室開放が容易になるが，薄くしすぎると外耳道に穿孔することがあるので注意する．特に人工内耳埋め込み術の場合は電極の接触により長期的に徐々に骨吸収をきたす場合もあるので，ある程度の厚さは残しておいた方がよい．

乳突削開では深部に内耳や顔面神経などの重要構造物があるため，これらから遠ざかるようにバーは深い部分から浅い部分に向けて動かす（inside-out）．

実際の症例

外耳道後壁保存型乳突削開術による中耳手術にもいくつかのバリエーションがある．1つのポイントは外耳道側からどの程度骨を削開するかである．外耳道から全く骨削開を行わず経乳突的上鼓室開放と後鼓室開放を行う方法，骨部外耳道後上部切除を行いアブミ骨周囲の操作を容易にする方法，経外耳道的上鼓室開放まで行う方法などがある．外耳道側からの削開が少ない方が上鼓室外側壁（scutum）の再建が行いやすい．一方で上鼓室の前方や後鼓室の操作がやや難しくなる．

右真珠腫性中耳炎（外耳道後壁保存型乳突削開術，経乳突的上鼓室開放）
鼓膜写真（図6-10）

右鼓膜に穿孔と，弛緩部に陥凹を認める．弛緩部陥凹の奥にはツチ骨頭が確認でき，この部分の真珠腫は比較的限局している印象である．鼓膜穿孔の上縁から角化物が中耳に入り込んでいることが確認でき，穿孔縁型（二次性）真珠腫になっている．鼓膜後上象限も白色で，この部分にも真珠腫が入り込んでいる可能性が高い．

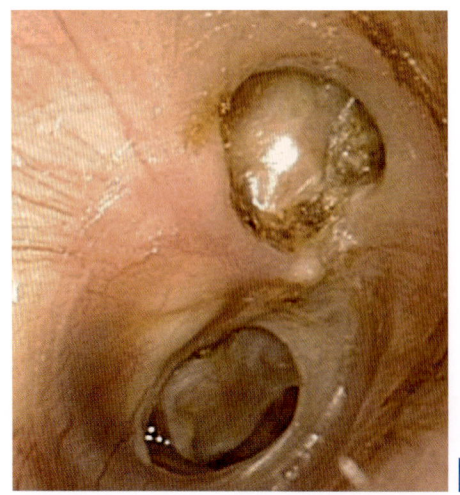

図6-10

CT（図6-11）

軸位断でみるとツチ骨頭が残っており，弛緩部陥凹はその外側に限局している印象である（図6-11a）．冠状断でも上鼓室外側壁の欠損があるもののツチ骨頭の破壊は目立たない．その一方でキヌタ骨長脚からアブミ骨上部構造は不明瞭で，この部分に二次性真珠腫の進展が疑われる（図6-11b）．

真珠腫に対して外耳道後壁保存型乳突削開で手術を行う際には天蓋と外耳道との距離が重要である．冠状断で見ると，この症例では外耳道後壁保存型乳突削開が十分可能と判断できる．冠状断がない場合は，軸位断で外側半規管が写っているスライスで側頭葉が後方に大きく張り出している場合は，操作が難しいことが多い．

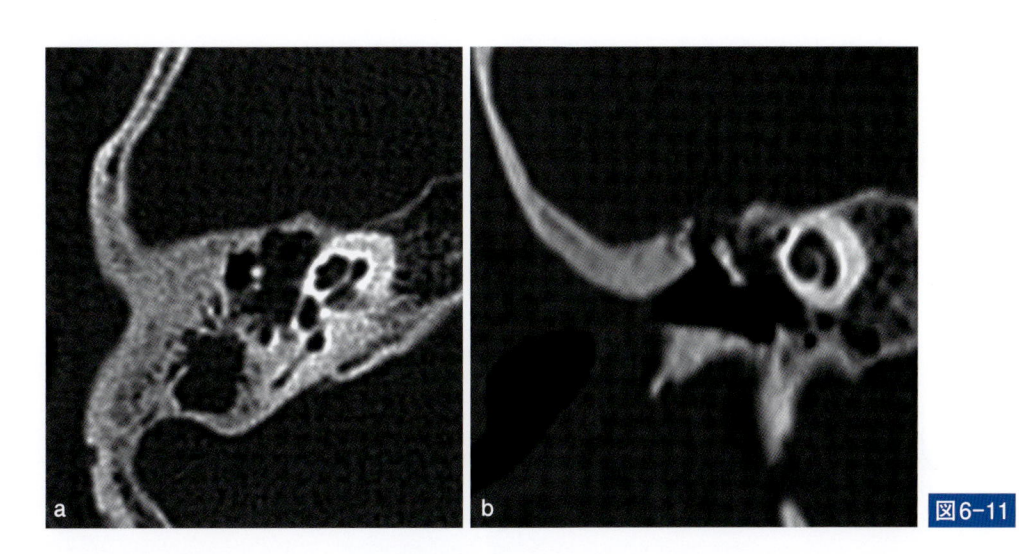

図6-11

術式

1. Henle 棘の後上方から外耳道後壁保存型乳突削開開始．写真は乳突洞に入る直前で，この部位の骨が Koerner の隔壁に相当するが，蜂巣発育の不良な耳では隔壁のようには見えない（図6-12）．

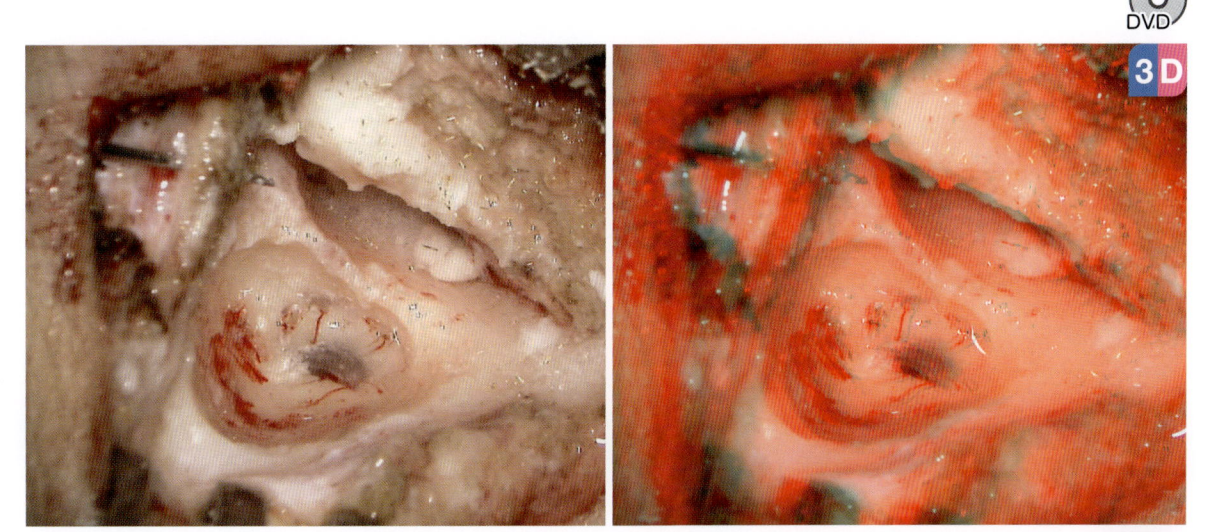

図6-12

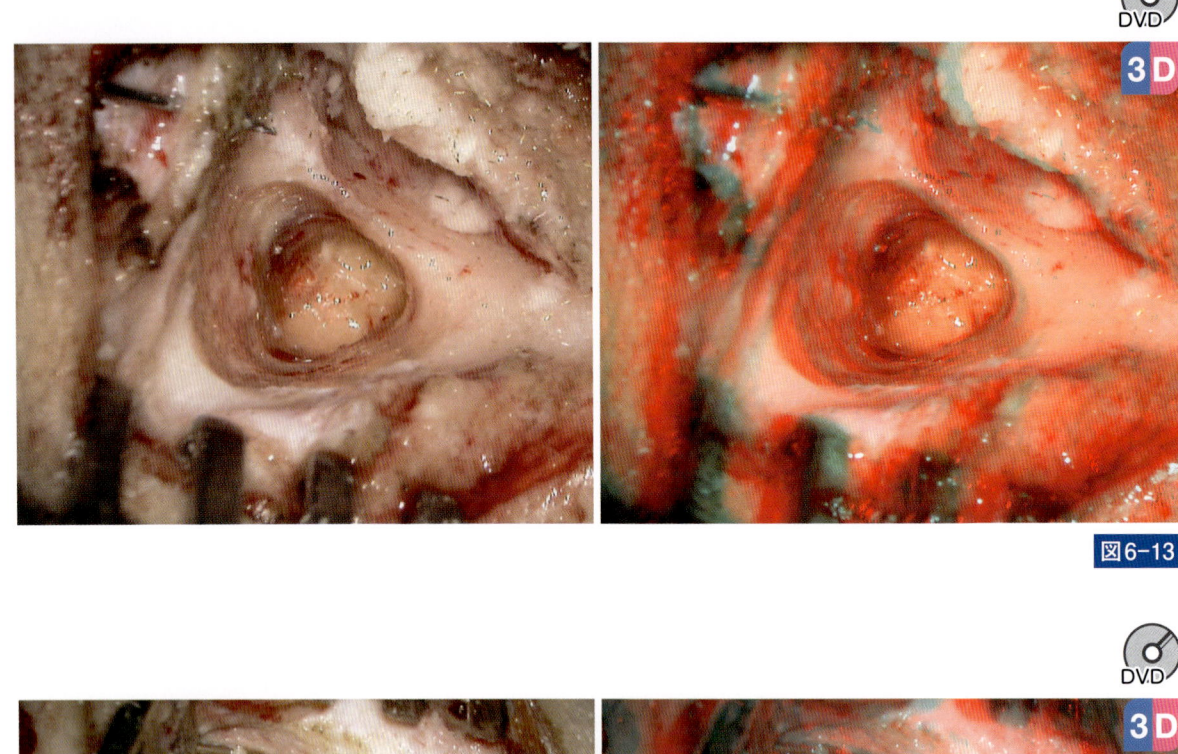

第6章 外耳道後壁保存型乳突削開

図6-13

真珠腫

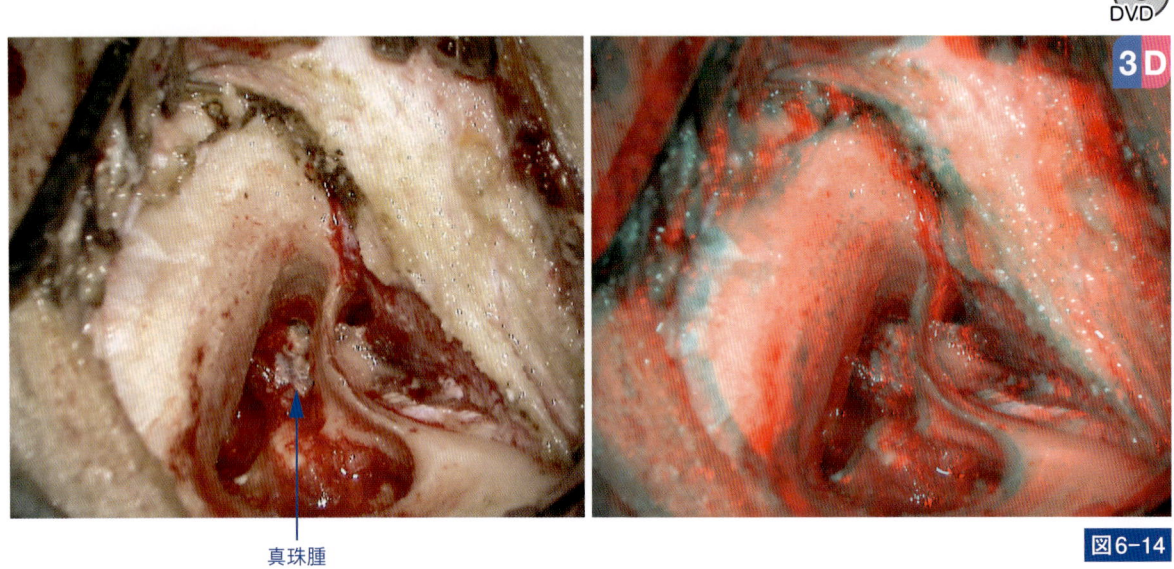

図6-14

2. Koerner の隔壁を穿破し乳突洞を開放した．この部分には真珠腫は進展していなかった（図6-13）．
3. 経乳突的上鼓室開放施行．上鼓室から外側半規管にかけて真珠腫を認めた．上鼓室開放は，可能であれば外耳道前壁のラインまで拡大すると，のちの手術操作が容易になる（図6-14）．

ツチ骨頭

図6-15

外側半規管隆起

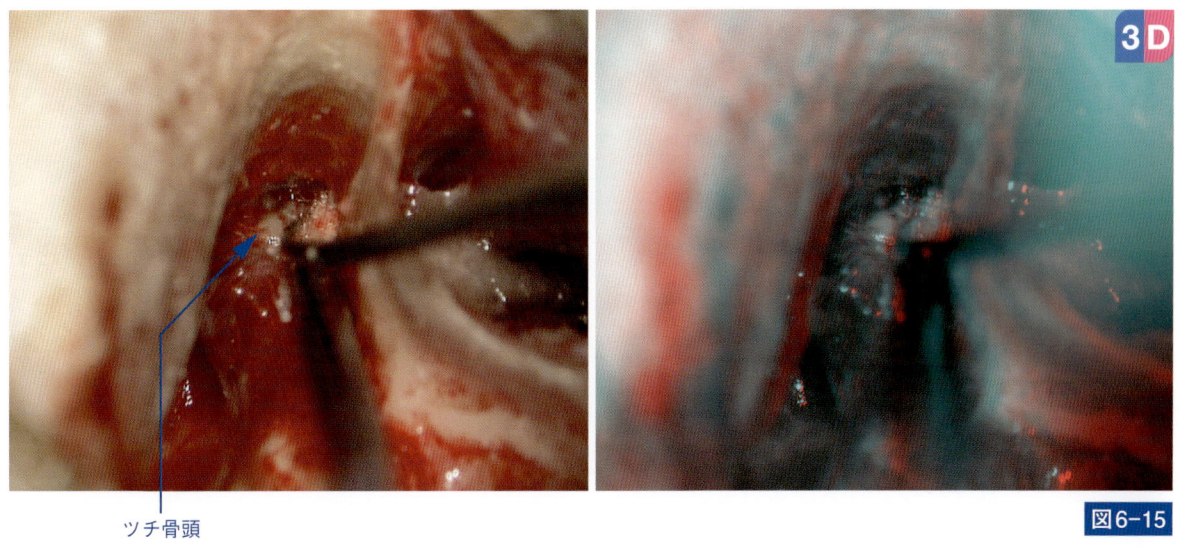

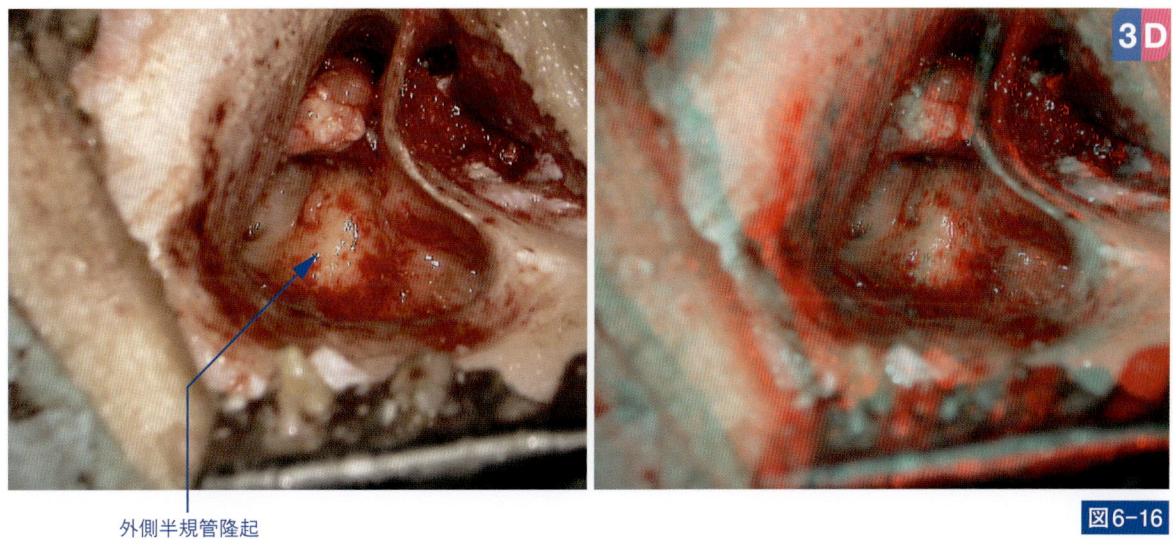

図6-16

4. 十分上鼓室を開放すると，ツチ骨頭と真珠腫の前端が容易に操作できる(図6-15)．
5. 後方から真珠腫を剥離し，外側半規管隆起を確認した(図6-16)．

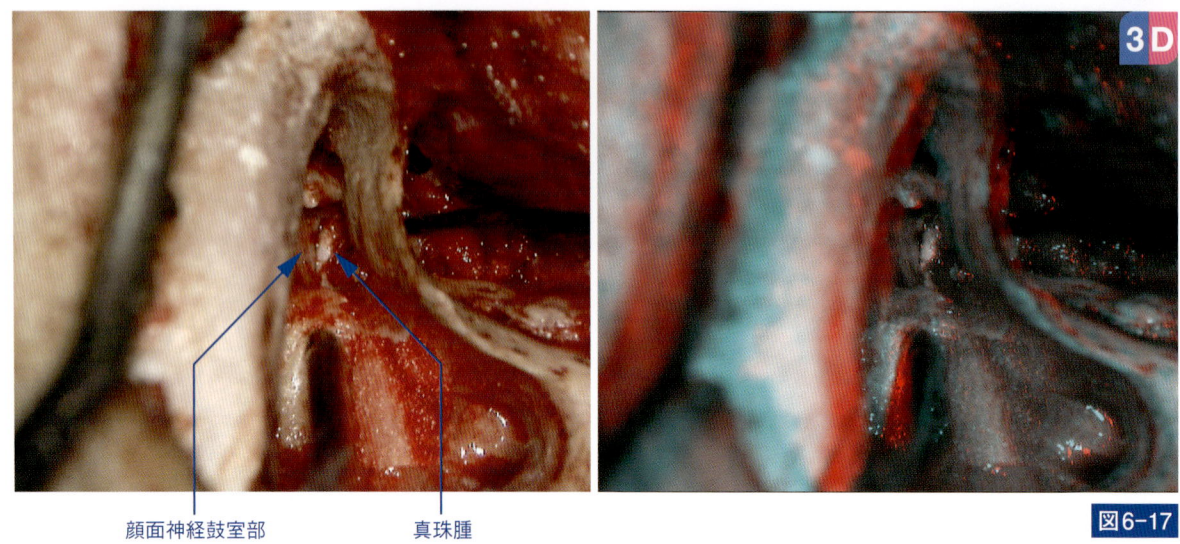

第6章　外耳道後壁保存型乳突削開

顔面神経鼓室部　　真珠腫

図6-17

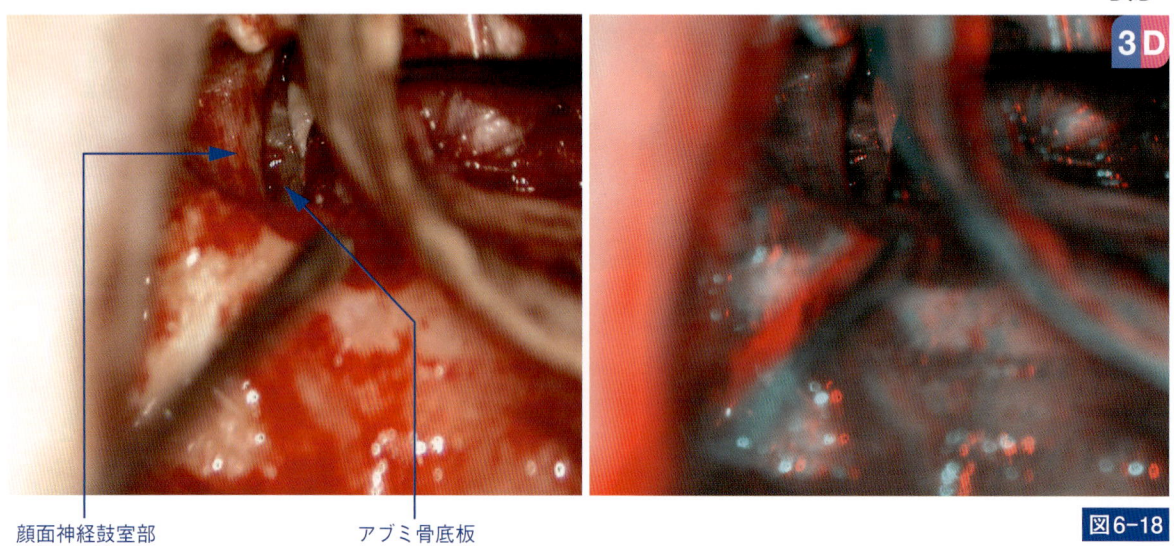

顔面神経鼓室部　　アブミ骨底板

図6-18

6. 外耳道と乳突部の両方から道具を入れるとよい視野で病変の操作ができる．図は顔面神経鼓室部から病変を剥離している（図6-17）．
7. 顔面神経鼓室部から下方に病変の剥離を進めている．顔面神経鼓室部付近では，上方から下方に剥離を進めるのが原則である．アブミ骨上部構造は欠損していた（図6-18）．
8. 岬角上に癒着した病変を剥離摘出した（図6-19）．

顔面神経鼓室部　　鼓索神経

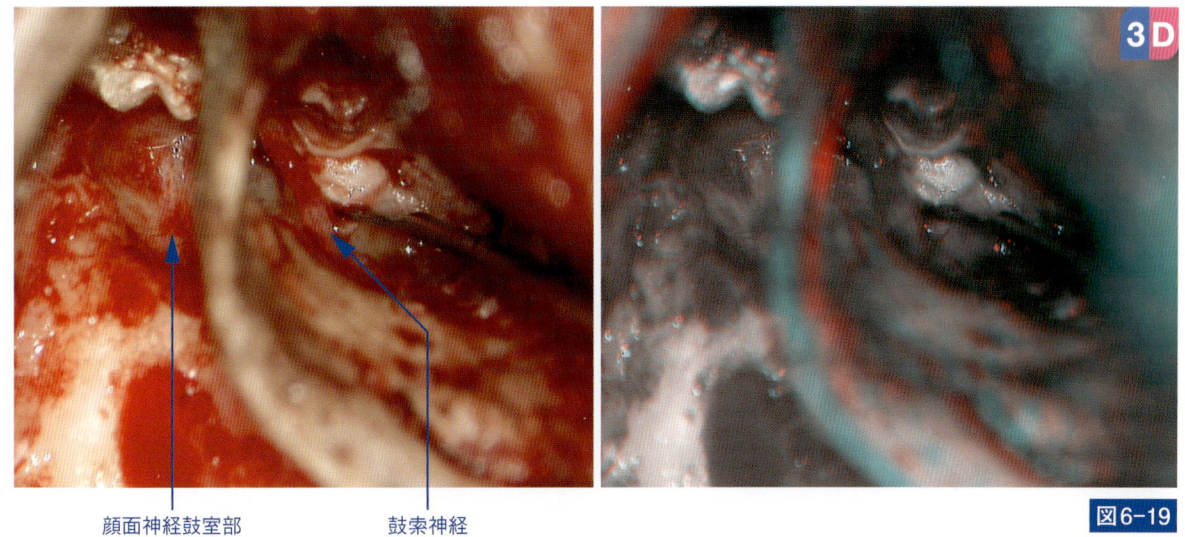

図6-19

左真珠腫性中耳炎（外耳道後壁保存型乳突削開術，経外耳道的上鼓室開放）

外耳道側から上鼓室外側壁を少し削開すると，鼓膜切痕での真珠腫マトリクスの剥離，キヌタ・アブミ関節の操作，上鼓室病変の除去など手術操作が容易となる．その一方で削開を広げすぎると上鼓室外側壁の再建が難しくなる．

鼓膜写真（図6-20）

外耳道後上部は皮膚が腫脹し，深部での真珠腫進展を疑う．岬角上には鼓膜輪を越えて上皮が進展しており，癒着型真珠腫の状態であった．耳管鼓室口周囲は穿孔を形成している．

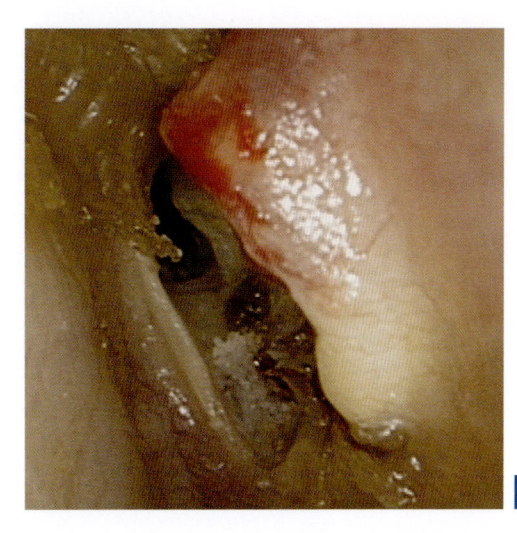

図6-20

CT(図 6-21)

　軸位断では中鼓室から上鼓室に真珠腫を疑う軟部組織陰影を認める(矢印). 乳突部は発育が不良で軟部組織で充満している. 耳小骨はキヌタ骨長脚を除いて骨破壊は目立たない.

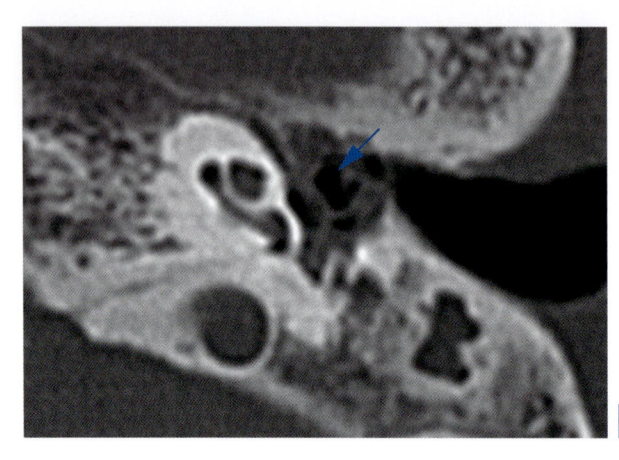

図6-21

術式

1. 外耳道皮膚を剥離挙上, 鼓膜は分層剥離とし, 後上部では線維性鼓膜輪を挙上した(図6-22).

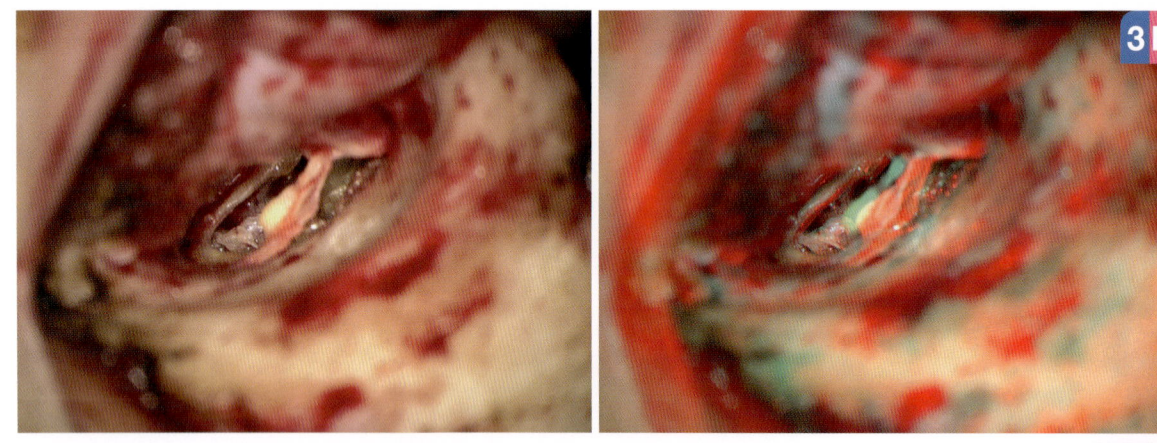

図6-22

ツチ骨頭　キヌタ骨

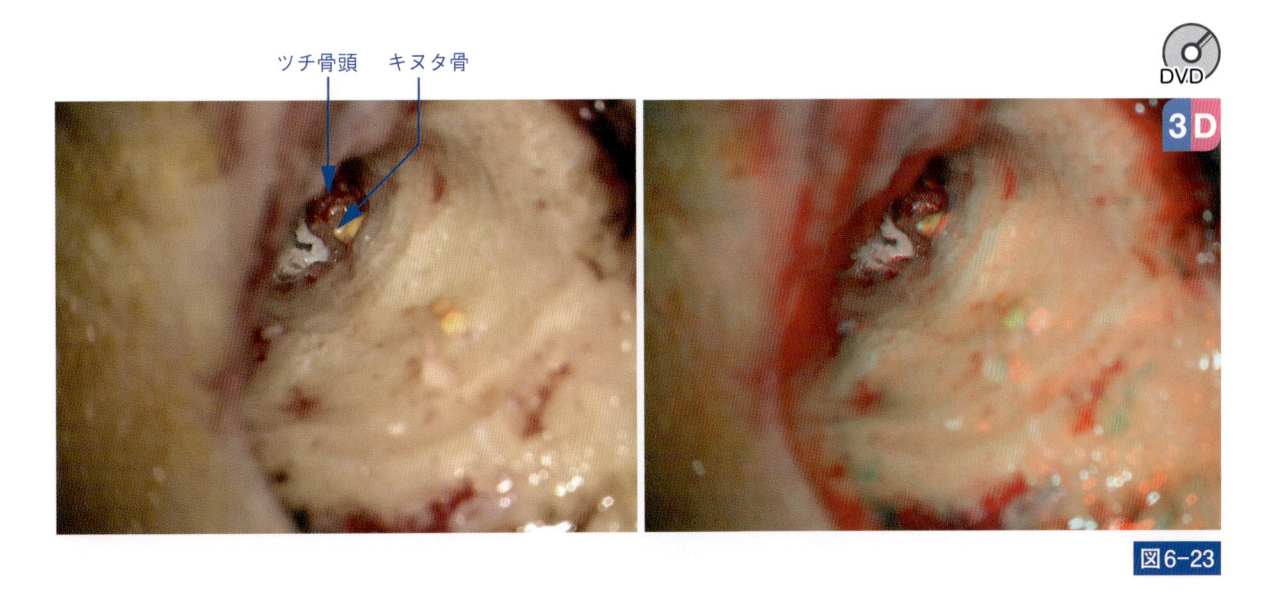

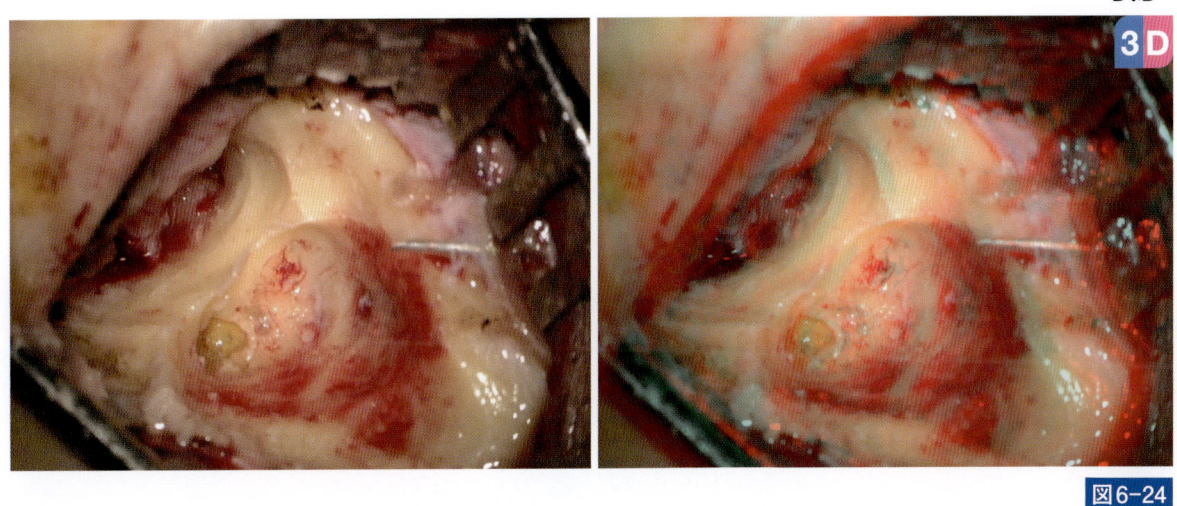

図6-23

図6-24

2. 外耳道後上部の骨を削開し，キヌタ骨体部から短脚を確認(図6-23)．長脚は欠損していた．この段階でキヌタ骨を摘出した．
3. 外耳道後壁保存型乳突削開を開始，Koernerの隔壁に相当する部分まで削開した(図6-24)．乳突蜂巣の発育はきわめて不良で，Koernerの隔壁は隔壁としては認識できない．外耳道を拡大しているので乳突洞の位置を間違えないように留意する．

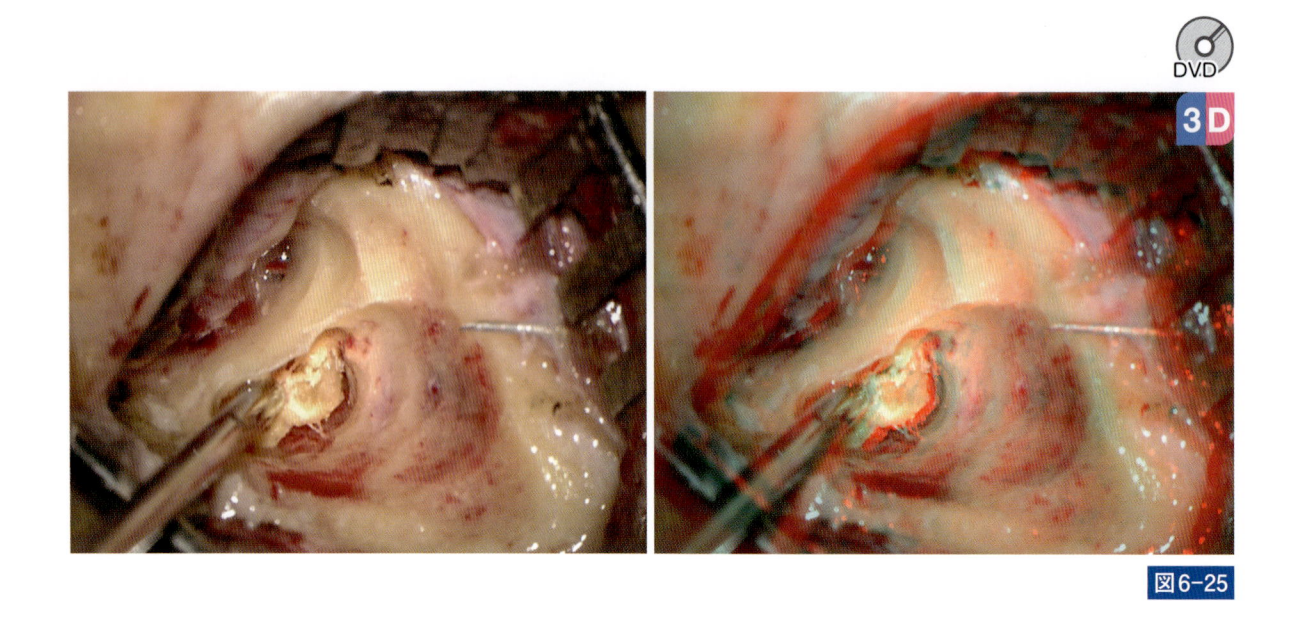

第6章 外耳道後壁保存型乳突削開

図6-25

外側半規管隆起　ツチ骨頭

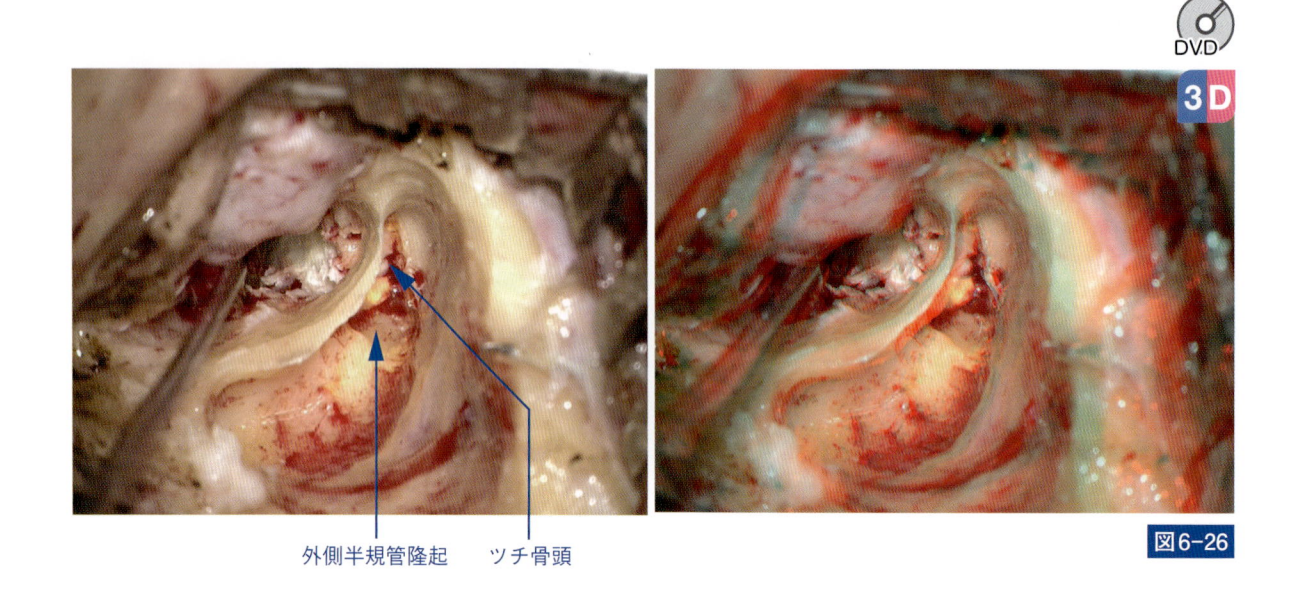

図6-26

4. 乳突洞を開放した．乳突洞内は脂肪変性をきたした壊死物と肉芽であった（図6-25）．
5. 上鼓室を頬骨弓根部まで削開し，ツチ骨頭が見えるようにする（図6-26）．

実際の症例

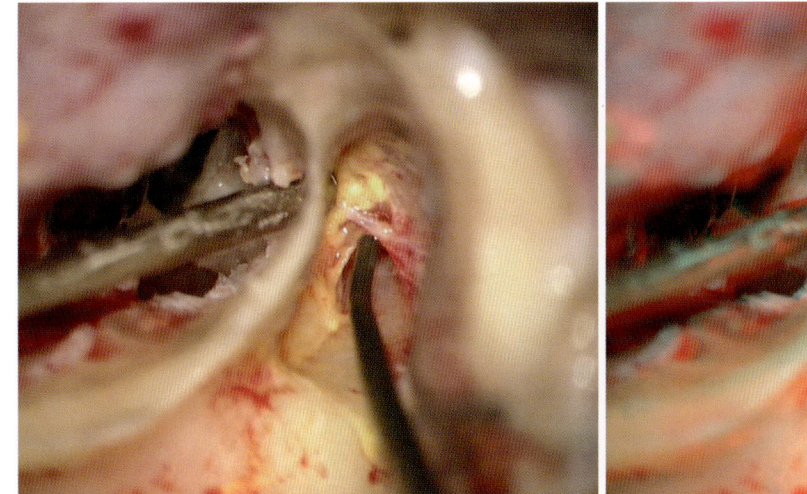

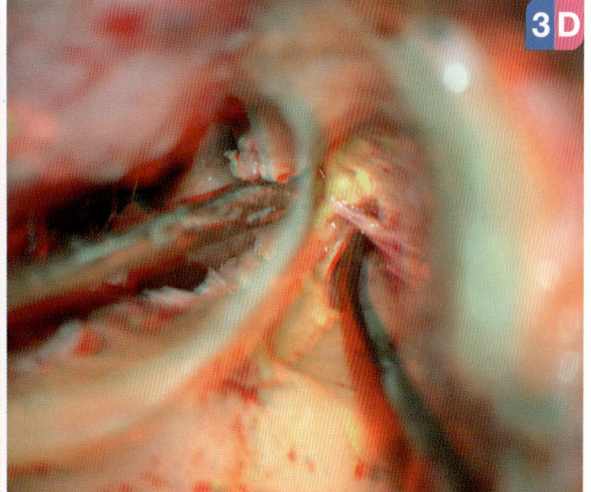

図6-27

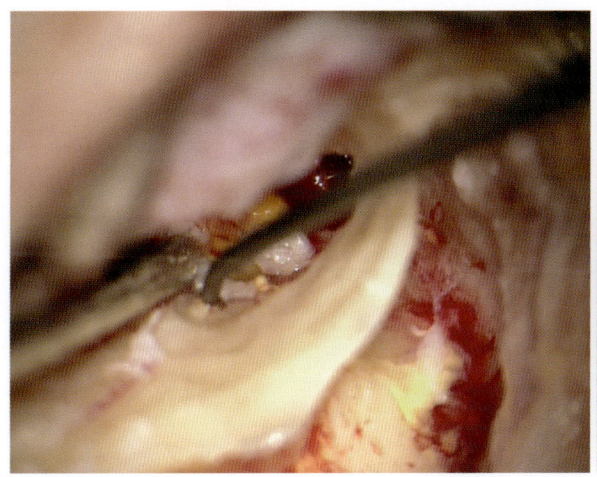

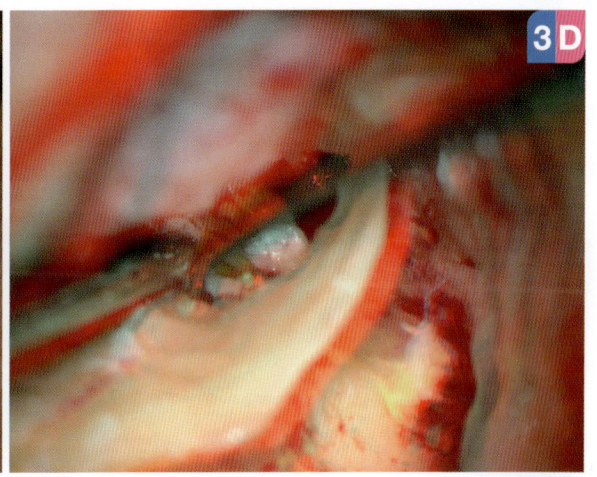

図6-28

6. 上鼓室の真珠腫を剥離開始．外耳道と乳突腔の両側からアプローチすると良好な視野の確保とともに確実な操作が可能となる．顔面神経鼓室部周囲の病変は上方から下方に剥離するのが原則である（図6-27）．この症例ではツチ骨も摘出した．
7. 外耳道を後方に拡大すると，後鼓室病変の処理を明視下に行うことができる（図6-28）．

第 6 章　外耳道後壁保存型乳突削開

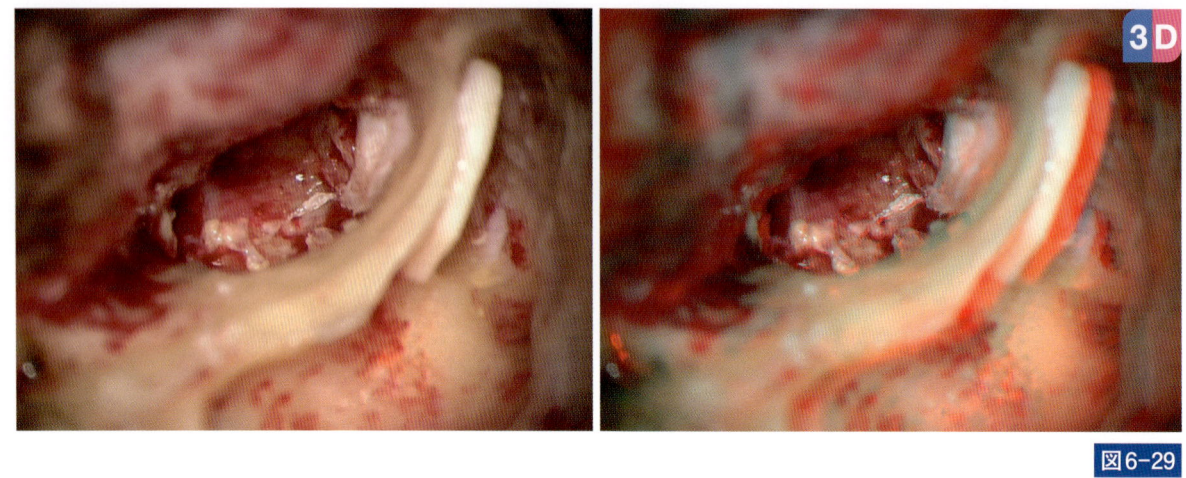

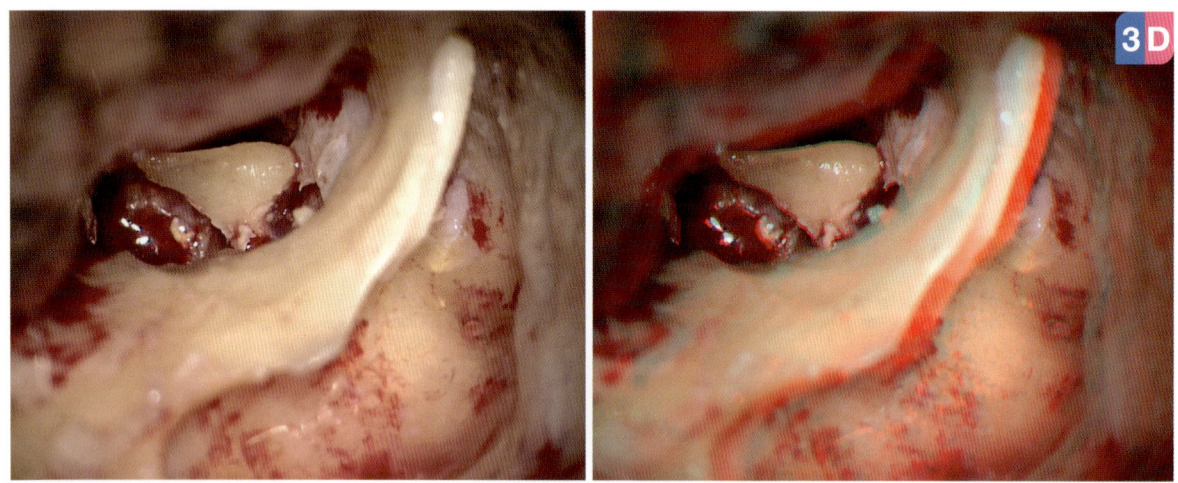

図6-29

図6-30

8. 真珠腫を剥離・摘出し，耳介軟骨を用いて上鼓室外側壁を再建した（図6-29）．もともとの上鼓室外側壁とスムーズに移行するように角度と位置を調整すること，匙状突起（cochleariform process）（残っている場合はツチ骨）の前方をしっかり再建することが大切である．
9. キヌタ骨を用いてⅢ-cで伝音再建した（図6-30）．

第7章

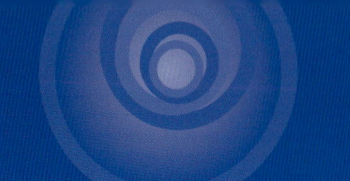

経乳突的上鼓室開放

　外側半規管が確認できると，引き続き上鼓室を開放する．ここでのポイントは，キヌタ骨を安全に発見することである．

キヌタ骨の発見

　乳突削開を前方の頬骨弓根方向に向かって広げていき上鼓室を開放するが，この部位は上方が中頭蓋窩底，下方が外耳道に制限され徐々に狭くなっていく．適宜バーのサイズも変更する．キヌタ骨にバーが当たると内耳障害をきたすため，キヌタ骨の位置を把握し，早期に発見することはきわめて重要である．キヌタ骨は鼓膜輪後部のすぐ内側にあるので，外耳道から鼓膜の位置を確認しておくこともキヌタ骨発見の助けになる．乳突側からの術野では外側半規管隆起を目印にする．キヌタ骨体部は，通常の術野では外側半規管隆起の前縁が見える程度まで骨を削開してからさらに前下方に骨削開を進めると見えてくる．そのため外側半規管隆起のほぼ全体が見える時点（図7-1）からはキヌタ骨を損傷しないように気を付けて削開する必要がある．ここからは，顕微鏡視野の角度を変更したり術野に水を入れて屈折を利用して，キヌタ骨の早期発見に努める．図7-1ではキヌタ骨は見えていないが，水を入れるとキヌタ骨がわずかに見える（図7-2）．この現象は表面張力によるレンズ効果を利用しているため，水を入れすぎると再びキヌタ骨は見えなくなってしまう．

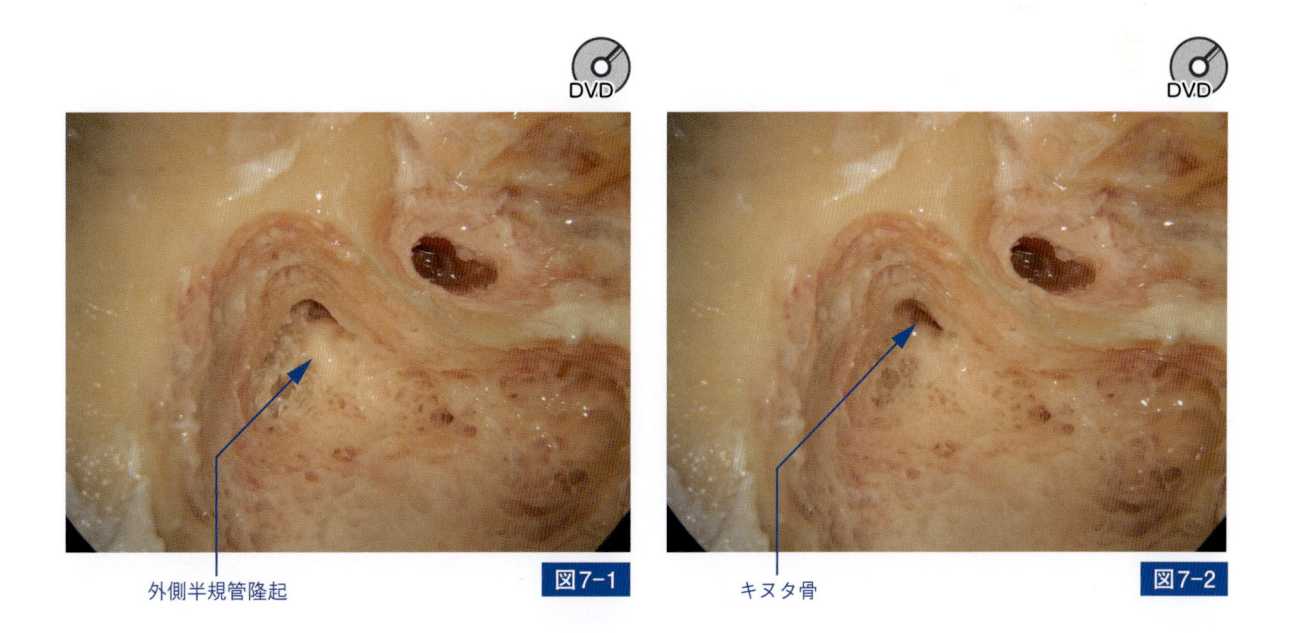

外側半規管隆起　　図7-1

キヌタ骨　　図7-2

第7章　経乳突的上鼓室開放

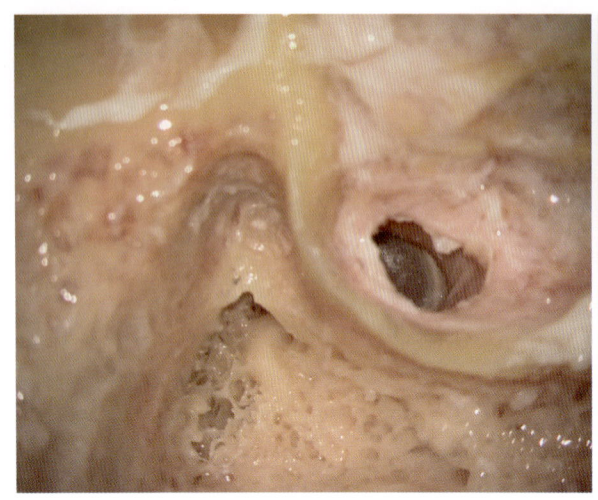

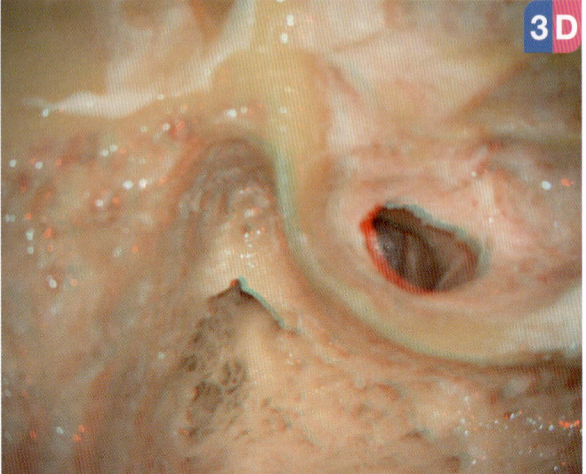

図7-3

キヌタ骨の位置がわかるとさらに前方に削開を進め(図7-3)，最後に薄く残った骨をノミまたは鋭匙で落とすと，キヌタ骨が発見できる．キヌタ骨体部を確認したのち，短脚を少しずつ露出させてキヌタ骨全体がわかるようにする．ただし，短脚先端は靭帯でキヌタ骨窩に付着しており，この部分は露出させない．キヌタ骨と思しき構造が見えると探針などで触ってみる．可動性があれば耳小骨の可能性が高いが，鼓室硬化症などの中耳炎例では固着して動かないこともある．また，ノミで落とした骨片を誤認する可能性もあるので，可動性のみで判断することは危険である．耳小骨は，周辺の骨に比べて，緻密で表面が平滑であることも大事な所見である．

ツチ骨頭の発見

キヌタ骨が発見できると，さらに前方に削開を進め頬骨弓根まで開放する．上鼓室は外耳道の真上に位置しているため，外耳道前縁のラインまで削開を進めると上鼓室の病変に対する操作が容易となる．この部分は蜂巣構造が乏しいことが多く，慎重に削開を進めていく．ツチ骨頭全体が見えるまで削開を進めると，ツチ骨頭と天蓋の間に上ツチ骨ヒダ(superior mallear fold)が確認できる(図7-4)．

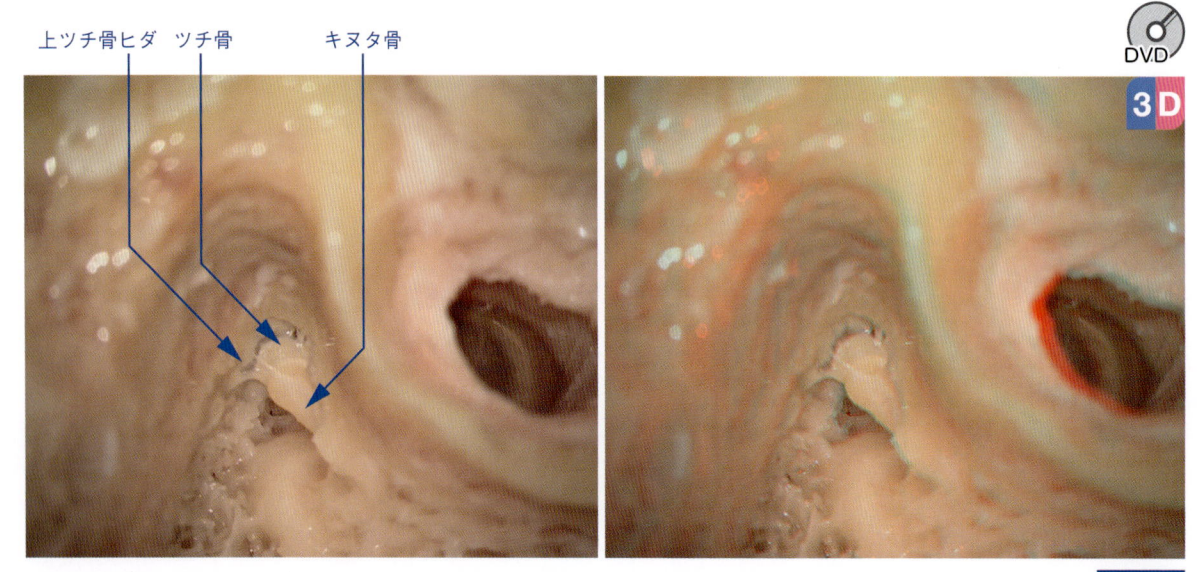

上ツチ骨ヒダ　ツチ骨　キヌタ骨

図7-4

解剖ノート

上鼓室の膜構造

ツチ骨頭周囲には上ツチ骨ヒダ以外に多くの靱帯とヒダが付着しており，複雑な換気ルートを形成している．この標本では上ツチ骨ヒダ以外に上ツチ骨靱帯(superior mallear ligament)，外側キヌタ骨ヒダ(lateral incudal fold)，後キヌタ骨靱帯(posterior incudal ligament)が確認できる（図7-5）．後キヌタ骨靱帯はキヌタ骨窩でキヌタ骨短脚を固定している．さらに上鼓室外側壁を除去すると，前ツチ骨靱帯(anterior mallear ligament)と耳小骨間ヒダ(interossicular fold)が確認できる（図7-6）．弛緩部の奥はPrussak腔(Prussak's space)と呼ばれるが，Prussak腔は上を外側ツチ骨ヒダ(lateral mallear fold)，前後を前ツチ骨ヒダ(anterior mallear fold)，後ツチ骨ヒダ(posterior mallear fold)で境されている．

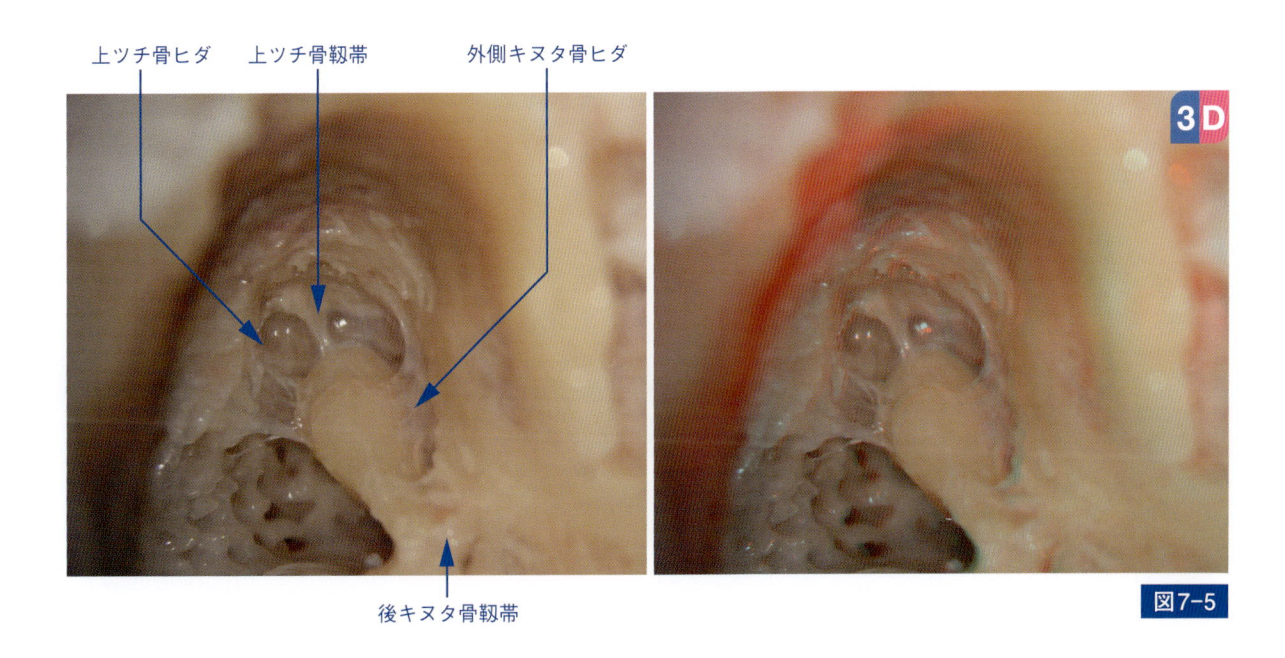

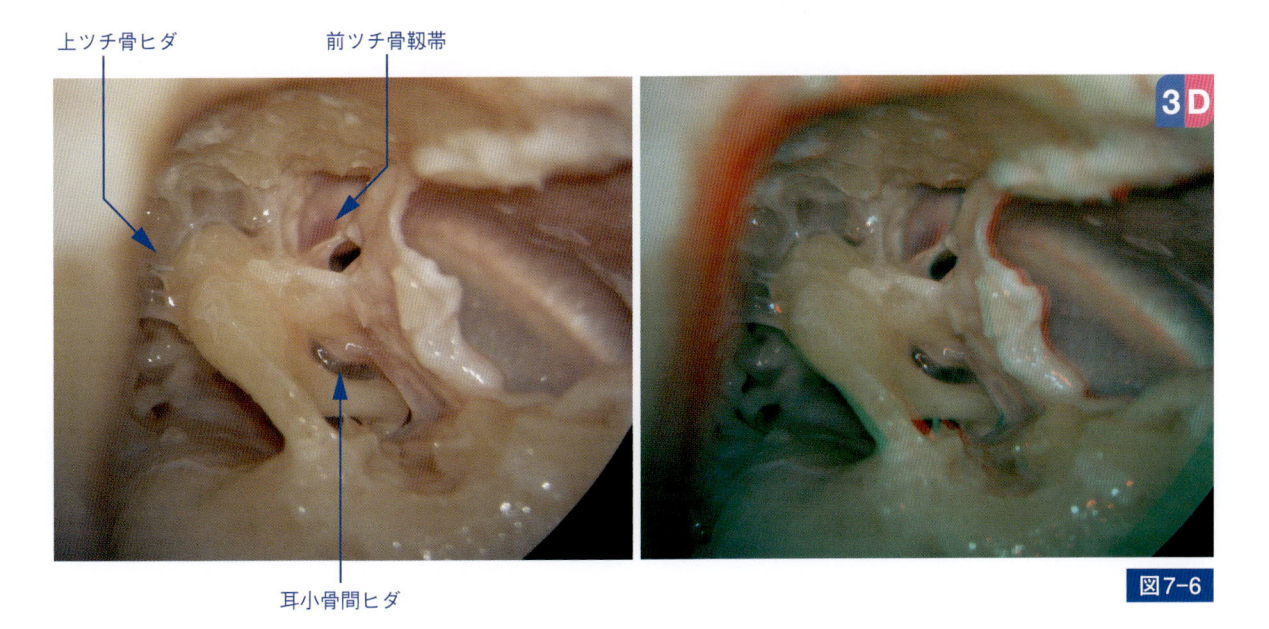

図7-5

図7-6

第7章　経乳突的上鼓室開放

実際の症例

　実際の手術で経乳突的上鼓室開放を行う場合は，外耳道側からと上鼓室側からの2つ視野の間の死角を減らすことが重要となる．上鼓室外側壁は内側に向かうにしたがって下方にカーブしていく．上鼓室側からもこのカーブを意識して削開する．

右癒着性中耳炎（経乳突的上鼓室開放）
鼓膜写真（図7-7）
　鼓膜は癒着して，弛緩部方向にも陥凹を認める．しかし陥凹は比較的浅く見える．

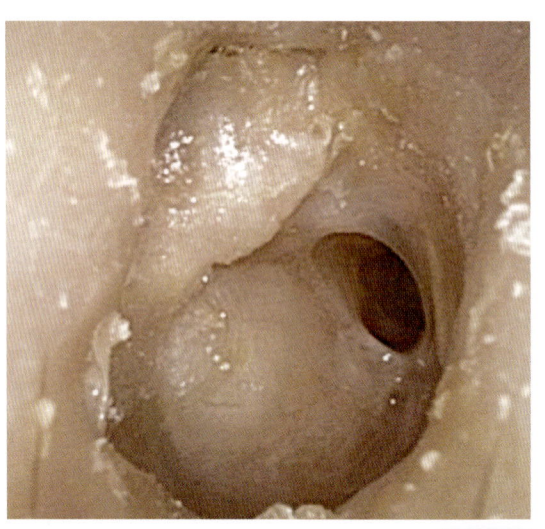

図7-7

CT（図7-8）
　軸位断ではキヌタ骨体部から短脚にかけて骨吸収を認めた（矢印）．鼓膜所見からはこの部位まで真珠腫が進展している印象がなかったが，経乳突的上鼓室開放でこの部分を確認することとした．

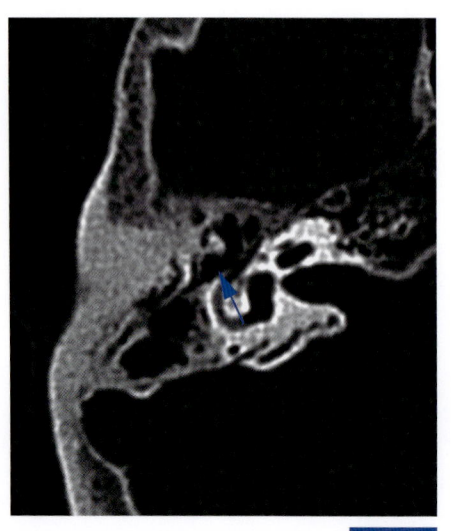

図7-8

術式

1. 外耳道後壁保存型乳突削開を行った．この時点では乳突洞が確認できる程度でよい．外側半規管隆起が確認でき，その前方に庇状に骨を残している（図7-9）．
2. 庇状の骨を慎重にノミで除去すると，キヌタ骨が確認できた（図7-10）．

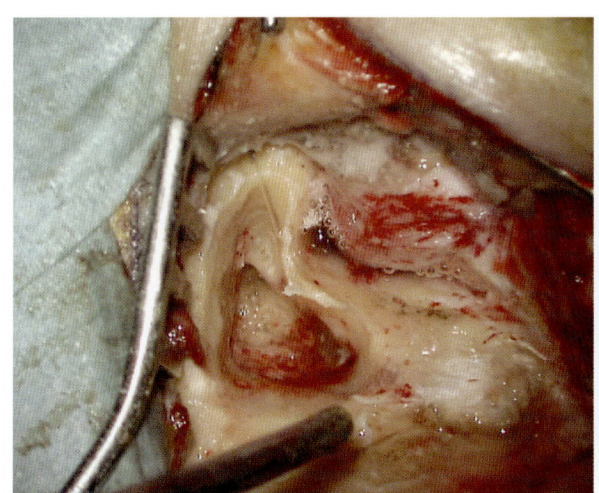

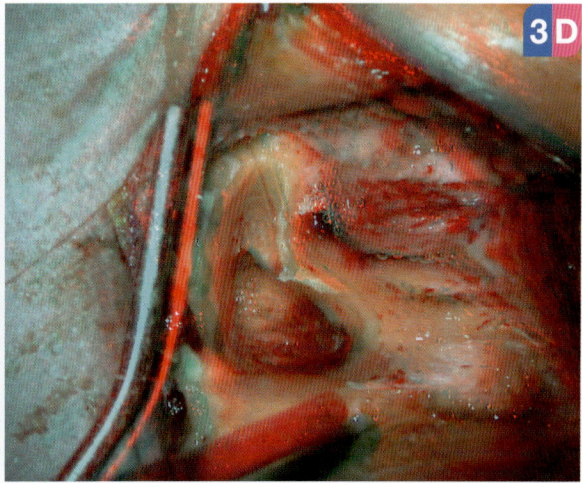

図7-9

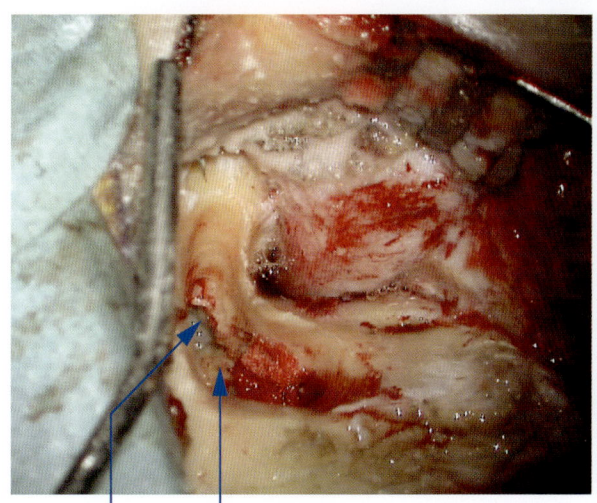

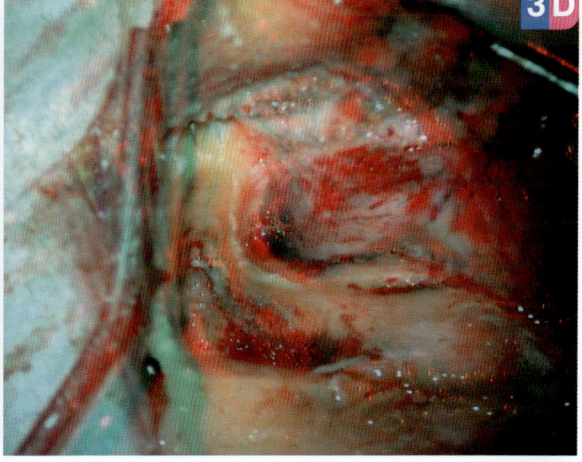

キヌタ骨　外側半規管隆起

図7-10

第 7 章　経乳突的上鼓室開放

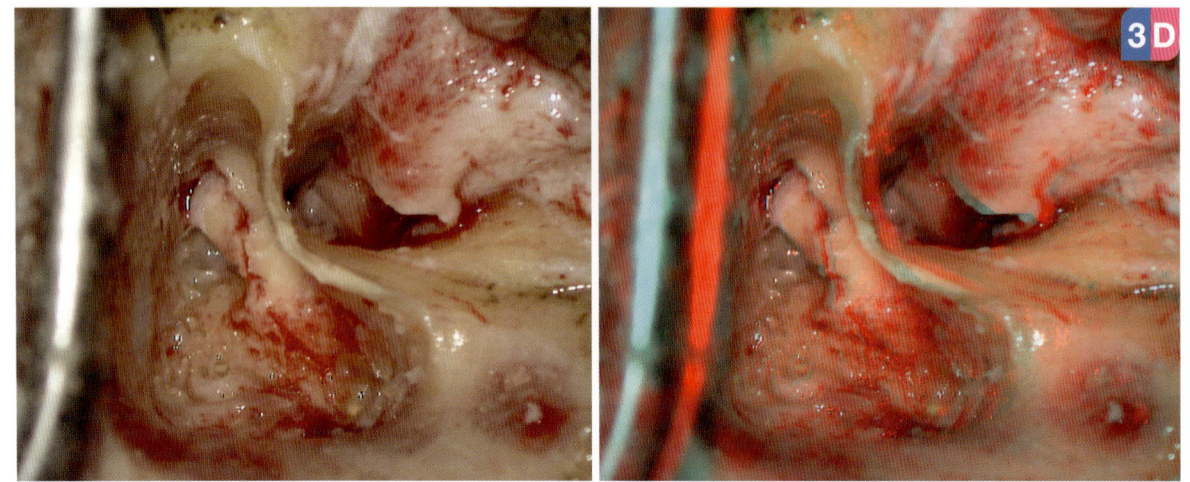

図 7-11

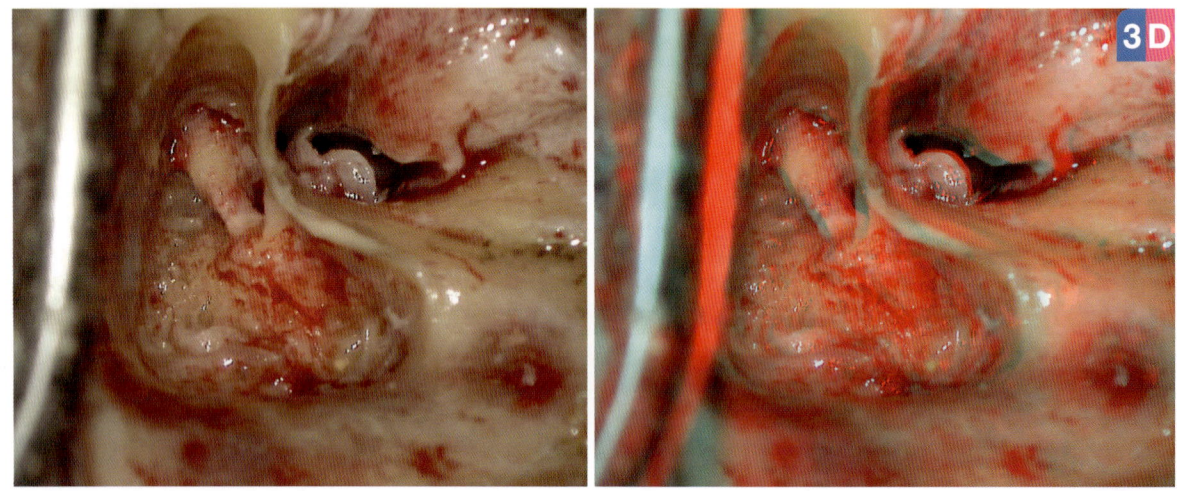

図 7-12

3. 中頭蓋窩底ぎりぎりまで乳突削開を拡大，前方はツチ骨頭が見えるようにした．外耳道側から上鼓室外側壁のカーブを触ってそれに沿って骨を削開，最深部（内側）で庇状に骨を残した（図 7-11）．
4. 庇状の骨を慎重に除去すると，キヌタ骨短脚の下面が確認できた．この部分は真珠腫ではなく炎症性肉芽のみであった．キヌタ骨窩まで開放してもよいが，鞍帯やキヌタ骨には直接操作を加えないようにする（図 7-12）．

実際の症例

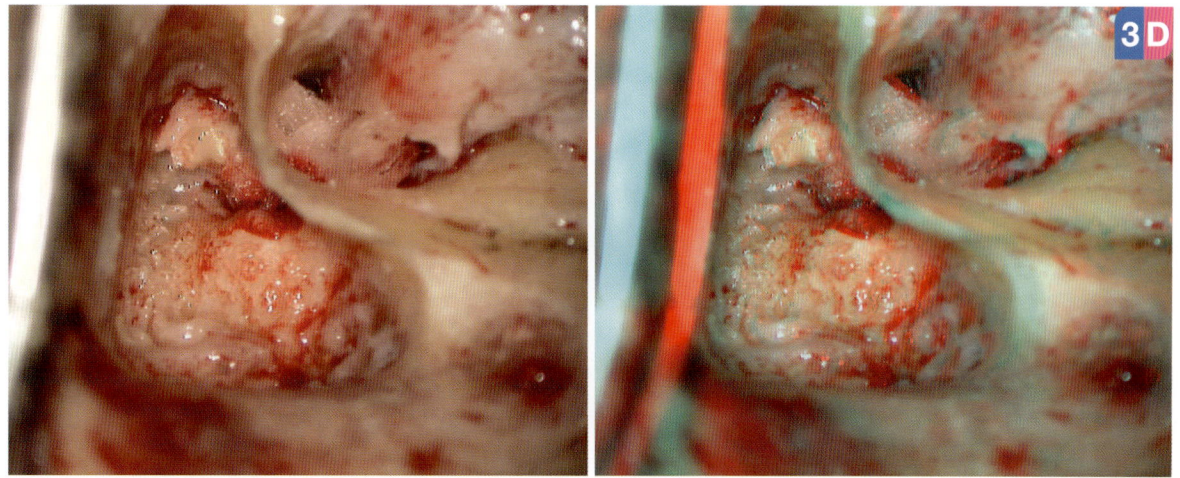

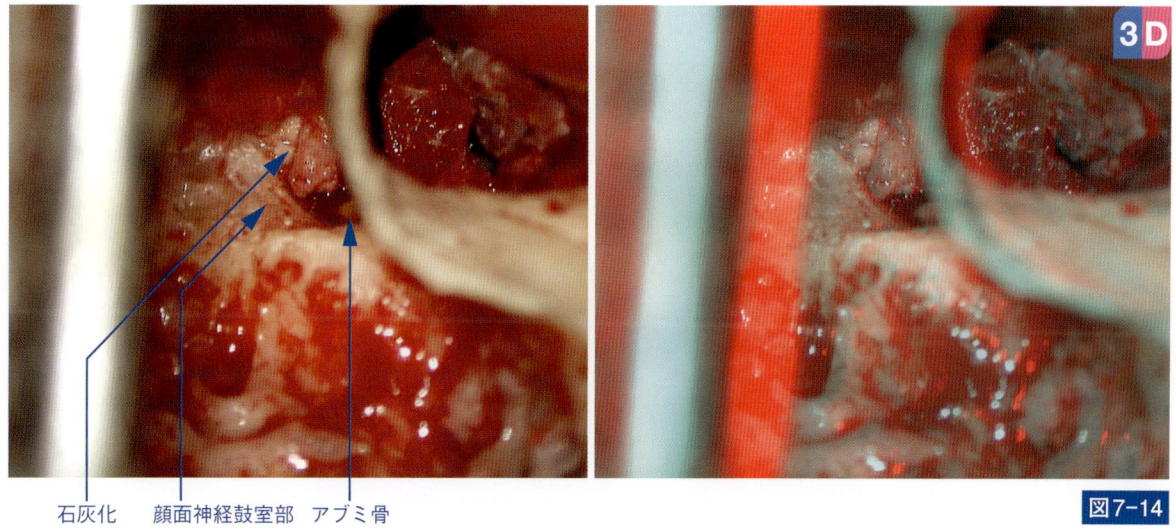

図7-13

石灰化　顔面神経鼓室部　アブミ骨　　図7-14

5. キヌタ骨を摘出, キヌタ骨窩から下方に削開を進め, 顔面神経窩を一部開放した(図7-13).
6. アブミ骨が確認できる(図7-14).

51

第8章

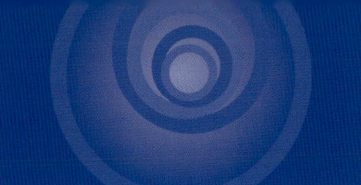

後鼓室開放

　後鼓室開放は顔面神経乳突部（垂直部），鼓索神経，キヌタ骨窩に囲まれた三角形を削開して中鼓室（顔面神経窩）に入る手技である．顔面神経減荷術，人工内耳埋め込み術，真珠腫性中耳炎手術などに用いる．後鼓室開放の進行方向は，外側にずれると外耳道への穿孔，鼓索神経・鼓膜輪の破損をきたす．内側にずれると顔面神経を傷害する．上方にずれるとキヌタ骨にぶつかり感音難聴をきたす．これらの構造物を損傷することなく後鼓室開放を行うには，顔面神経乳突部，鼓索神経，キヌタ骨窩の解剖学的関係を理解する必要がある．後鼓室開放を行う通路（乳突洞から顔面神経窩まで）には蜂巣が連続的に存在していることも多い．正円窓窩レベルの軸位断CTで顔面神経と外耳道後壁の間に蜂巣が顔面神経窩まで連続していることが確認できれば，蜂巣を追跡することによって後鼓室開放を遂行できる．今回用いた標本ではこの部分の蜂巣発育がやや不良である（図8-1）．

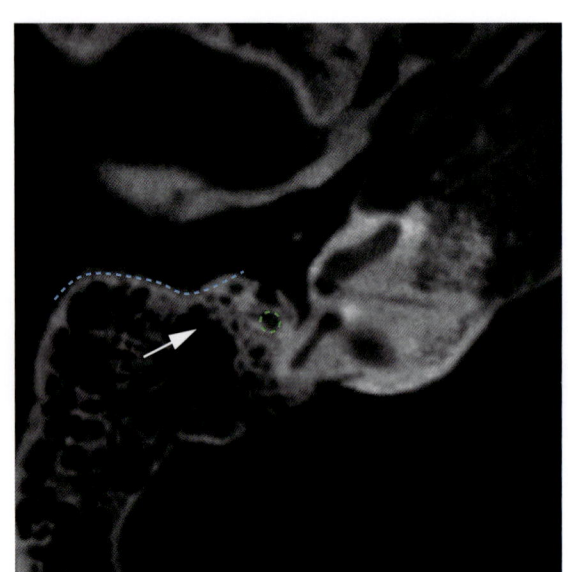

図8-1
水色点線：外耳道後壁
緑線：顔面神経乳突部
矢印：後鼓室開放をすすめる方向

後鼓室開放を行う部位

　鼓索神経は顔面神経の外側前方を走行している．両者の間にキヌタ骨窩がある．鼓索神経と顔面神経の間の距離はキヌタ骨に近づくほど広くなる．一方でキヌタ骨短脚先端はキヌタ骨窩に入り込んでおり，その正確な位置は推定しづらい．乳突部・上鼓室からの術野で予想するよりも下方に伸びていることが多い．

　キヌタ骨短脚先端をバーで損傷することを避けるため，後鼓室開放の際にはキヌタ骨窩の位置をある程度広めに予測し，その部分の骨を残すようにする（通称 buttress）．buttress を残してなるべくキヌタ骨に近い位置で，キヌタ骨体部から短脚のラインの延長線上を削開すると後鼓室開放を遂行することができる（図 8-2）．アブミ骨と正円窓窩（round window niche）が確認できる．

　後鼓室開放において最も避けるべきことは顔面神経の損傷である．そのためバーは必ず顔面神経に平行に動かす．バーの大きさは 3 mm 程度で開始し，必要に応じて徐々に小さくしていくのが安全である．ダイアモンドバーが基本であるが，熱損傷の少ないカッティングバーがより安全と考える人も多い．

　また，外耳道後壁は全体をできる限り薄くしておいた方が後鼓室開放を安全に行えるようになる．経乳突的上鼓室開放を十分に行うと，キヌタ骨短脚先端の位置が予想しやすくなる．顔面神経と鼓索神経，特に両者の分岐部を透見させることも，安全かつ広く後鼓室開放を行うのに役立つ．

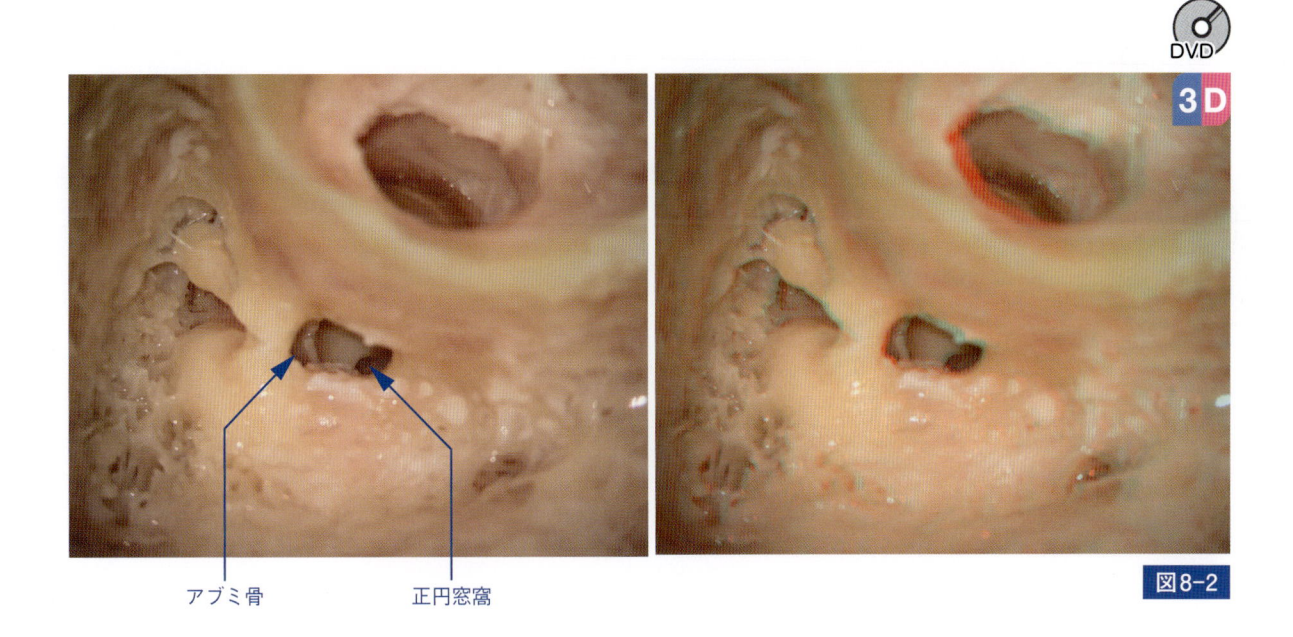

アブミ骨　　正円窓窩

図 8-2

第 8 章　後鼓室開放

解剖ノート

　後鼓室開放には顔面神経乳突部（垂直部），鼓索神経，キヌタ骨窩の解剖を理解することが重要である．外耳道後壁を削除して耳小骨，顔面神経，鼓索神経の位置関係を見ると（図 8-3），鼓索神経はキヌタ骨長脚より外側でツチ骨頸部内側を走行することがわかる．また顔面神経より外側かつ前方に位置していることも理解できる．この図から後鼓室開放が顔面神経と鼓索神経の間で行われることがわかる．

　正円窓窩の入口部には多くの例で偽膜が存在している（図 8-4）．正円窓膜と誤認しやすいが，正円窓膜は正円窓窩深くに位置しており，このように全貌が見えることはない．また，詳細に観察すると偽膜には小さな穴が開いていることが多い．

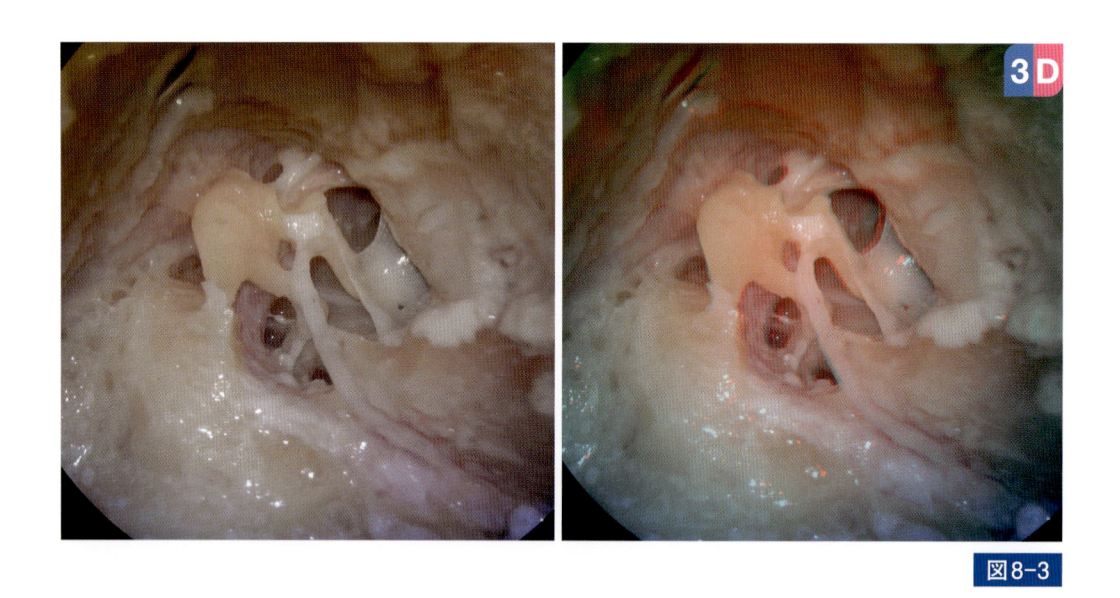

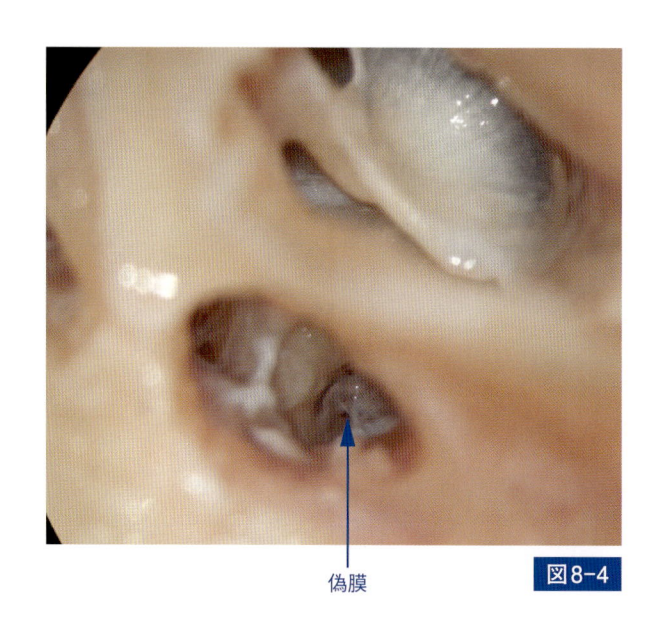

図 8-3

偽膜　図 8-4

第9章

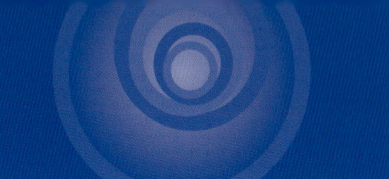

蝸牛開窓，人工内耳電極挿入

　乳突部から開放した顔面神経窩を通して蝸牛基底回転の鼓室階(scala tympani)に開窓，人工内耳電極を挿入する．蝸牛開窓する部位は正円窓膜下方が基本であるが，手術経験や後鼓室開放した部位の広さ，残存聴力などの因子によって他の方法をとってもよい．

正円窓アプローチ(round window approach)

　十分広く後鼓室開放を行うと，正円窓窩(round window niche)の奥に正円窓膜が見えることがある(図9-1)．正円窓窩入口部をふさぐような膜様構造がはっきり確認できることもあるが，これの多くは偽膜と呼ばれるもので正円窓膜ではない．正円窓膜は正円窓窩のやや深いところに位置しており，下〜後方を向いている．偽膜は曲がりの探針などで慎重に取り除く．正円窓窩入口部の突

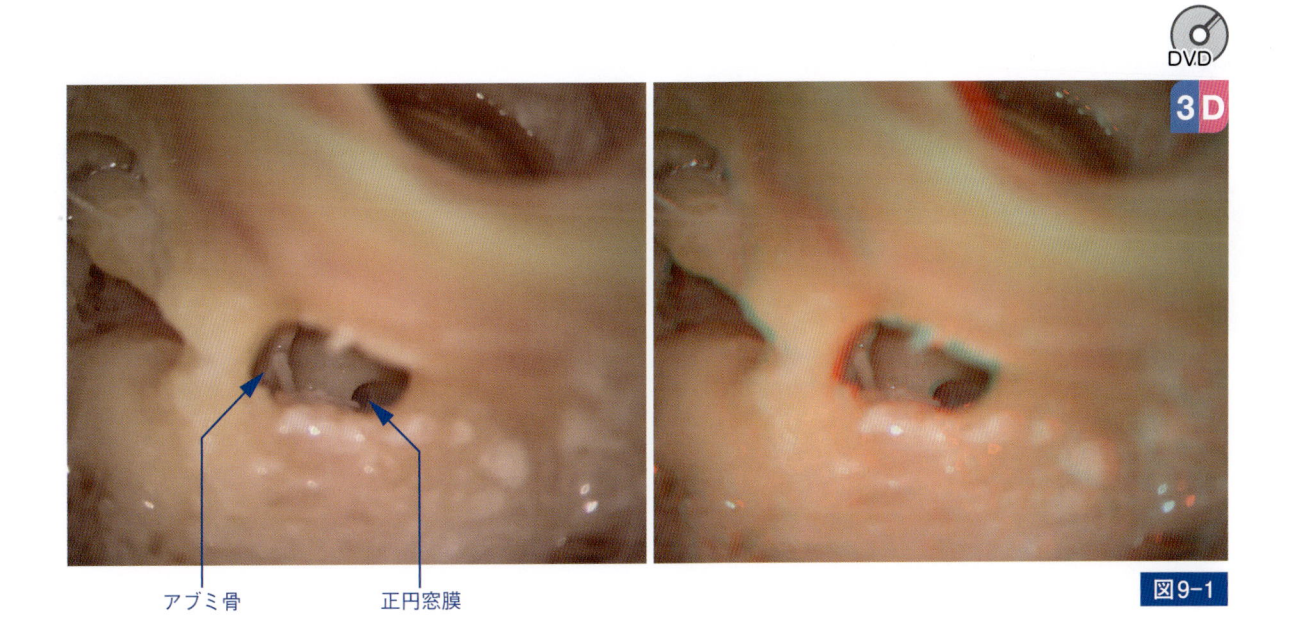

アブミ骨　　正円窓膜

図9-1

第9章　蝸牛開窓，人工内耳電極挿入

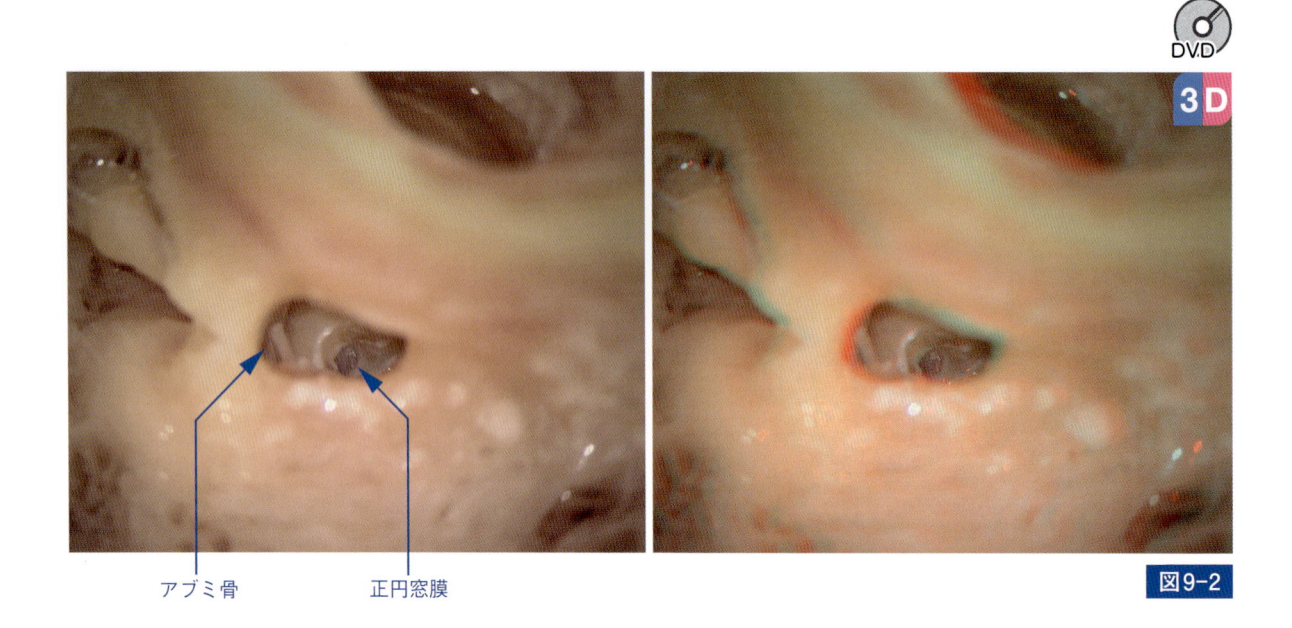

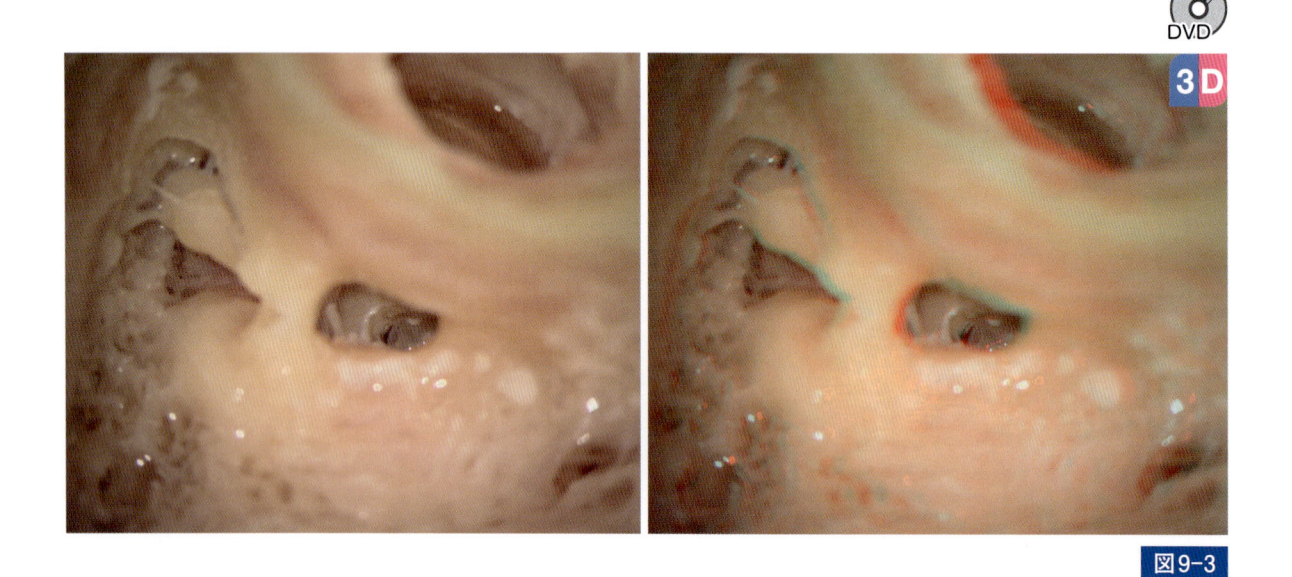

アブミ骨　　正円窓膜

図9-2

図9-3

出した骨（lip）を削除すると，正円窓膜が大きく確認できるようになる（図9-2）．アブミ骨を触ると正円窓膜が動くことが確認できることがある（round window reflex）．全身麻酔下での手術でアブミ骨の可動性，コルメラとアブミ骨の連続性を確認する際に利用できる．この程度まで正円窓膜が確認できる状態になれば，蝸牛開窓せずに正円窓から直接人工内耳電極を挿入することも可能である．曲がりの探針などで鋭的に正円窓膜を切開し（図9-3），ここから電極の先端を挿入していく．

蝸牛開窓(cochleostomy)

　蝸牛開窓の位置は，正円窓膜の前方(やや下方)，下方(やや前方)の2つがある．正円窓膜のすぐ前方で蝸牛開窓を始めるとバーの進行方向が蝸牛基底回転のほぼ法線方向を向くため蝸牛内に最も入りやすいが，その一方で基底板の損傷や前庭階開窓の危険性がある．十分な視野が得られれば，正円窓膜の下方で開窓すると確実に鼓室階に入ることができる(図9-4)．1 mmのバーで削開し蝸牛基底回転鼓室階に開窓する(cochleostomy)．正円窓膜は下方を向いているため，実際の手術では後鼓室開放しただけでは正円窓膜自体は直視できないことも多い．その場合は正円窓窩の位置から正円窓膜の位置を推測して蝸牛開窓を行うか，正円窓アプローチと同様に正円窓窩入口部の突出した骨(lip)を削除する．正円窓膜を見ない場合は下鼓室の蜂巣を正円窓窩と誤認することがあるため，必ずキヌタ・アブミ関節を確認しておく．Jacobson神経も解剖学的位置の確認に役立つ．内耳骨包の骨は非常に硬いため，蝸牛開窓の開始位置が前方や下方にずれすぎると蝸牛表面を滑るようにバーが進んでしまい，蝸牛に開窓できないことがある．蝸牛軸の位置を意識し，これから外れすぎないように気を付ける．

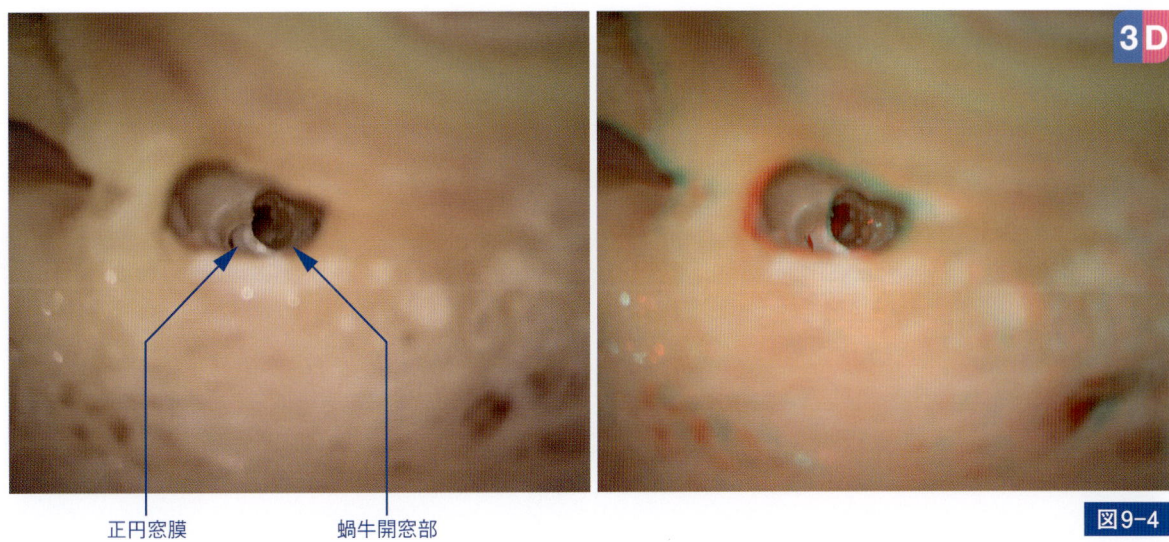

図9-4　正円窓膜　蝸牛開窓部

第9章 蝸牛開窓，人工内耳電極挿入

解剖ノート

蝸牛開窓と正円窓アプローチ

正円窓の近傍では基底板は鈎部（hook portion）と呼ばれる彎曲を示す（図9-5）．そのため正円窓アプローチでは電極は蝸牛軸や基底板鈎部（hook portion）に当たりやすく，電極自体も蝸牛に挿入される部分でわずかにS状に彎曲する（図9-6a）．正円窓の下方（頂回転の方向）に蝸牛開窓を行うと電極がまっすぐに挿入できる（図9-6b）．基底板の走行は，第19章「蝸牛の解剖」（110頁参照）で観察する．

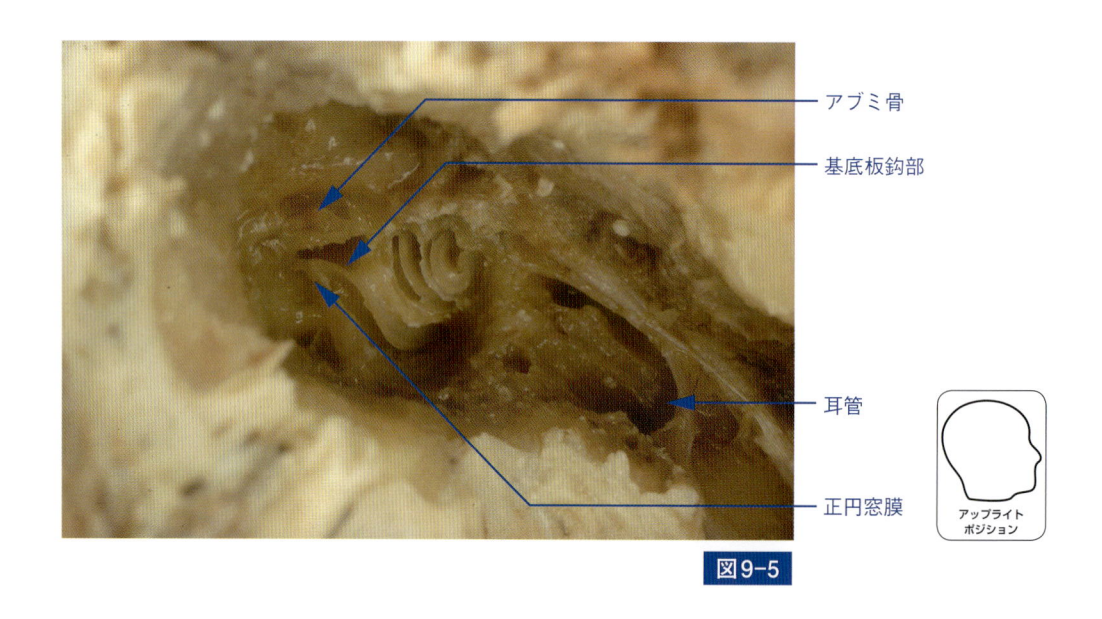

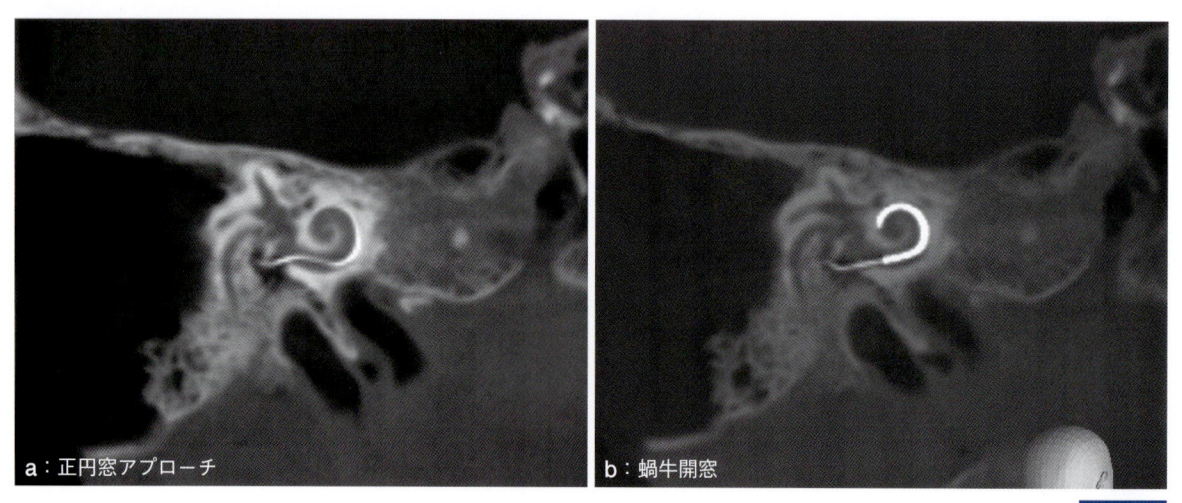

アブミ骨
基底板鈎部
耳管
正円窓膜

アップライトポジション

図9-5

a：正円窓アプローチ　　b：蝸牛開窓

図9-6

58

実際の症例

　現在人工内耳の対象患者の半数程度は小児であり，さらにその手術年齢は低下している．小児の場合でも手術の手順は成人と同様であるが，全体にサイズが小さいため方向を間違えないように注意が必要である．

先天性両側高度感音難聴（右人工内耳埋め込み術：1歳6か月）
CT（図9-7）

　乳突蜂巣の含気は良好で，乳突腔と顔面神経窩の間に蜂巣が連続している（図9-7a）．しかしながら乳突腔全体の体積は小さく，冠状断で見ると深部は単洞のようになっている（図9-7b）．

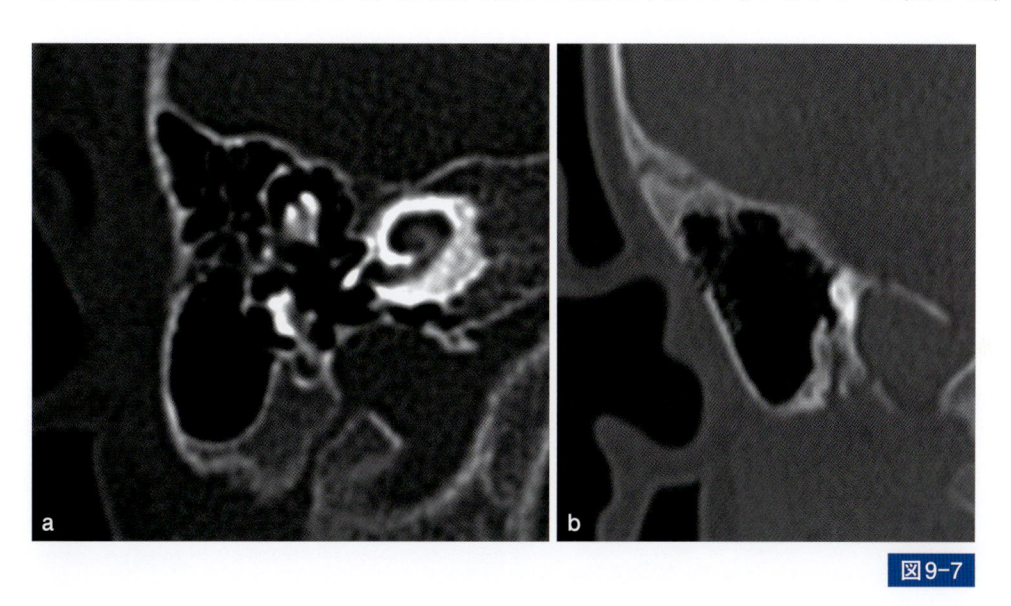

図9-7

術式
1. 乳突削開したところ．乳様突起が未発達であり，皮質骨を削開するとすぐに乳突洞が開放される．外側半規管隆起，外耳道の大きさを見ると，術野の狭さが理解できる（図9-8）．

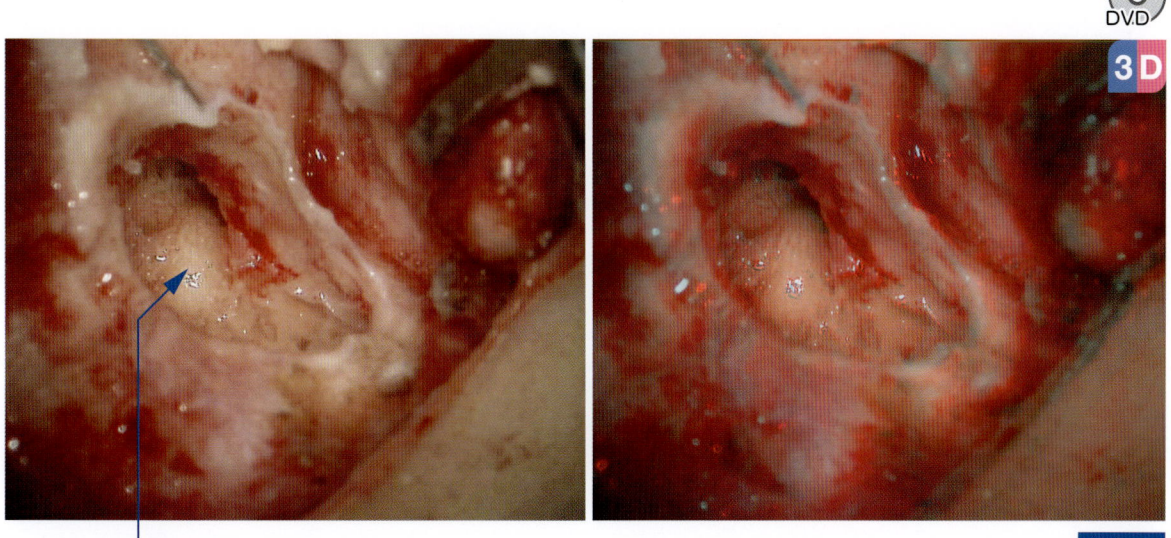

外側半規管隆起

図9-8

第9章 蝸牛開窓，人工内耳電極挿入

キヌタ骨　　外側半規管隆起

図9-9

アブミ骨　　正円窓窩

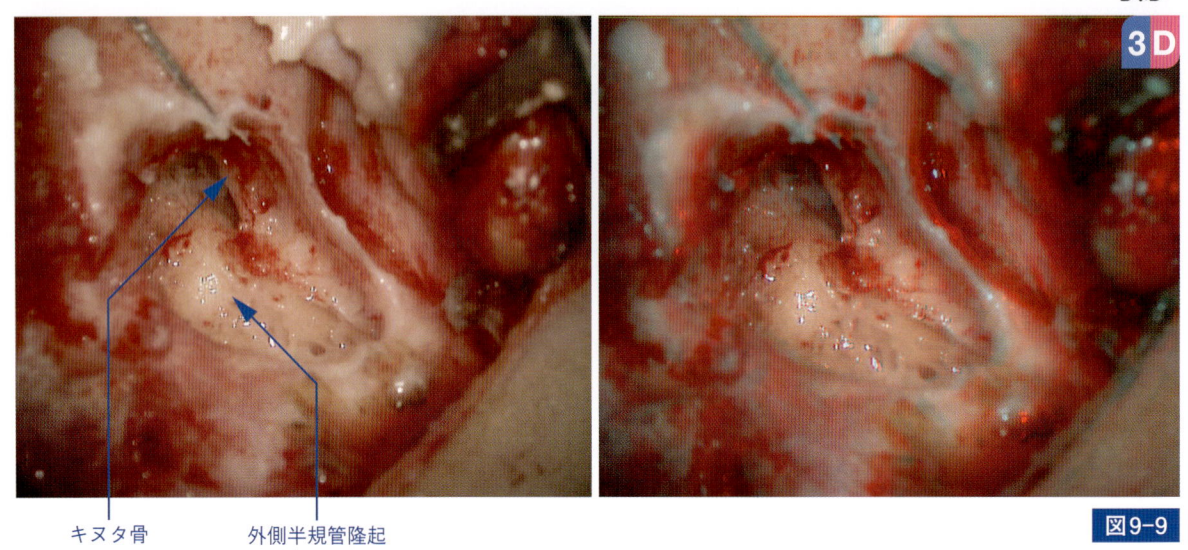

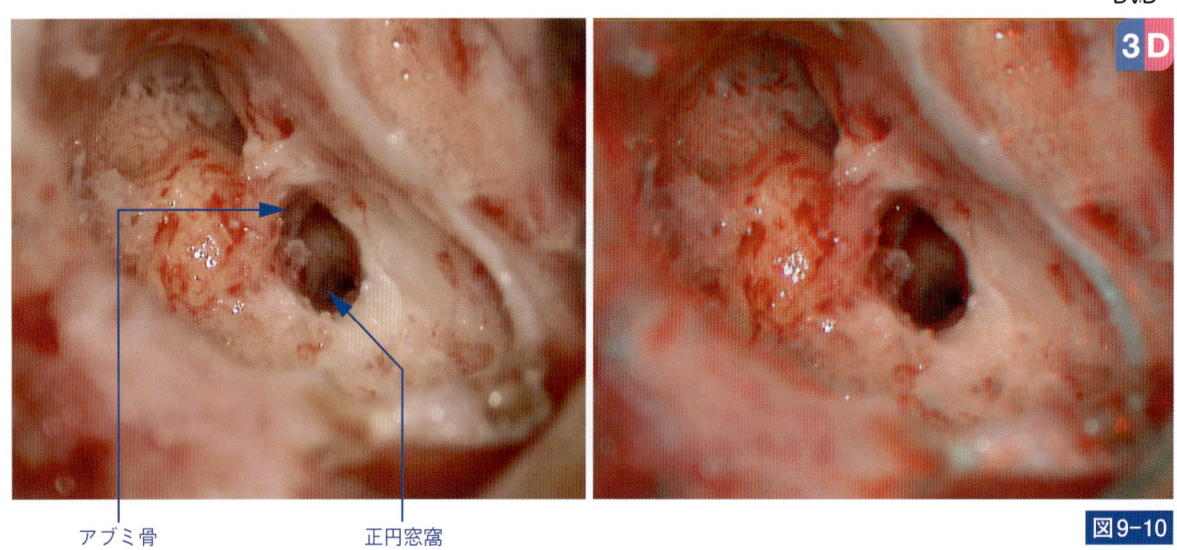

図9-10

2. 上鼓室を開放し，キヌタ骨体部から短脚を確認した．キヌタ骨は後鼓室開放の重要なランドマークであり，角度がしっかりわかるところまで開放する（図9-9）．
3. キヌタ骨の延長線上を削開し，後鼓室開放を行った．この症例では十分広く顔面神経窩を開放できた．アブミ骨，正円窓窩が確認できる（図9-10）．

正円窓膜

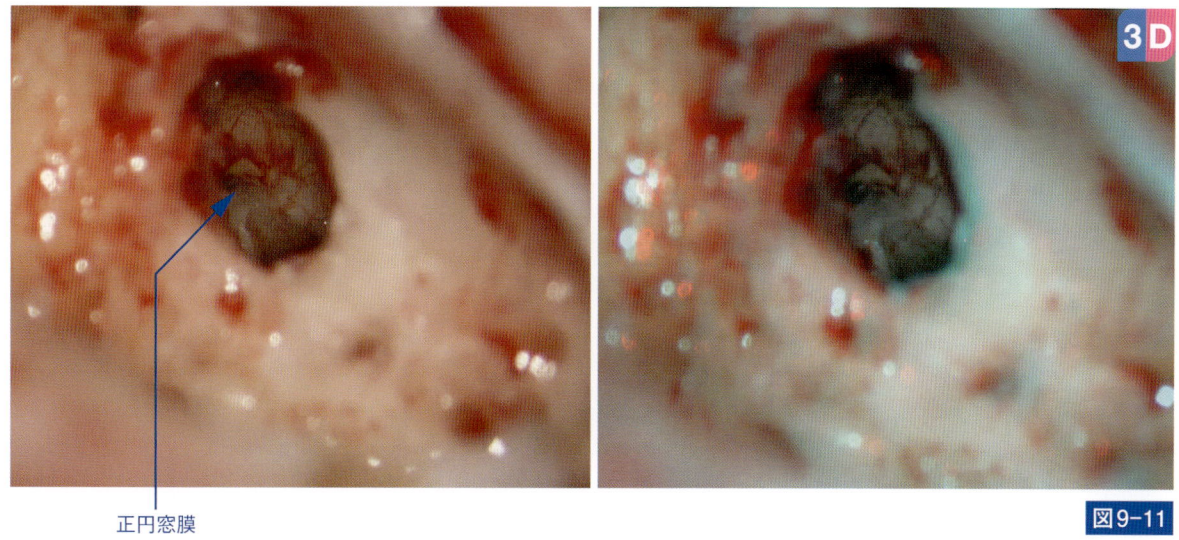

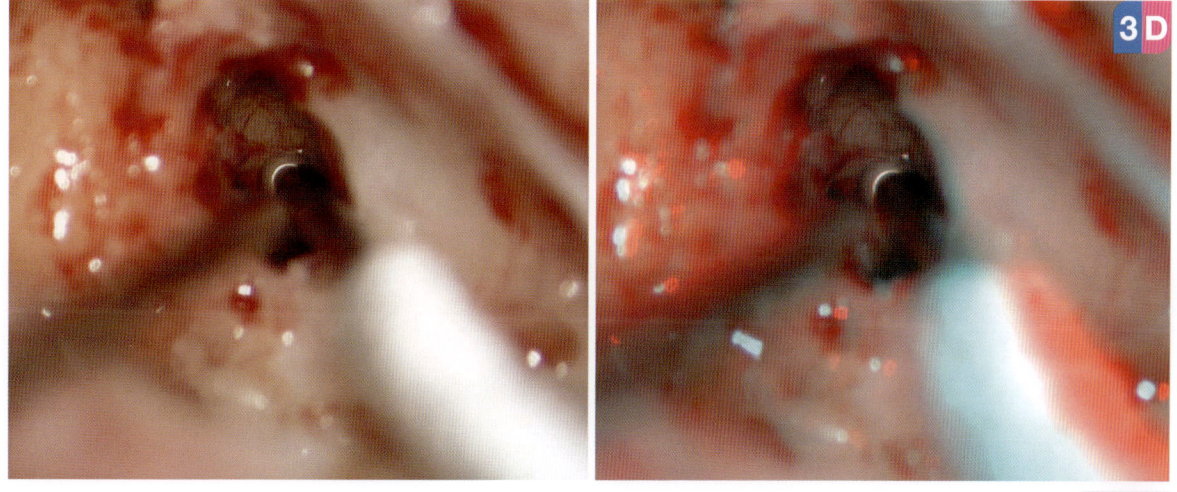

図9-11

図9-12

4. 正円窓窩のlipを削除し，正円窓膜を確認した（図9-11）．
5. 正円窓膜の下方で蝸牛開窓開始（図9-12）．軸にカバーのついた曲がりのバーを使用すると操作しやすい．

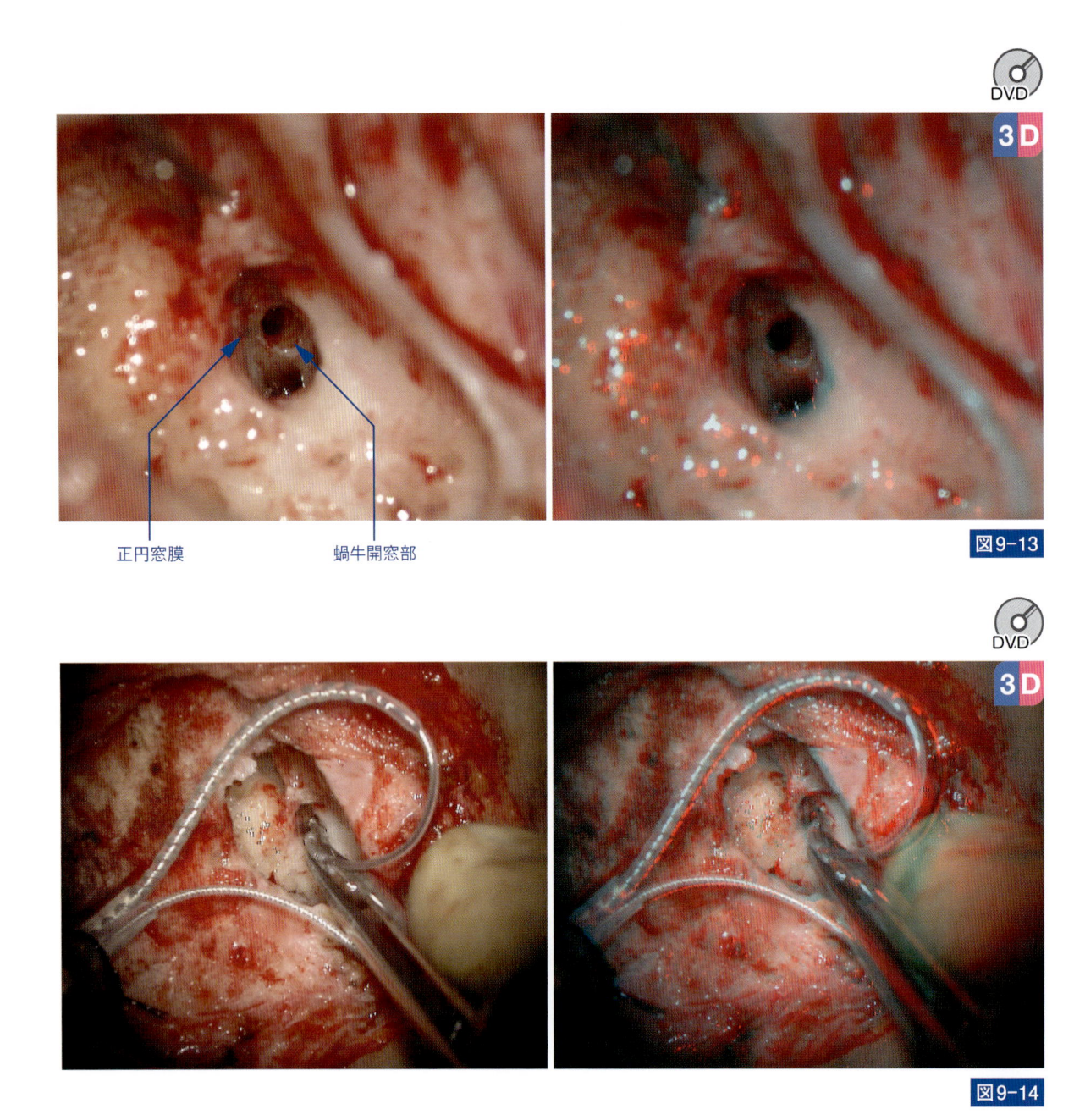

第 9 章　蝸牛開窓，人工内耳電極挿入

正円窓膜　　蝸牛開窓部

図 9-13

図 9-14

6. 蝸牛開窓終了．鼓室階が見えている．蝸牛開窓した部分に骨の凹凸があると電極が挿入しづらいので，なるべく平滑にする(図 9-13)．
7. 人工内耳電極を挿入．全体像を把握するため弱拡大で操作した方がよい(図 9-14)．

図9-15

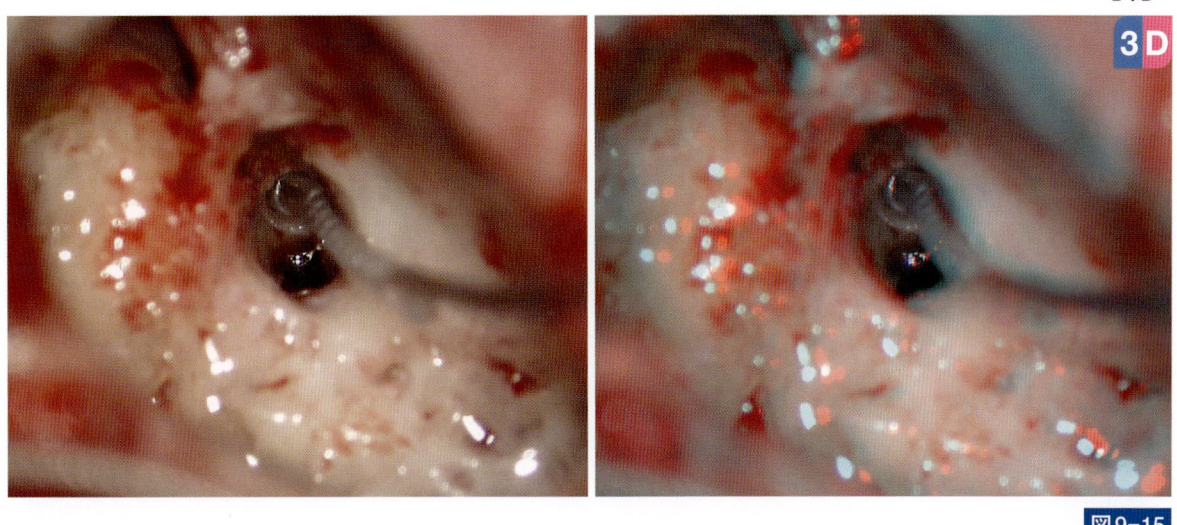

8. 規定の位置まで電極が挿入できている（図9-15）.

第10章

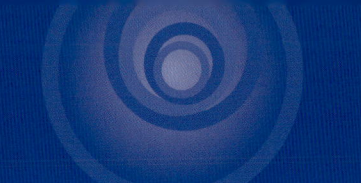

骨部外耳道後上部切除

　一度視野を外耳道に戻し，骨部外耳道後上部の骨を一部削除してアブミ骨にアプローチする（図10-1）．真珠腫手術におけるキヌタ・アブミ関節の離断やアブミ骨手術の際に利用する，きわめて使用頻度の高い手技である．

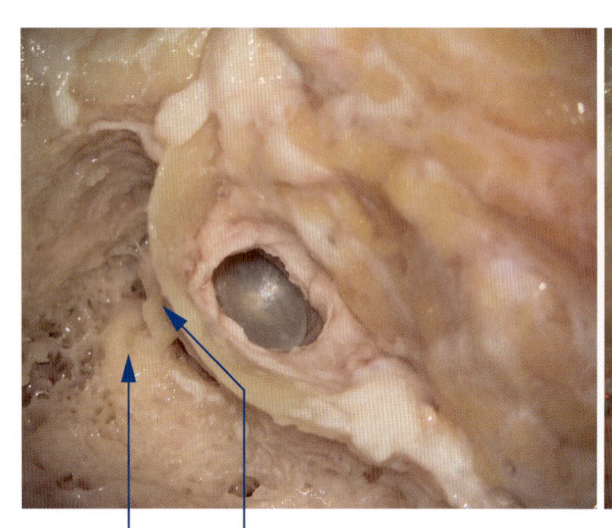

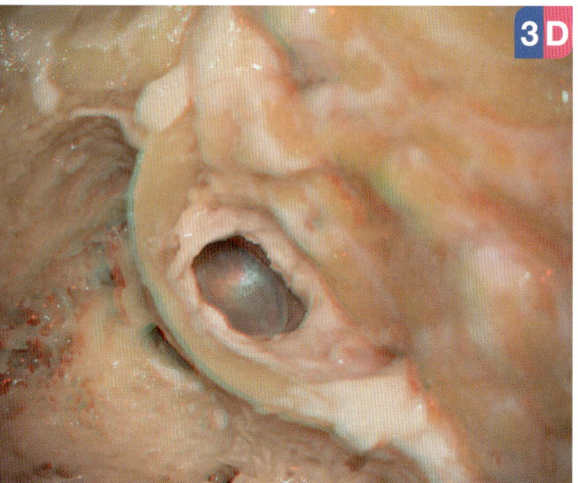

外側半規管隆起　キヌタ骨

図10-1

外耳道皮膚剥離（tympanomeatal flap 挙上）

　はじめに外耳道皮膚を剥離する．この際に鼓室乳突縫合，鼓室鱗縫合で剥離が困難となるが，縫合内の骨膜を切断するイメージで両縫合を越える．特に，鼓室鱗縫合を越えてしっかり前まで外耳道の皮膚を剥離することが，良好な術野を作るのに重要である．

　鼓膜は外耳道皮膚と一体とし，全層で剥離する（tympanomeatal flap）．線維性鼓膜輪を骨から剥離する際に，鼓索神経を損傷しないように気を付ける．線維性鼓膜輪が硬い場合はこれを残して中間層・粘膜層を切離して鼓膜を挙上してもよい．

　鼓膜を全層剥離すると，キヌタ骨長脚の先端と鼓索神経が確認できる（図10-2）．鼓索神経はキヌタ骨長脚の先端に近い位置で，キヌタ骨の外側を走行する．前方ではツチ骨頸部の内側を鼓膜張筋腱の直上を走行する．

鼓索神経　キヌタ骨長脚

図10-2

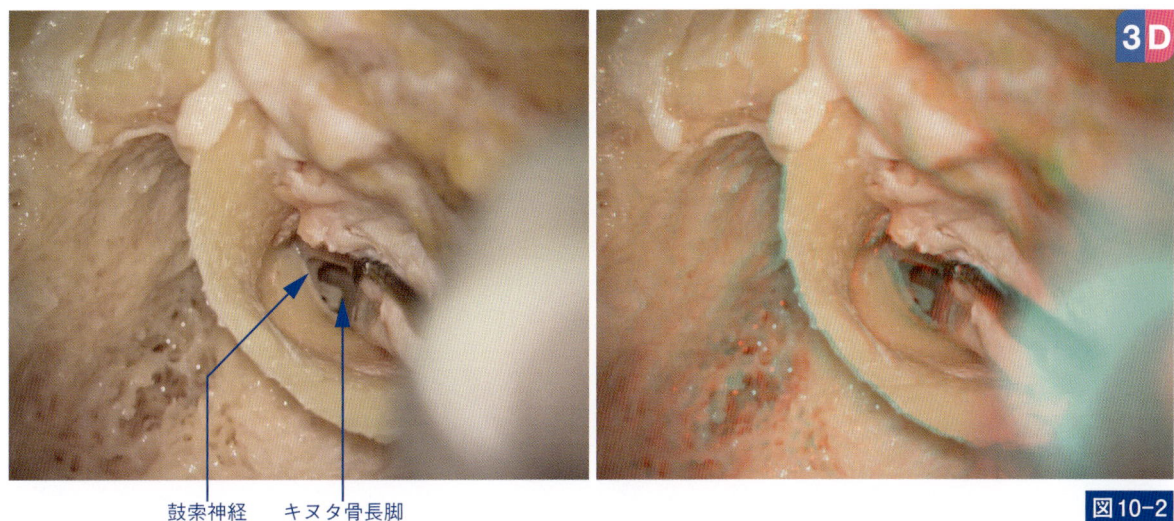

骨部外耳道後上部切除

鼓索神経が確認できると，外耳道後上部の骨を一部削除する．ノミや鋭匙で除去できるが，骨が厚い場合は先にバーで薄く削ってもよい．この際に鼓索神経を損傷しないようにする．削開の範囲は手術の目的によって異なるが，アブミ骨の形がおおむねわかる程度までは削開する（図10-3）．

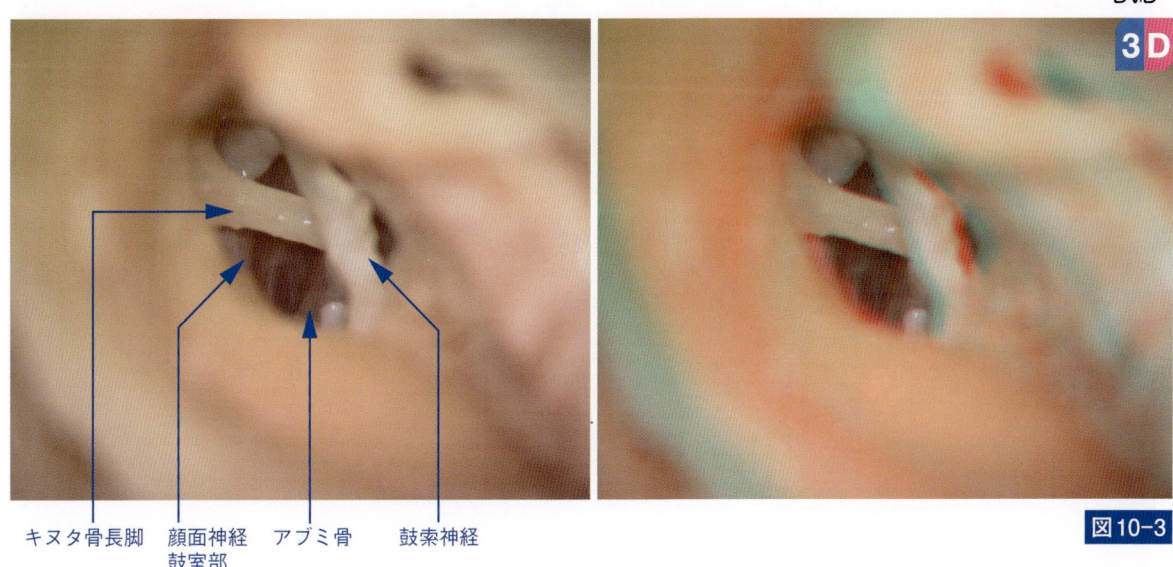

キヌタ骨長脚　顔面神経鼓室部　アブミ骨　鼓索神経

図10-3

実際の症例

骨部外耳道後上部切除は中耳炎手術におけるキヌタ・アブミ関節の離断やアブミ骨手術などで頻用される．アブミ骨手術は耳前切開でアプローチすると最も安全かつ容易に術野を得ることができるが，ツチ骨やキヌタ骨にも病変が疑われる場合は耳後切開の方が術野を拡大しやすい．本症例ではツチ骨周囲に硬化性病変が疑われたため，耳後切開を選択した．

第10章 骨部外耳道後上部切除

左耳硬化症(アブミ骨手術)

1. 耳後切開，外耳道皮膚を剥離，鼓膜は全層剥離した．鼓索神経がわずかに見えている(図10-4)．
2. 外耳道後上部の骨を削開，キヌタ骨長脚の先端からアブミ骨の底板が確認できる(図10-5)．
3. 本例ではツチ骨にも可動性制限があったため鼓膜・外耳道皮膚剥離範囲を拡大し，前ツチ骨靱帯周囲の硬化性病変を摘出した(図10-6)．
4. マイクロドリルでアブミ骨後脚を切除，前脚は骨折させて上部構造を摘出した．さらに，アブミ骨底板に開窓した(図10-7)．
5. テフロンワイヤーピストンを挿入した(図10-8)．

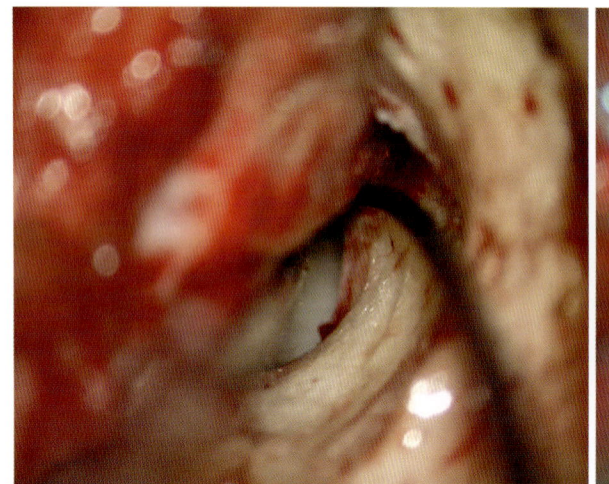

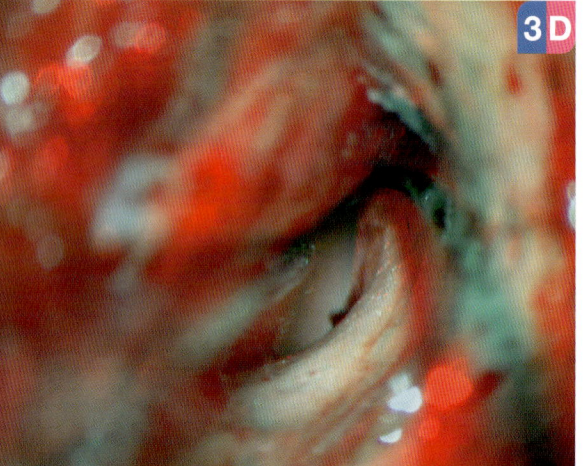

図10-4

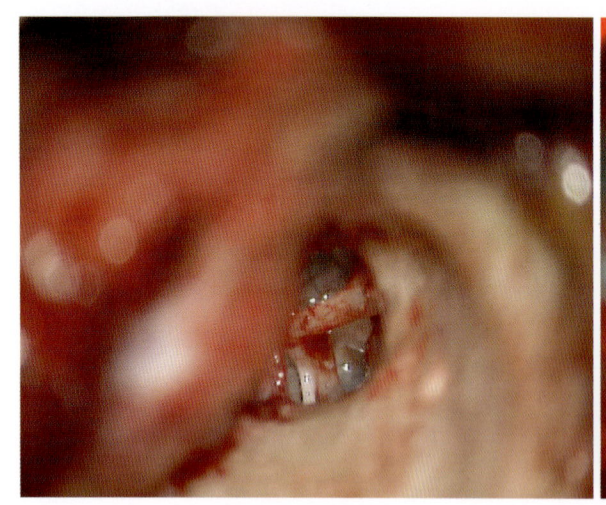

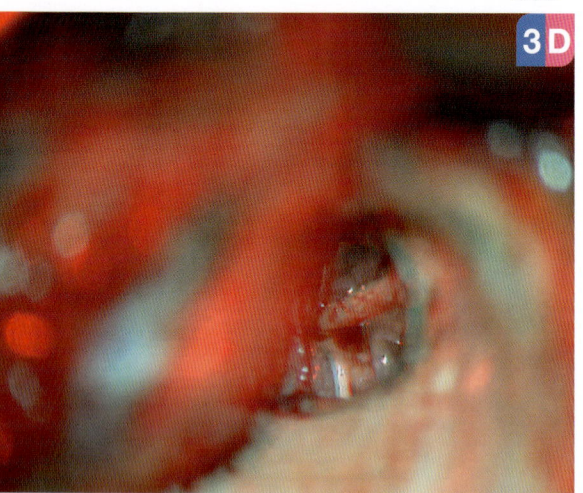

図10-5

実際の症例

硬化性病変　ツチ骨　キヌタ骨

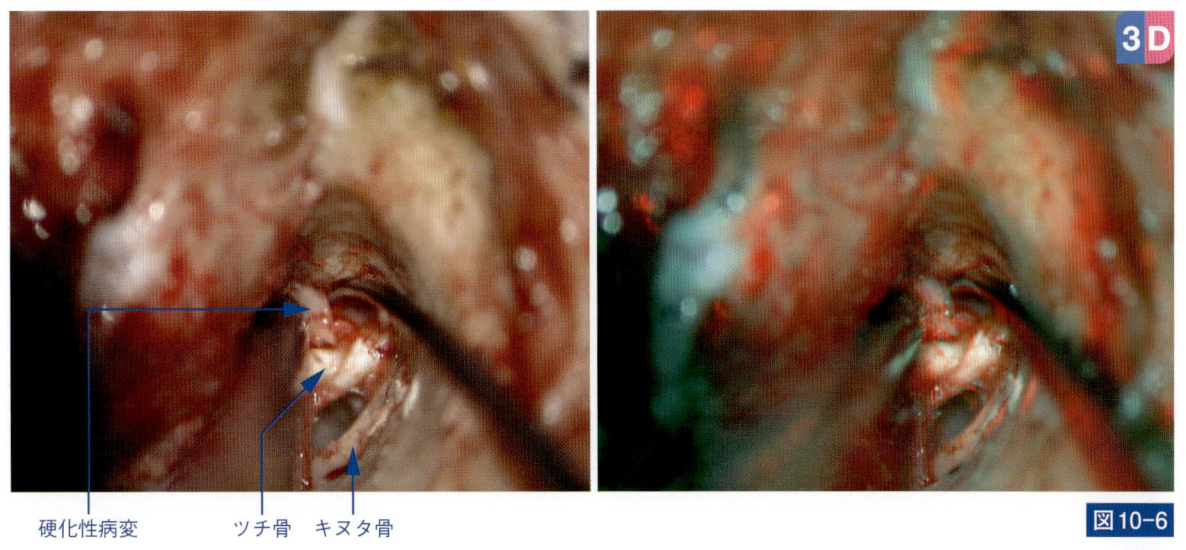

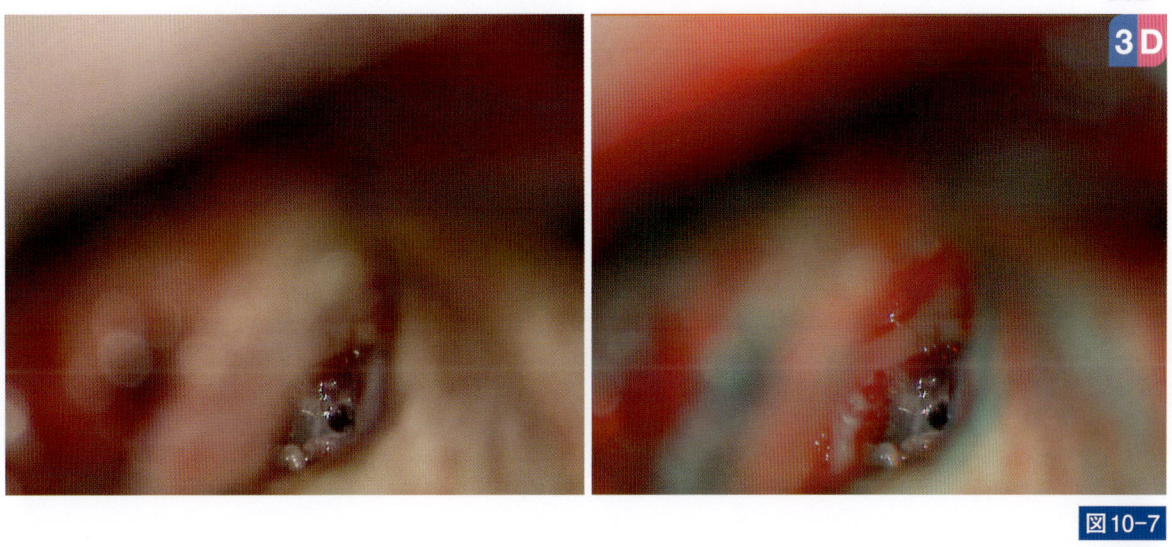

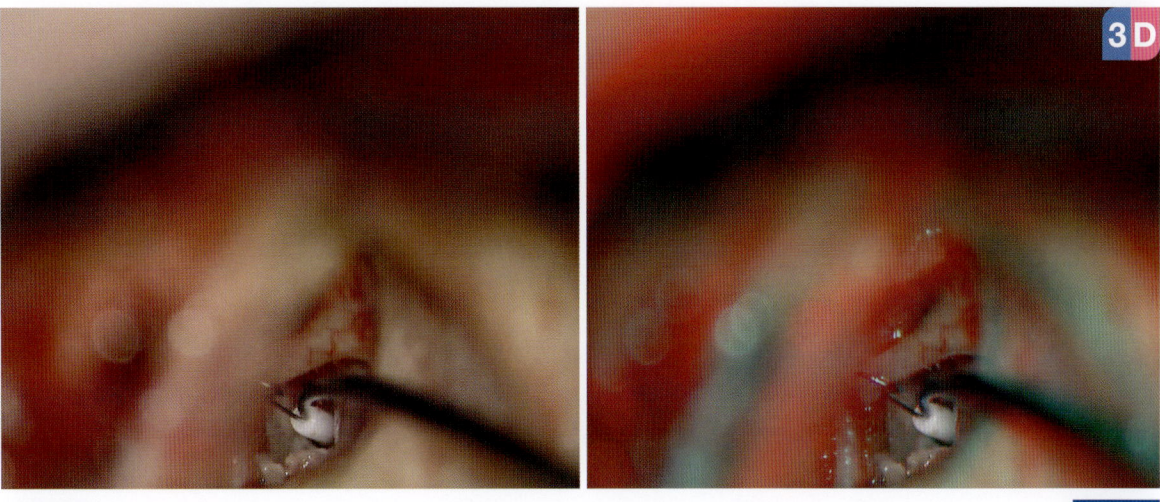

図10-6

図10-7

図10-8

67

第11章

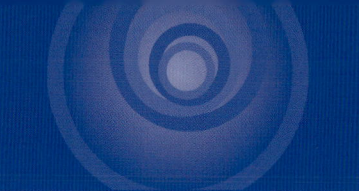

経外耳道的上鼓室開放

経外耳道的上鼓室開放は上鼓室に限局した真珠腫の手術で行われる．また耳小骨の点検，固着の有無の確認などにも重要な手技である．経外耳道のみでの開放が不十分であれば，経皮質骨的にも削開を追加してもよい（図11-1）．

上鼓室開放の際には前方に十分術野を広げる必要がある．ツチ骨が鼓室の中央にあることを意識し，鼓膜を剥離してツチ骨前方を十分露出させる（図11-2）．削開を上方に進めて上鼓室外側壁

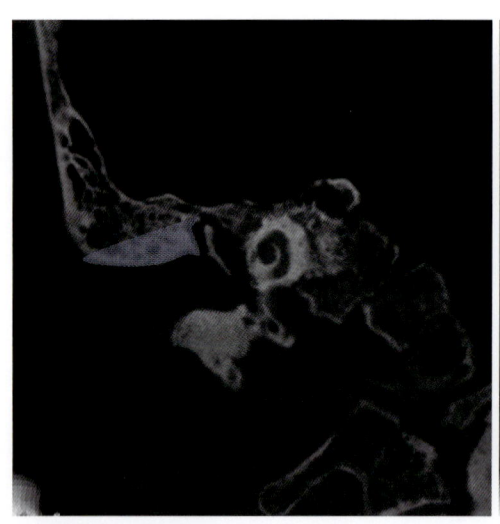

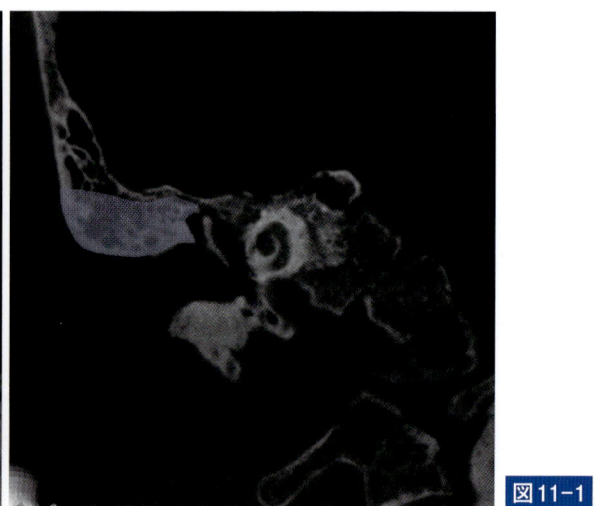

図11-1
経外耳道的上鼓室開放　　経皮質骨的上鼓室開放

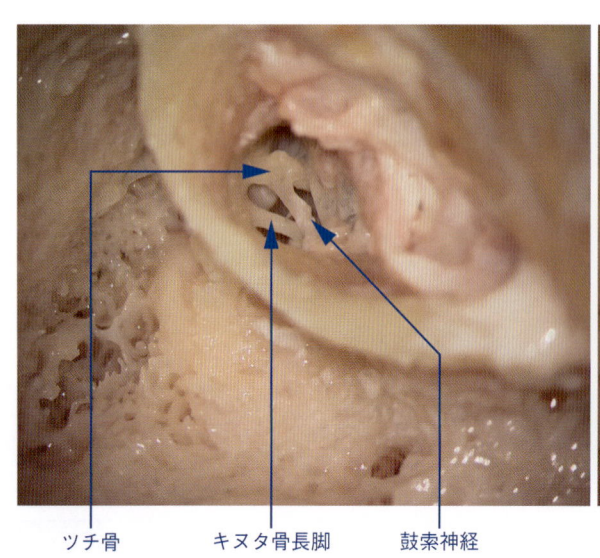

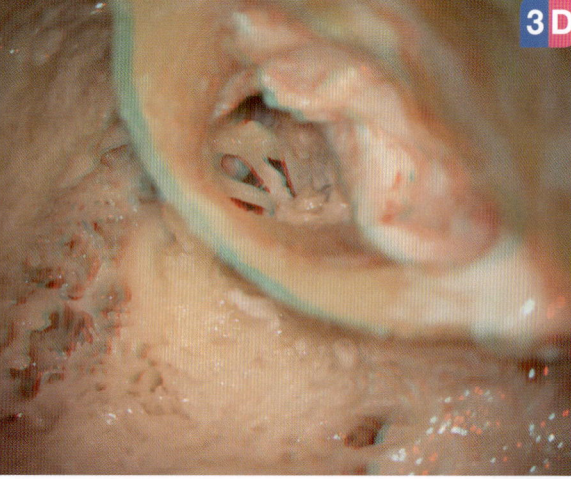

図11-2
ツチ骨　キヌタ骨長脚　鼓索神経

（scutum）を削除し，耳小骨全体を確認する．上鼓室外側壁は経乳突的上鼓室開放〔第7章（46頁）参照〕の際に薄く削られているはずであるが，鼓室鱗縫合の部分は厚く骨が残っている．鼓室鱗縫合をダイアモンドバーで薄く削り，ノミか鋭匙で上鼓室外側壁を除去，上鼓室を開放する．上鼓室外側壁の骨がまだ厚い場合はダイアモンドバーで薄くするが，ドリルが耳小骨に接触しないように気を付ける．キヌタ骨短脚の先端がキヌタ骨窩に入る部分は耳小骨の中で最も外側にある（浅い）．バーが当たる危険性が最も高い部位であるが，ツチ骨やキヌタ骨長脚・アブミ骨に気を取られて損傷しやすいので，注意が必要である．キヌタ骨短脚の先端を除いて，キヌタ骨体部とツチ骨頭が観察できる（図11-3）．開放後，経乳突的視野に戻り，3つの耳小骨，鼓索神経，顔面神経，外側半規管隆起の位置関係を両方の視野で確認する．

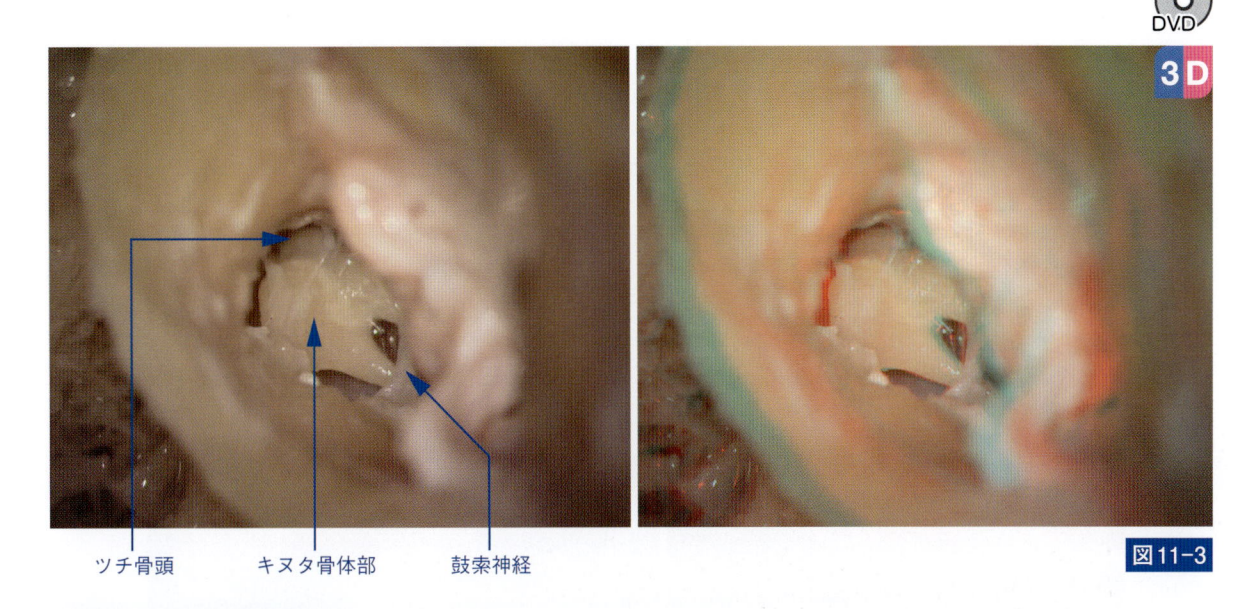

図11-3　ツチ骨頭／キヌタ骨体部／鼓索神経

解剖ノート

手術の視野ではわかりにくいが，上鼓室は実際には非常に広く，中鼓室とあまり変わらない（図11-4）．

この視野では上鼓室から前骨板，耳管上陥凹後上部，鼓膜張筋ヒダ，鼓膜張筋の筋体，耳管の位置関係がよくわかる〔第13章「前鼓室開放」（82頁参照）〕．

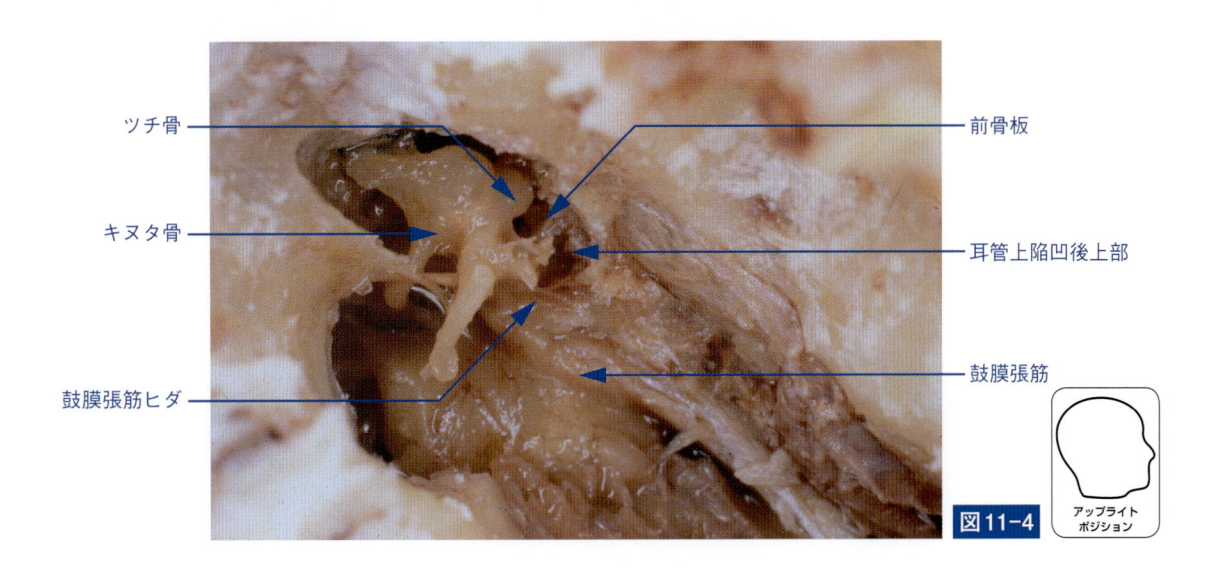

図11-4　ツチ骨／キヌタ骨／鼓膜張筋ヒダ／前骨板／耳管上陥凹後上部／鼓膜張筋（アップライトポジション）

第 11 章　経外耳道的上鼓室開放

実際の症例

　上鼓室に限局した真珠腫で天蓋と外耳道との距離が短い場合は経外耳道的上鼓室開放による手術がきわめて有用である．経外耳道的上鼓室開放術では中鼓室から上鼓室のほぼ全体を1つの術野で見ることができる．その一方で上鼓室外側壁の再建を要する場合もある．

右真珠腫性中耳炎（経外耳道的上鼓室開放術）
CT（図 11-5）

　軸位断で上鼓室に限局した病変を認める．外側半規管の写っているスライスで側頭葉が上鼓室に被さるように突出している（図 11-5a）．冠状断で見ても錐体鱗部静脈洞（petrosquamosal sinus：矢印）の遺残もあり，中頭蓋窩底の下垂が目立つ（図 11-5b）．

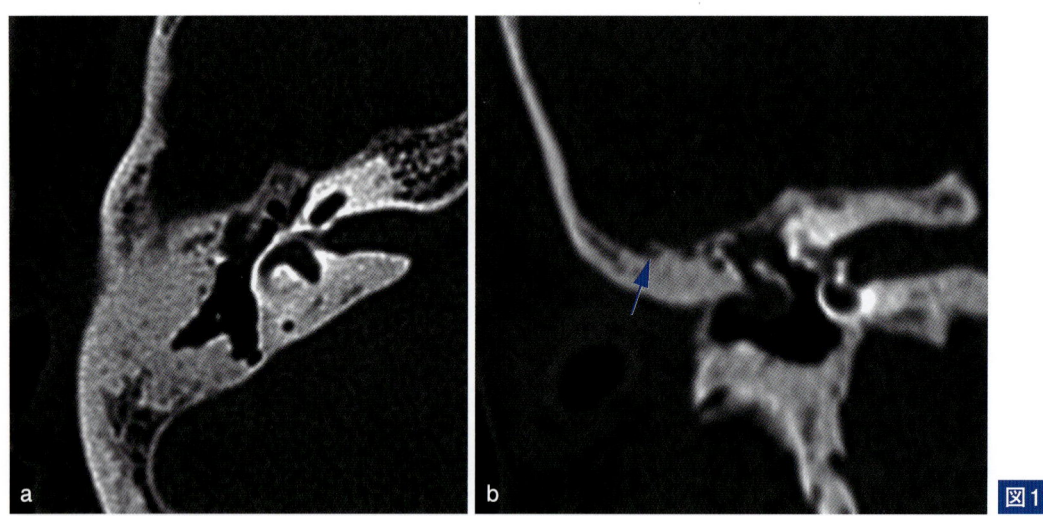

図 11-5

術式

1. 外耳道皮膚と鼓膜を剥離したところ，真珠腫は中鼓室まで進展していた．外耳道後壁保存型乳突削開による手術のときと同様に外耳道皮膚と真珠腫を切離する（図 11-6）．
2. 経外耳道的上鼓室開放を開始．基本的には外耳道を拡大するように削開するが，本症例では一部乳突洞口まで真珠腫が進展していたため経皮質骨的にも削開を加えて広く上鼓室を開放した．浅い部分では骨がピンクに見え，中頭蓋窩硬膜が近いことがわかる（図 11-7）．
3. 下から覗き上げると，中頭蓋窩底のオーバーハングの内側では骨削開が追加可能であることがわかる（図 11-8）．

実際の症例

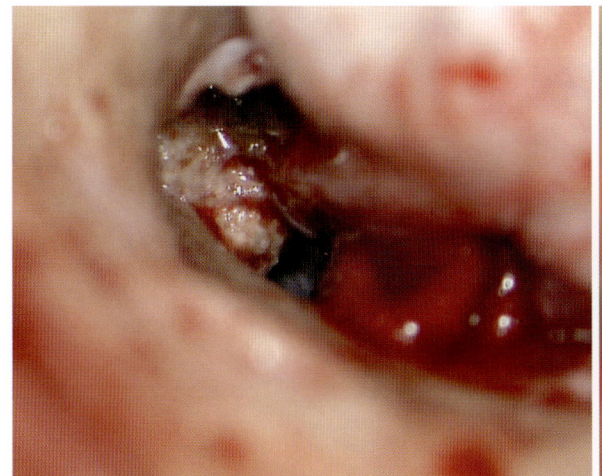

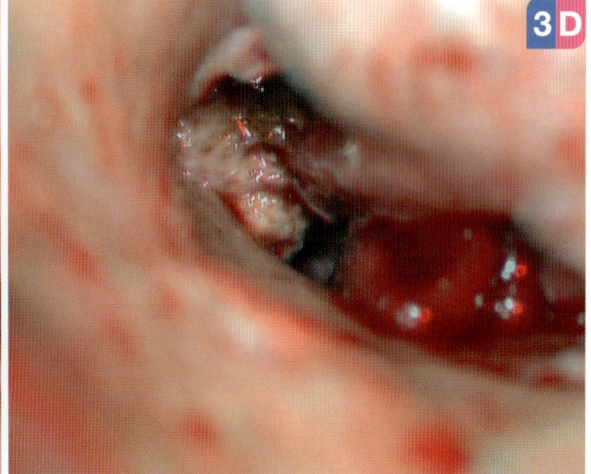

図11-6

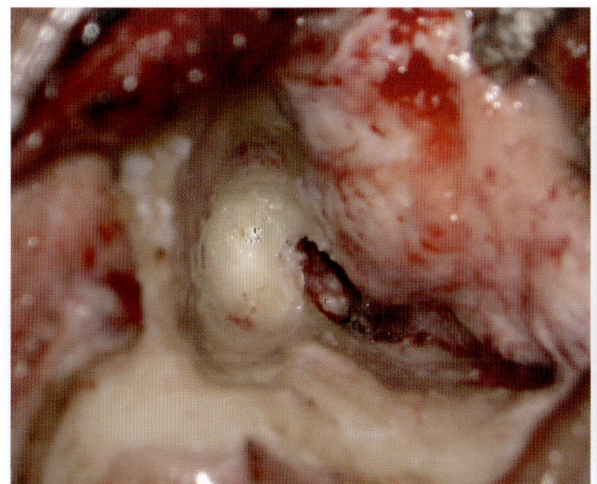

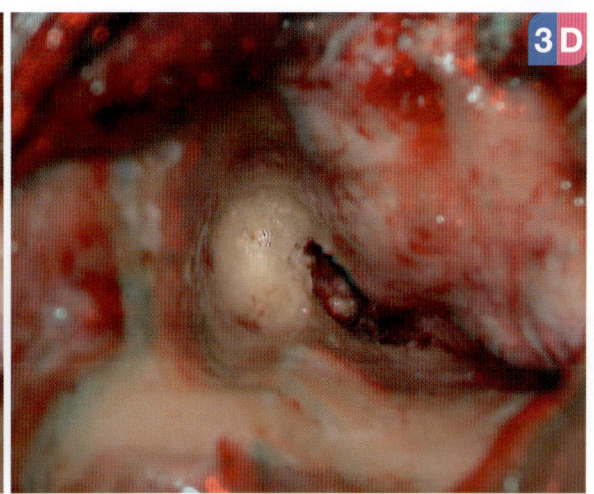

図11-7

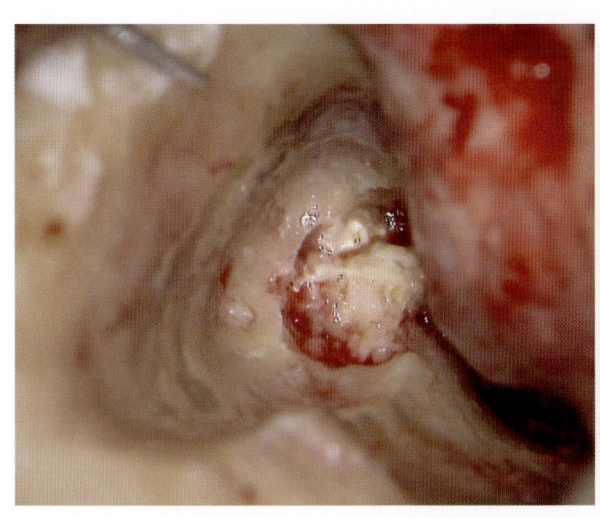

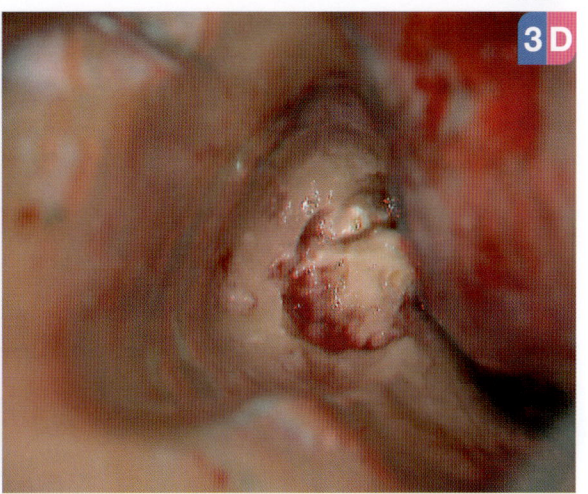

図11-8

71

第 11 章　経外耳道的上鼓室開放

真珠腫　キヌタ骨体部〜短脚

図 11-9

キヌタ骨体部〜短脚

図 11-10

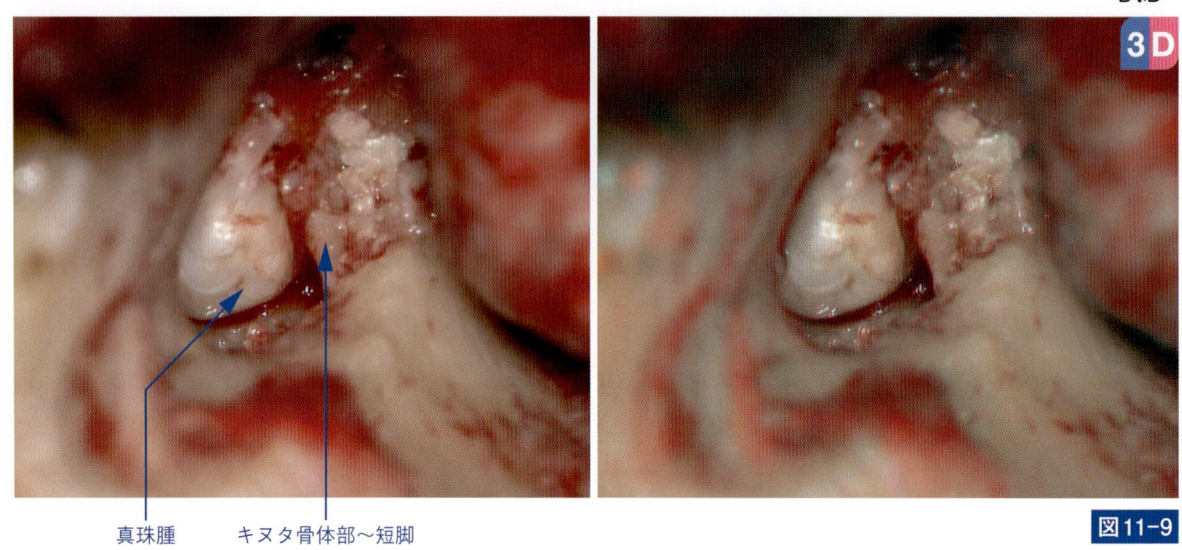

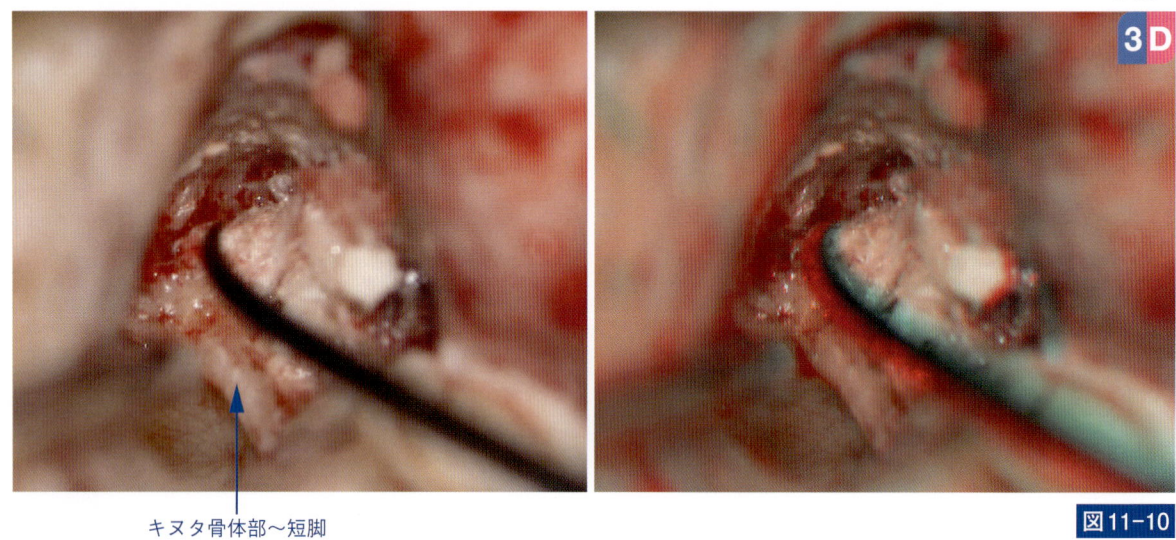

4. 中頭蓋窩底ぎりぎりまで骨削開すると，真珠腫の後端が明視下に置けた（図 11-9）．
5. 天蓋方向も真珠腫マトリクスを明視下に剥離できる（図 11-10）．
6. この症例ではキヌタ骨短脚の下方から内側に真珠腫が入り込んでいたが，粘膜との癒着がなかったため，キヌタ骨を外すことなく摘出できた（図 11-11）．
7. 真珠腫を摘出したところ．ツチ骨頭とキヌタ骨体部の外側は若干骨が吸収されているが，連鎖自体は良好である．上鼓室と中鼓室を連続した一視野で観察できることが，この方法の利点である（図 11-12）．
8. 耳介軟骨を用いて上鼓室外側壁を再建，側頭筋膜で鼓膜欠損部を形成した（図 11-13）．

実際の症例

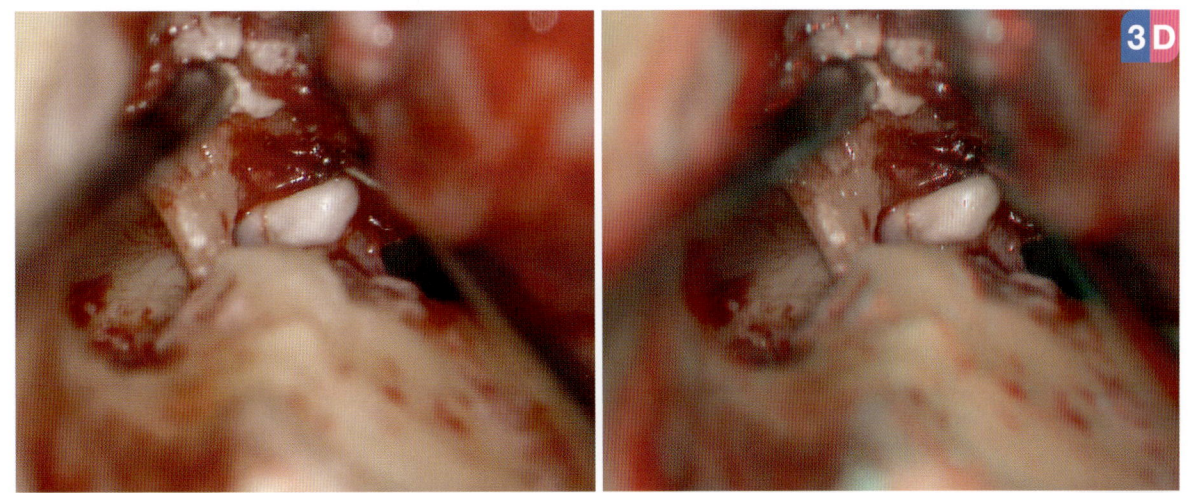

図11-11

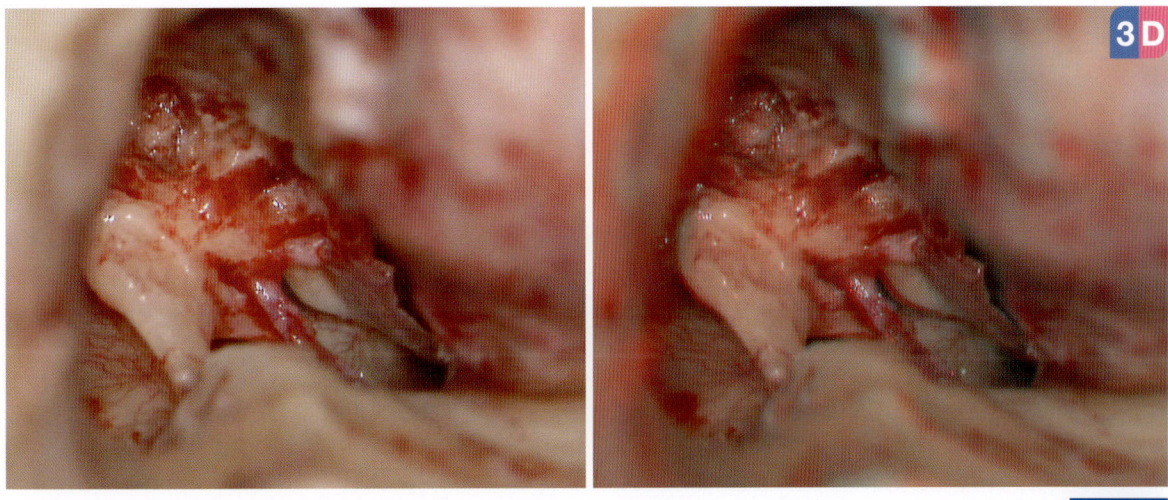

図11-12

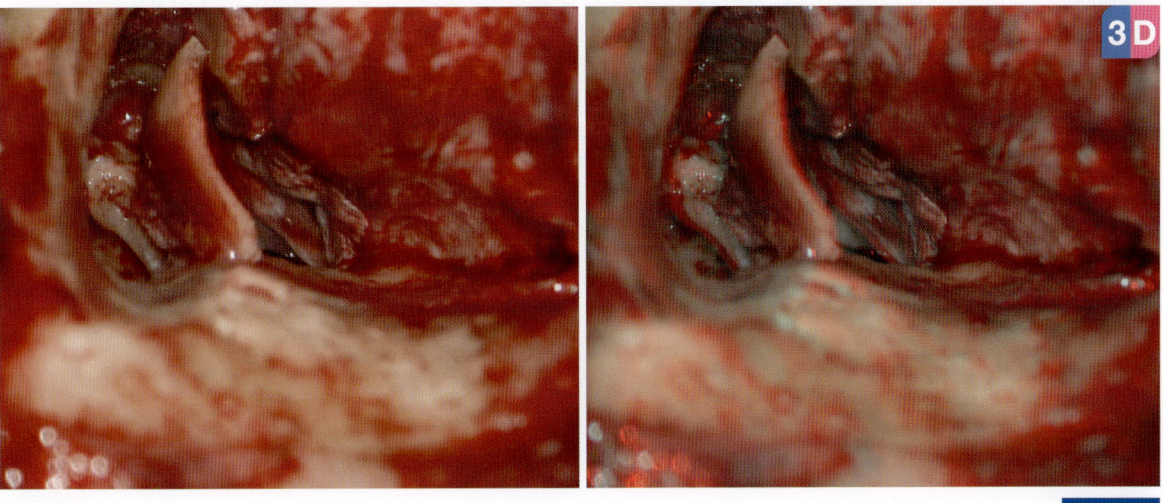

図11-13

73

第12章

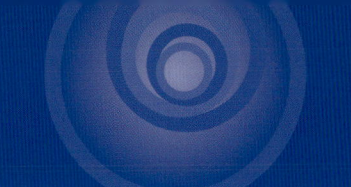

経乳突的顔面神経減荷

　経乳突的顔面神経減荷術では，顔面神経膝神経節から茎乳突孔まで顔面神経を露出させる．中頭蓋窩底と顔面神経膝神経節との間に距離があれば，迷路部も一部開放することができる．

顔面神経乳突部

　キヌタ骨の内側に見える顔面神経鼓室部（水平部）と顎二腹筋稜を目印として両者を含む平面をイメージし，そのうえで顔面神経を追跡する．顎二腹筋稜は顔面神経のきわめて正確なランドマークであるが，蜂巣の隔壁を顎二腹筋稜と誤認しないように気を付ける．迷った場合は顎二腹筋稜を削り，顎二腹筋の筋体が露出すれば確実である．バーを動かす方向はできるだけ顔面神経の走行に沿うように行い，神経を横断する方向は避けるのが原則である．後鼓室開放を行った部位の内側後方から顎二腹筋稜にかけて，大きなダイアモンドバーを顔面神経乳突部に平行に動かして削開を進め，神経を透見させる（ピンクライン）．この時点では神経の表面に薄く骨を残すようにする（図12-1）．
　鼓索神経は顔面神経乳突部から分岐するが，側頭骨外で分岐する例もあるなど走行の個体差が非常に大きい．標本では生体より鼓索神経の色がわかりにくく神経自体も切れやすいため，鼓索神経の同定はかなり難しい．ダイアモンドバーで少しずつ削開し，そのたびに削開面を観察し上下に走る線維性の構造を探す．もし線維性の構造が少しでも見えたらその延長線上を削開し顔面神経乳突部まで追跡する．鼓膜輪も鼓索神経と誤認しやすいので注意する．顔面神経乳突部と交通すれば鼓索神経である．

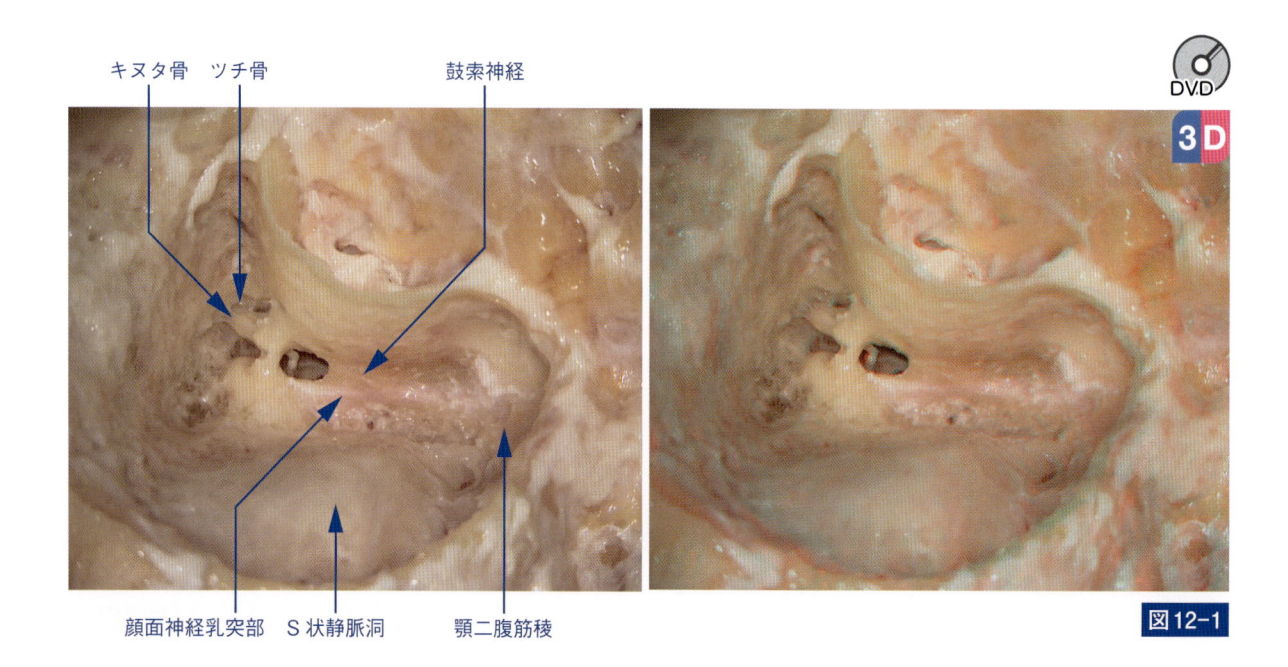

図12-1

減荷の末梢側限界

　顔面神経乳突部を下方に追跡すると，走行が一見後方に向かって扇状に広がっていくように見える．これは顔面神経が側頭骨外に出て，顔面神経の神経鞘と強固に付着した顎二腹筋の筋膜が見えてきたためである．顎二腹筋の筋膜が見えた時点では顔面神経は茎乳突孔から側頭骨外に出ているため，減荷の範囲としては十分である．

キヌタ骨摘出

　鼓室部の開放に先立って，キヌタ骨を摘出する．キヌタ・アブミ関節の切断は，できるだけアブミ骨に力が加わらないようにする．探針などでキヌタ骨長脚を軽く前方や外側に動かして関節部を同定し，そこに曲がりの探針を差し込んで切断する．アブミ骨は後ろから前への動きに最も強いので，この方向で操作する．キヌタ骨を摘出した後にキヌタ骨窩部に残った骨（buttress）を切除する．外耳道後壁の骨も乳突側からできる限り薄くする．

顔面神経の露出

　この時点で顔面神経の周囲に残った薄い骨を鋭匙で除去していく．顔面神経鼓室部の骨はきわめて薄く，削開を加えずとも探針や鋭匙で除去できることが多い．骨が厚い場合はダイアモンドバーで軽く削開を加える．第二膝部では顔面神経が外側半規管隆起に食い込むように走行しており，またアブミ骨も近いことからこれらの構造を損傷しないように気を付ける．

　顔面神経減荷術の中枢側は，膝神経節まで開放する．膝神経節は匙状突起のすぐ上に位置している．膝神経節と中頭蓋窩底の間に蜂巣がある症例では蜂巣を削開して空間を作り，膝神経節上面の骨を曲がりの探針でこの空間方向に折るようにして除去すると，膝神経節全体とわずかに迷路部に入った部分まで神経を開放できる（図12-2）．

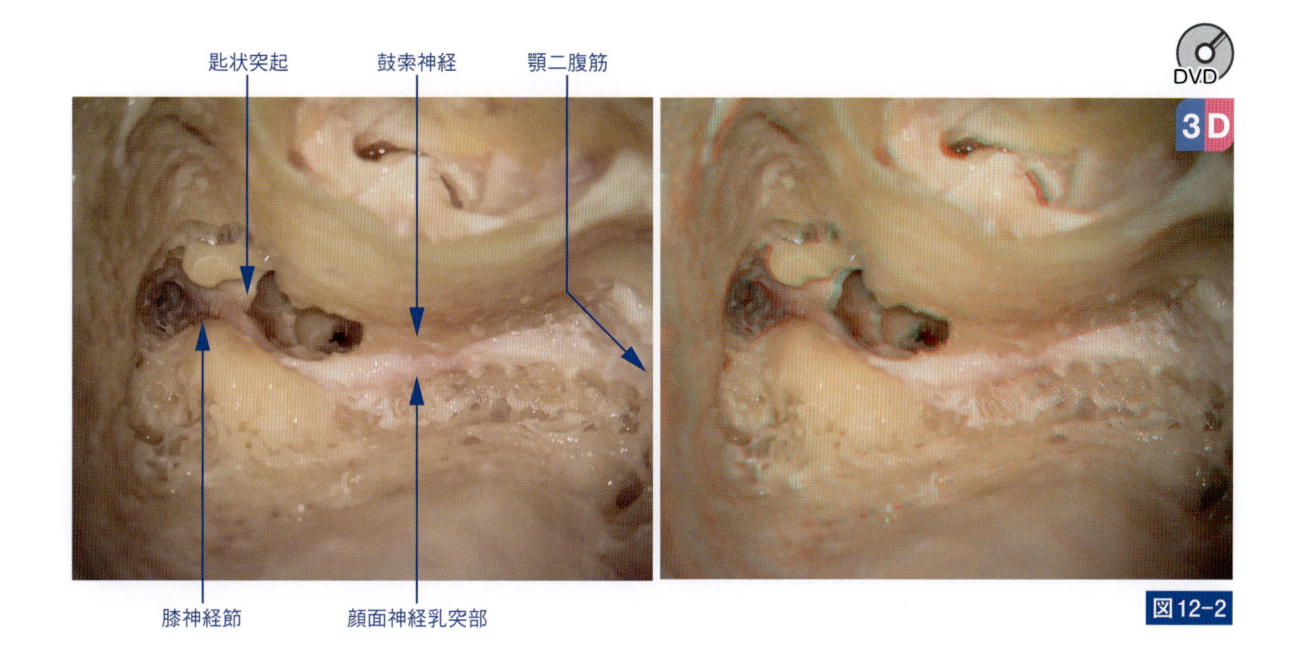

図12-2

第12章 経乳突的顔面神経減荷

解剖ノート

経乳突的操作のみでも膝神経節から迷路部に入った部分まで顔面神経の減荷が可能といわれているが，多くの例では迷路部を十分開放するには外側・上半規管の骨包や中頭蓋窩底をぎりぎりまで削開する必要がある（図12-3，付録DVD-ROM 第17章 解剖ノート参照）．これ以上中枢側まで神経を開放するには迷路摘出を行うか，中頭蓋窩アプローチを併用する必要がある（図12-4）．

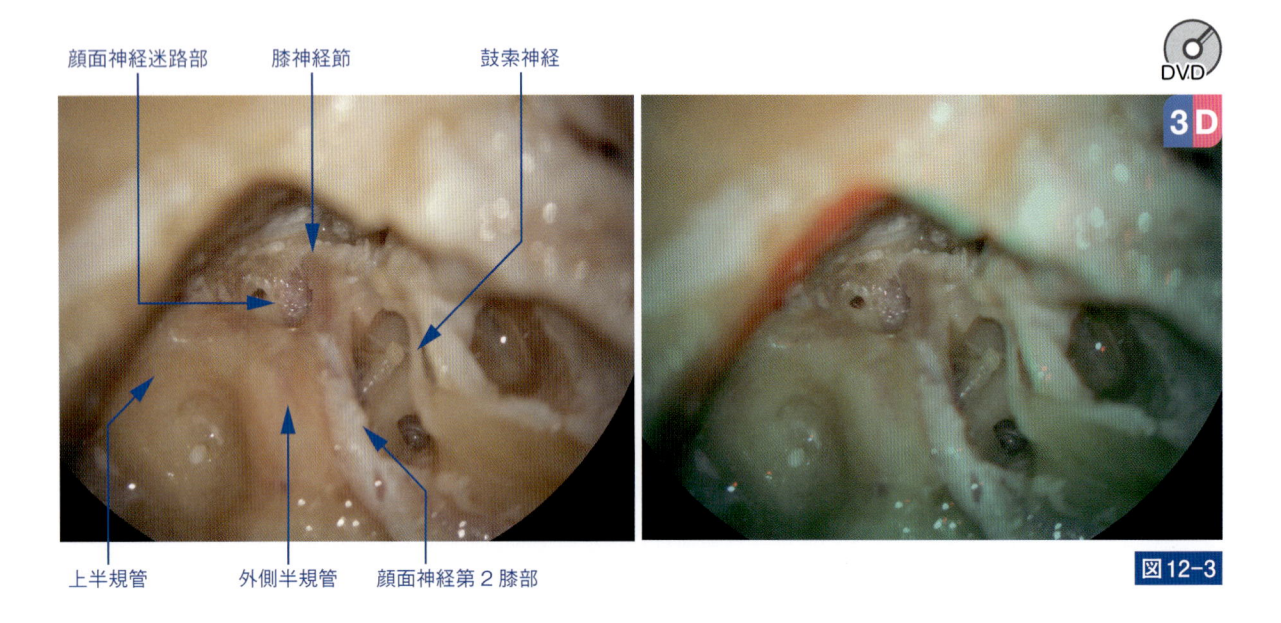

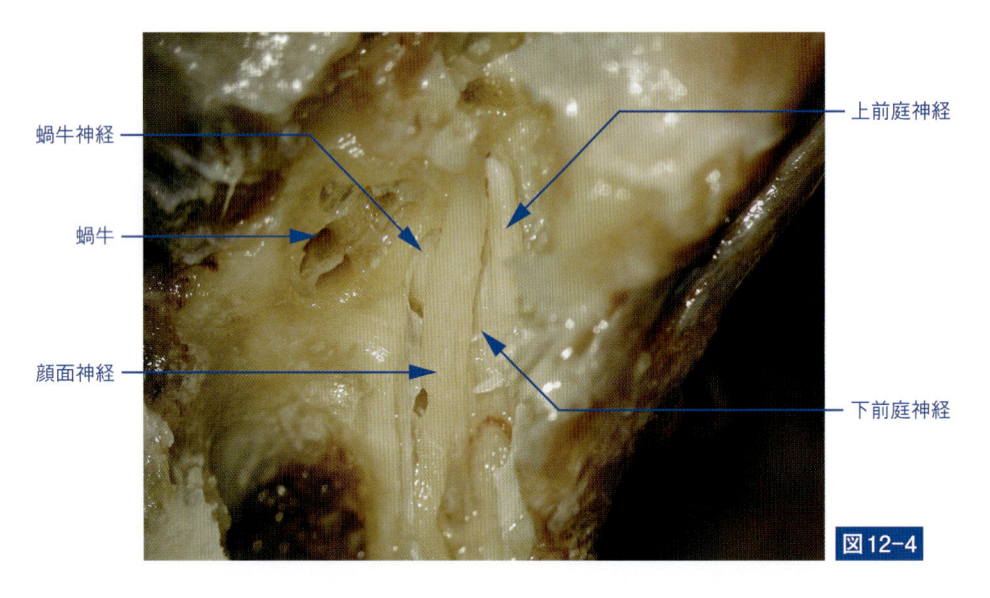

図12-3

図12-4

茎乳突孔から耳下腺内顔面神経

茎乳突孔の位置を側頭骨内から正確に認識することは難しい．茎乳突孔と顎二腹筋溝はつながっているため，顎二腹筋稜の前方を同じレベルで削開すると自然に茎乳突孔が開放される．あらかじめ側頭骨外で顔面神経を剖出しておくと，側頭骨の内外で神経の連続性を確認することができる（図12-5）．顔面神経と顎二腹筋腱は硬い結合組織で覆われており，両者を鈍的に剥離するのはきわめて困難である．そのため，耳下腺部も含めて顔面神経の移動（reroute）を行うには顔面神経と顎二腹筋腱をメスなどで鋭的に切離するか，両者を同時に移動させる必要がある．

鼓膜　　　　　顔面神経耳下腺部

上半規管　顔面神経乳突部　茎乳突孔　顎二腹筋

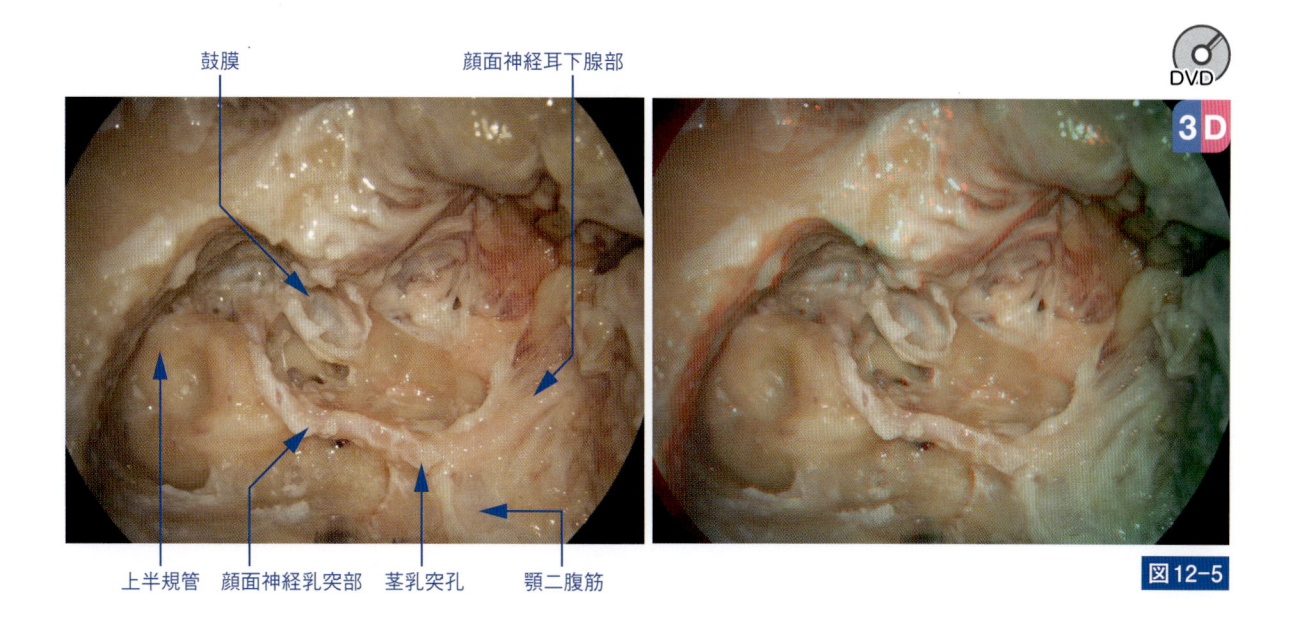

図12-5

　膝神経節から耳下腺内顔面神経を観察すると，顔面神経の走行は大まかには円弧状になっていることがわかる（付録 DVD-ROM 第17章 解剖ノート参照）．

実際の症例

　経乳突的顔面神経減荷術の適応や手技，手術時期に関してはいまだ議論の分かれるところであるが，腫瘍性麻痺や外傷性麻痺の場合は積極的に検討してよい術式である．

左末梢性顔面神経麻痺（顔面神経減荷術）
MRI（図12-6）
　末梢性顔面神経麻痺患者であるが，内耳道底にガドリニウムで造影される病変を認めた．

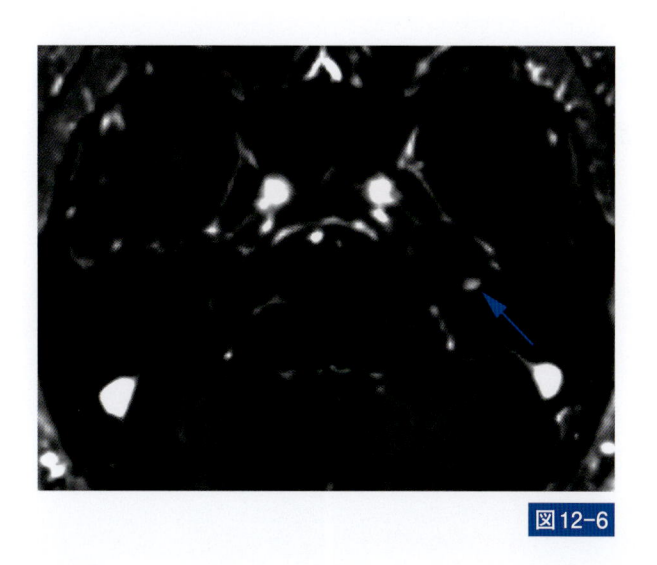

図12-6

第12章　経乳突的顔面神経減荷

術式

1. 外耳道後壁保存型乳突削開を行う．顔面神経減荷術では外耳道皮膚剥離を行わないため外耳道の傾きを間違わないように注意する（図12-7）．
2. キヌタ骨と外側半規管隆起の位置を参考に，顔面神経乳突部，鼓索神経を透見させる（図12-8）．
3. 顔面神経乳突部と鼓索神経の位置を確認したのち，後鼓室開放を行う．神経が見えているため手技的には容易である（図12-9）．
4. キヌタ骨を摘出したのちにbuttressを削除し，顔面神経乳突部の神経鞘を露出させる．茎乳突孔付近では神経鞘が後方に向かうように見える．この部分は，すでに顔面神経は側頭骨外に出ており，顔面神経につながっている構造は顎二腹筋の筋膜である．実際の症例では鼓索神経は赤く，確認しやすい（図12-10）．
5. 本例では顔面神経膝神経節の確認を容易にするため，上半規管の骨包を露出させた（図12-11）．

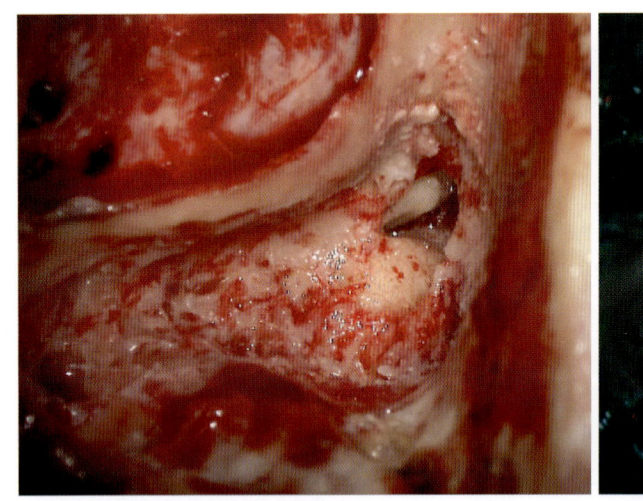

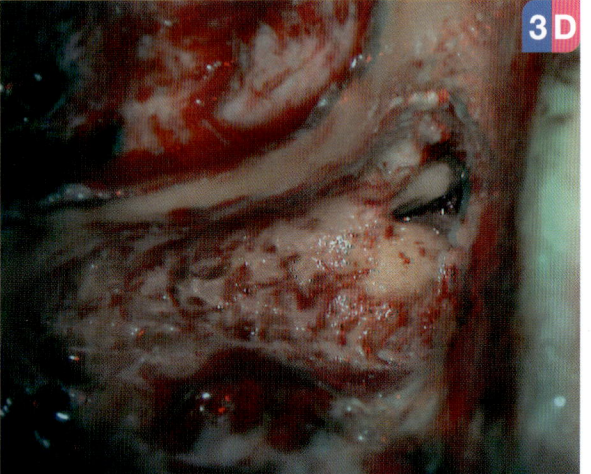

図12-7

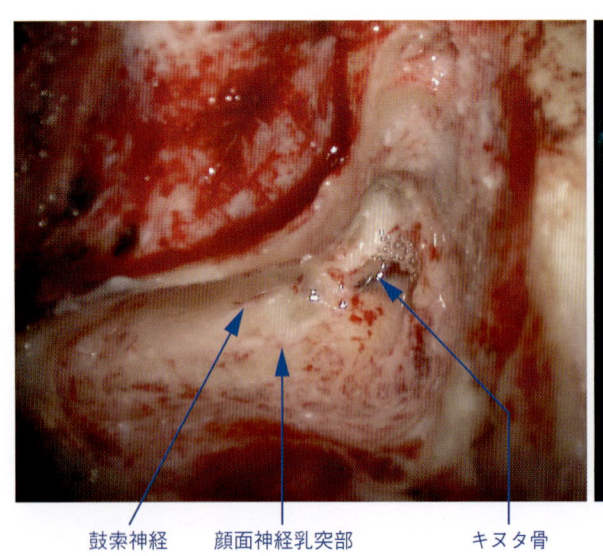

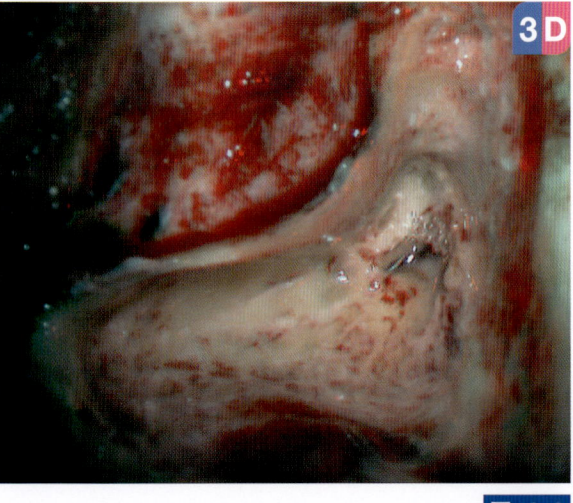

図12-8　鼓索神経　顔面神経乳突部　キヌタ骨

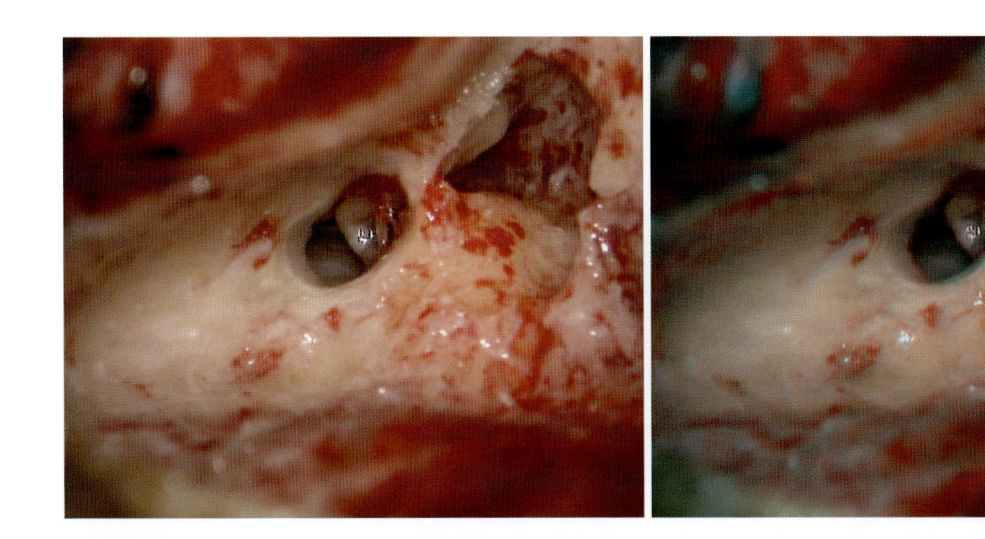

実際の症例

図 12-9

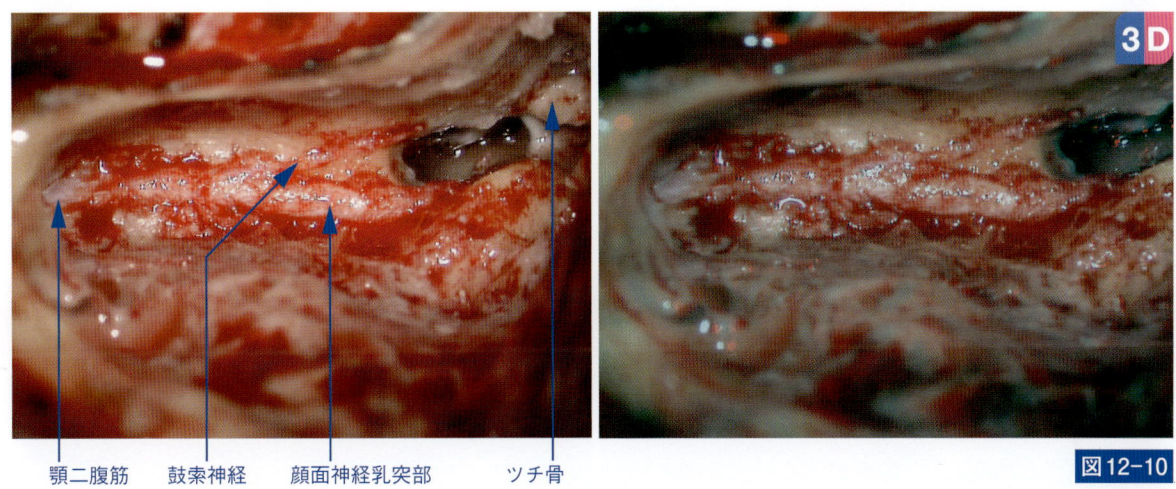

顎二腹筋　鼓索神経　顔面神経乳突部　ツチ骨

図 12-10

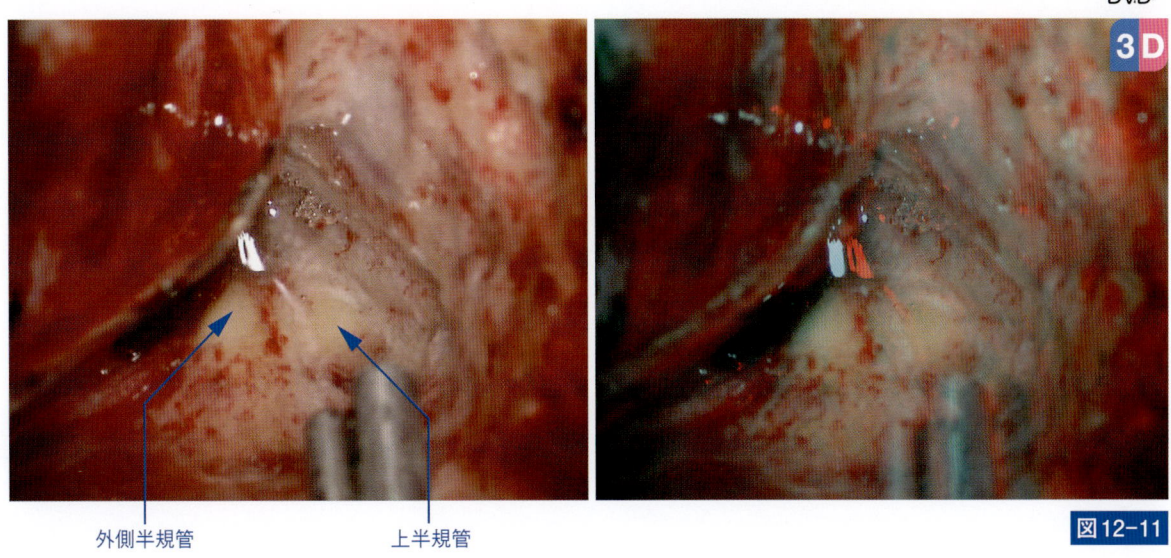

外側半規管　上半規管

図 12-11

79

第12章 経乳突的顔面神経減荷

図12-12

上半規管　内耳道硬膜　膝神経節

図12-13

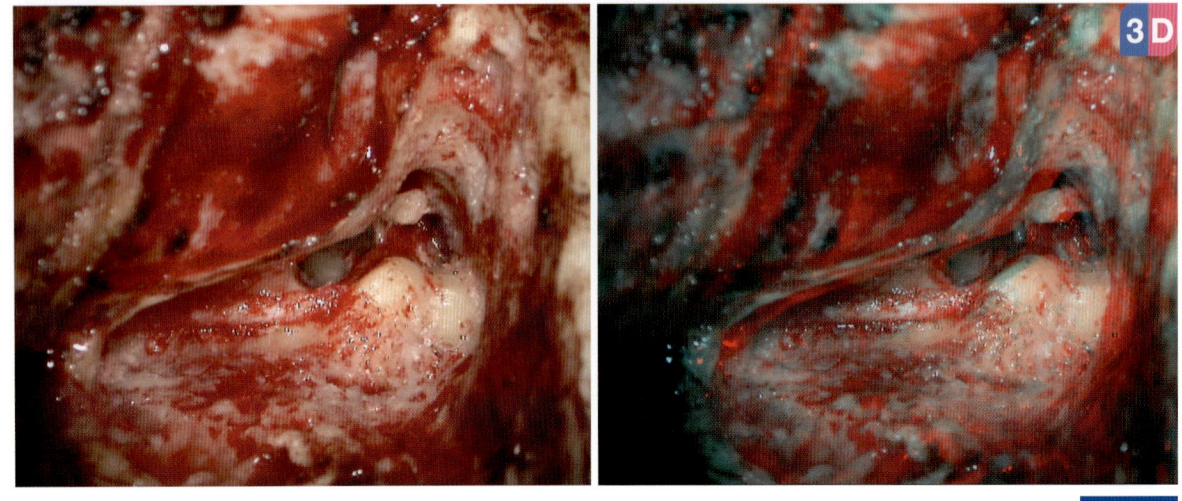

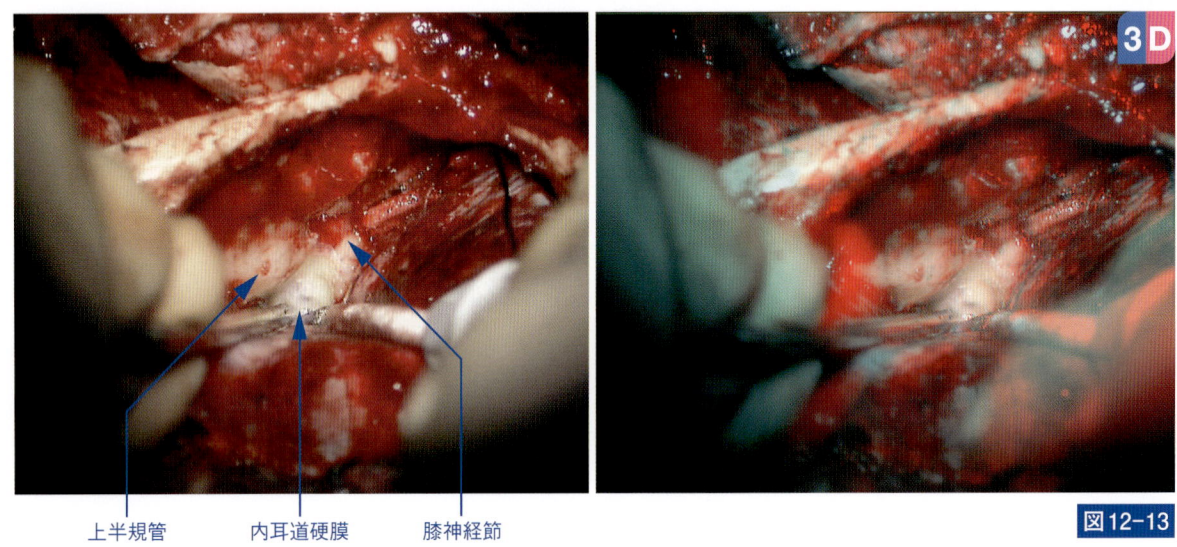

6. 半規管骨包に注意しながら，顔面神経鼓室部，膝神経節，迷路部の一部を露出させる．ツチ骨頭が邪魔になるが，キヌタ骨との関節面は損傷しないように注意する（図12-12）．

7. 側頭開頭して中頭蓋窩硬膜を剥離，骨を削開して上半規管の骨包をしっかり確認する．乳突側から膝神経節の上方で中頭蓋窩底の骨を削開しておくと，よいランドマークとなる．上半規管の骨包と膝神経節を参考に，内耳道硬膜を露出させる（図12-13）．

顔面神経迷路部　内耳道　膝神経節

図12-14

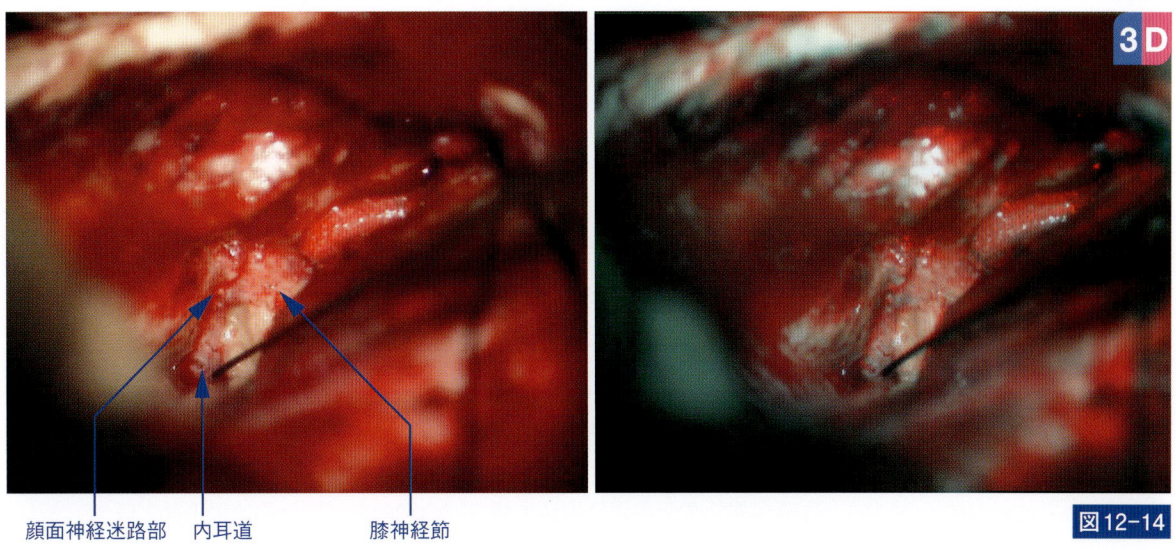

8. 内耳道(一部)から迷路部，膝神経節が露出できた．迷路部は広く露出させるのは難しい(図12-14).

第13章

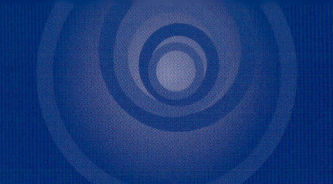

前鼓室開放

　耳管と上鼓室をツチ骨の前方で広く交通させる手技が前鼓室開放術であるが，正常耳では交通路が存在していることが多い．この章では上鼓室から耳管上陥凹，耳管にかけての解剖を理解する．なお，この部位の解剖学的名称は，報告者によって異なっている．単一の名称が報告者によって異なる構造に付けられていることもあり，注意が必要である．

　ここでは前骨板（anterior bony plate）から鼓膜張筋半管までの空間全体を耳管上陥凹と呼び，前骨板から鼓膜張筋ヒダ（tensor tympanic fold）までの空間を耳管上陥凹後上部（anterior mallear space，前ツチ骨腔），鼓膜張筋ヒダから鼓膜張筋半管までの空間を耳管上陥凹前下部と呼ぶ．なお，人によっては鼓膜張筋ヒダの前下方のみを耳管上陥凹と呼ぶこともあるので注意が必要である．

鼓膜張筋腱周囲の観察

　ツチ骨を前後に動かし，鼓膜張筋腱を観察する．キヌタ骨を摘出しているので，ツチ骨の頸部に付着する鼓膜張筋腱全体が確認できる．鼓索神経は鼓膜張筋腱の上方を走行していることを確認する．また，鼓膜張筋腱が出てくる匙状突起を確認する．匙状突起は真珠腫などでも破壊されることが少なく，顔面神経とアブミ骨のランドマークとなる．

耳管上陥凹の観察

　さらにツチ骨頭をマレウスニッパーで切除すると上鼓室の詳細な観察が可能となる．上鼓室前上壁には前骨板という骨性の板状隆起があり，その形態から通称cog（歯車）とも呼ばれる．後天性真珠腫は前骨板より前方に進展しないとされている．また，この前骨板の前方から鼓膜張筋腱にかけて，鼓膜張筋ヒダと呼ばれる膜様構造物が確認できる（図13-1）．前骨板と鼓膜張筋ヒダの間が耳管上陥凹後上部である．鼓膜張筋ヒダは耳管上陥凹を後上部と前下部に分ける構造であるため，鼓膜張筋ヒダを破ると耳管上陥凹前下部を介して耳管に入ることができる．前骨板を除去すると耳管上陥凹後上部が広く開放される（図13-2）．この部位は臨床上重要であるにもかかわらず，解剖にバリエーションがあることや用語が統一されていないことから構造を理解しにくい部位である．耳管上陥凹後上部と前下部は一体化していることもあるので，実習の後半で鼓膜を除去した際に再確認しておく（図13-3）．

耳管上陥凹の観察

図13-1 前骨板／ツチ骨頸（切断部）／鼓膜張筋ヒダ／外側半規管／匙状突起

図13-2 耳管上陥凹後上部／耳管上陥凹前下部／鼓膜張筋腱／膝神経節／外側半規管

図13-3 耳管上陥凹後上部／耳管上陥凹前下部／鼓膜張筋／耳管／膝神経節／匙状突起

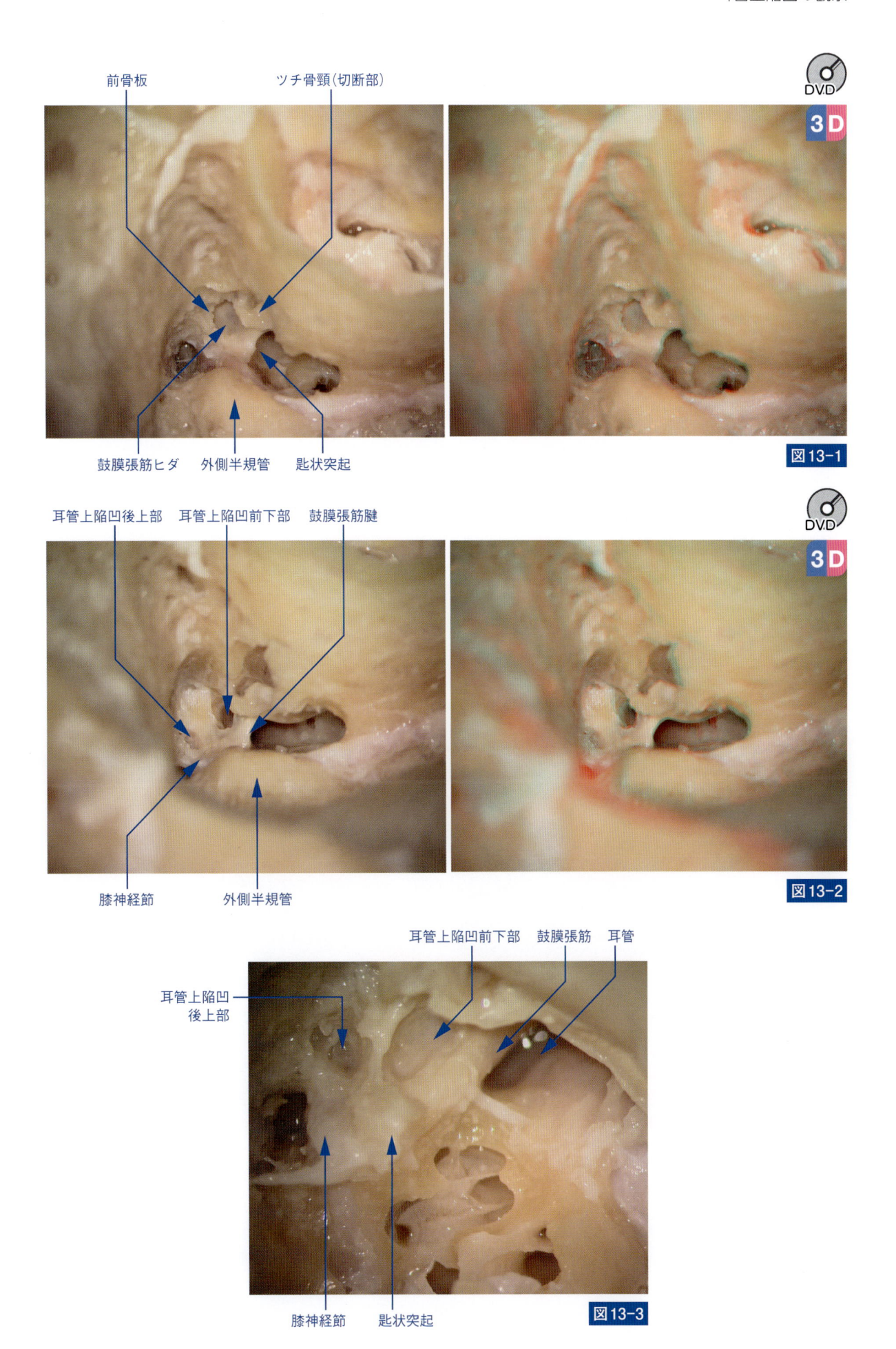

83

第13章　前鼓室開放

📓 解剖ノート

内視鏡による前骨板の観察

　前骨板の解剖は顕微鏡では理解しづらい．鼓膜とキヌタ骨，ツチ骨頭を除去して内視鏡で観察すると，構造がよく理解できる（図13-4）．さらにツチ骨全体を除去すると，耳管鼓室口，耳管上陥凹から前骨板の3次元的な位置関係がわかりやすい（図13-5）．

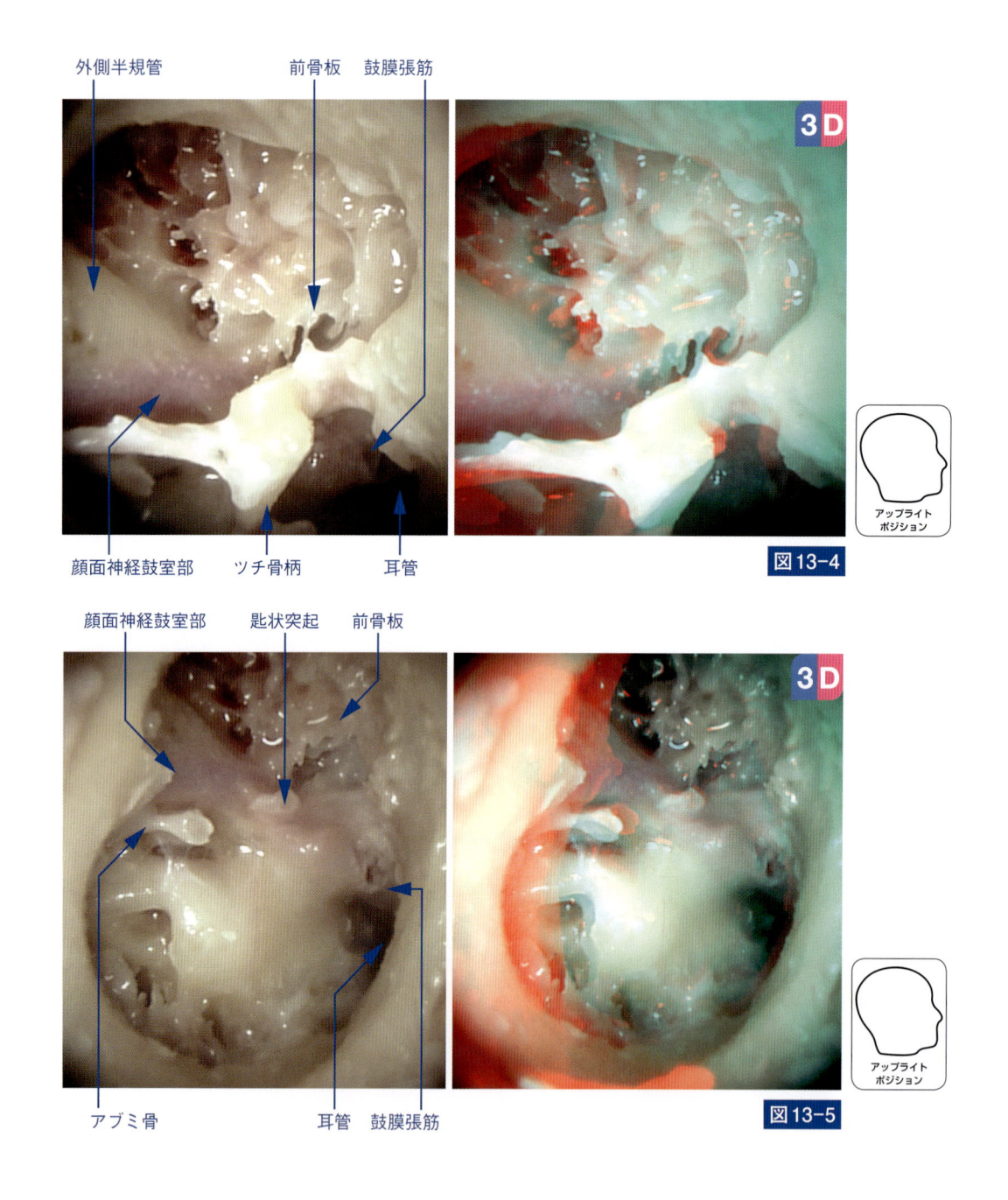

図13-4　（上段）外側半規管／前骨板／鼓膜張筋／顔面神経鼓室部／ツチ骨柄／耳管　アップライトポジション

図13-5　（下段）顔面神経鼓室部／匙状突起／前骨板／アブミ骨／耳管／鼓膜張筋　アップライトポジション

耳小骨連鎖を保存した状態での前骨板の除去

　頰骨弓根部を前方にしっかり削開すると，ツチ骨頭を残した状態で前骨板の開放が可能である（図13-6, 7）．鼓膜張筋ヒダもかろうじて見える．キヌタ骨とツチ骨頭を摘出すると，耳管上陥凹と鼓膜張筋ヒダへのアクセスがよくなる（図13-8）．

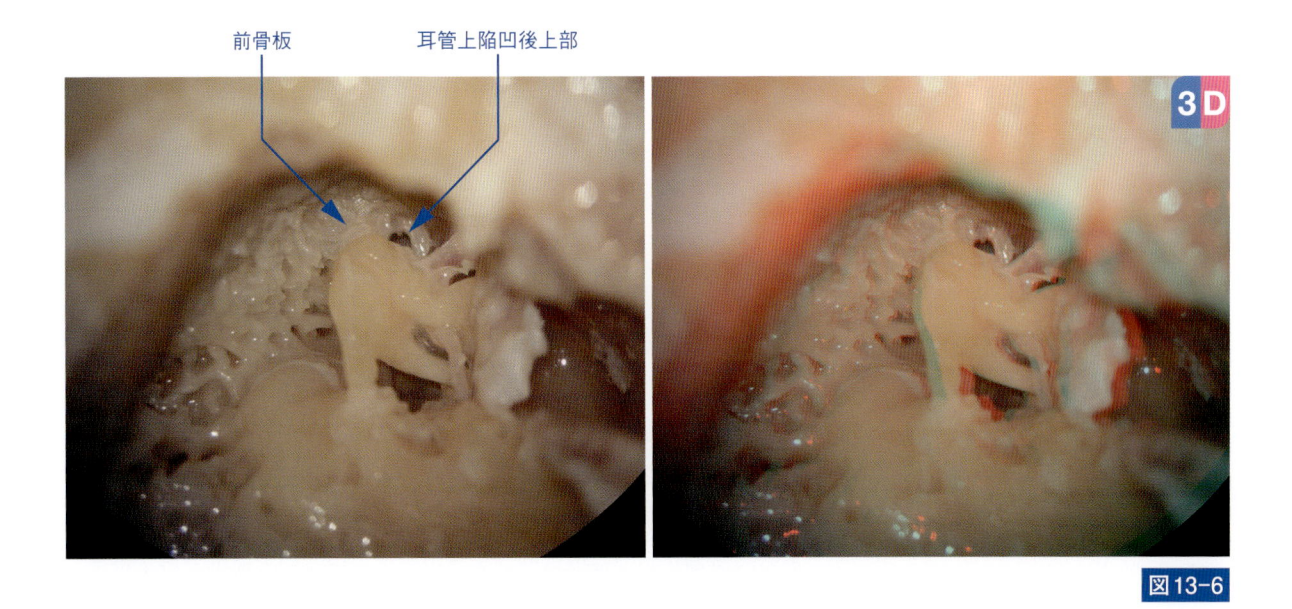

解剖ノート

図 13-6 前骨板／耳管上陥凹後上部

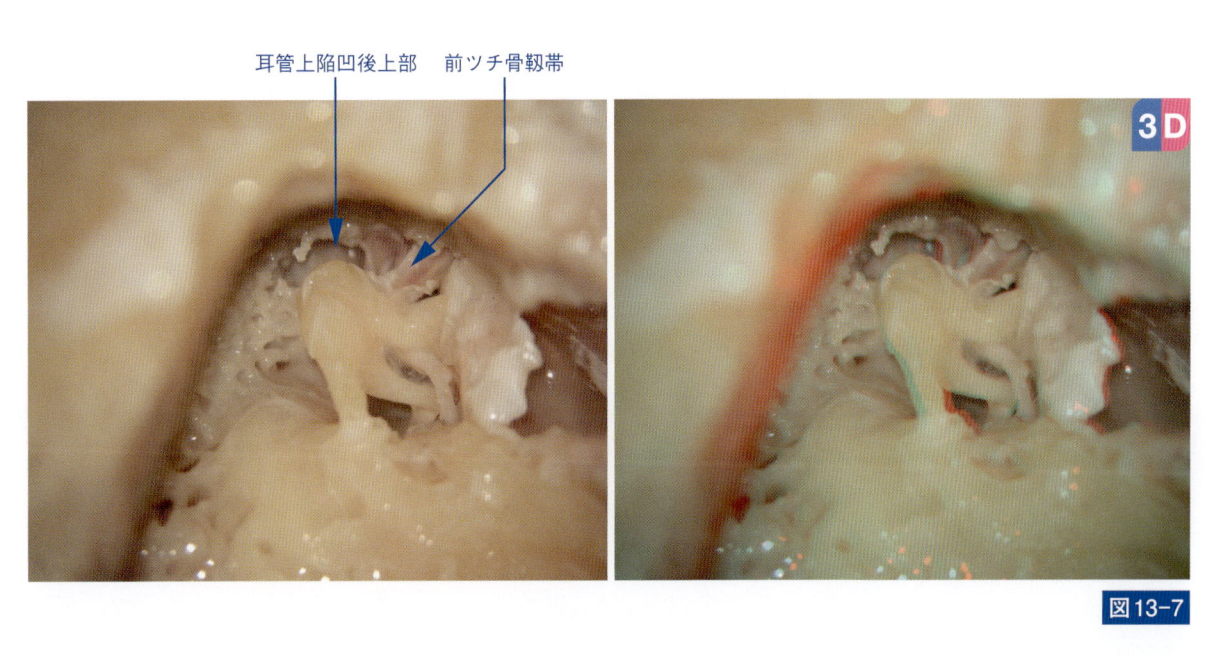

図 13-7 耳管上陥凹後上部／前ツチ骨靱帯

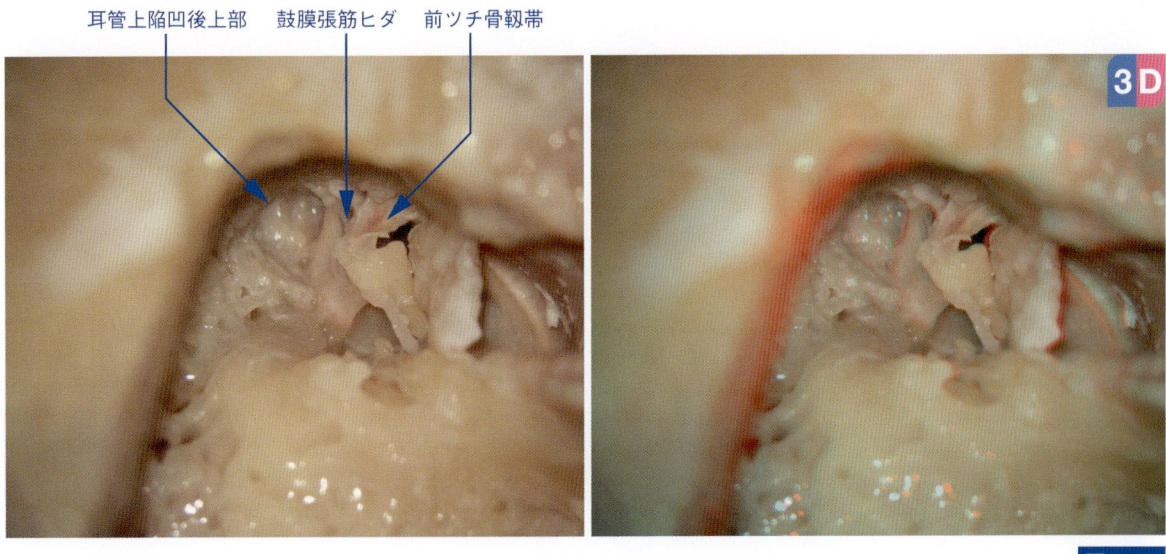

図 13-8 耳管上陥凹後上部／鼓膜張筋ヒダ／前ツチ骨靱帯

85

第14章

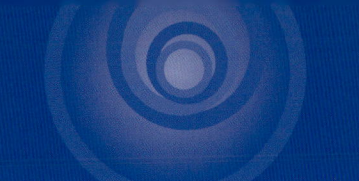

外耳道後壁削除

　外耳道後壁削除型乳突削開は，特に中鼓室の操作性を改善させる手技である．単に手術手技が容易になるだけでなく，真珠腫の再発性再発を減らすことができる点でも有利である．その一方で，後壁を再建しない場合は開放した乳突部に感染が生じる乳突腔障害（cavity problem）と呼ばれるトラブルをきたすことがある．乳突腔障害を避けるために重要なことの1つは外耳道下壁から乳突削開部がスムーズに移行するように徹底的に削開することである．その際に顔面神経や鼓索神経を損傷しないように注意が必要である。解剖実習では既に神経全域が見えているので簡単であるが，実際の臨床では顔面神経を露出させないようにしつつ，ぎりぎりまで削開する必要がある．

　後壁を切除すると，上鼓室から耳管上陥凹，耳管鼓室口の観察がより容易になる．また，ツチ骨頸部から前方に続く前ツチ骨靱帯（anterior mallear ligament）や，鼓索神経と鼓膜張筋腱の位置関係が観察しやすくなる（図14-1）．Jacobson神経も明瞭に確認できる．実際の手術では外耳道下壁と乳突部の間をこの図よりも削開して平滑にしておく必要がある．

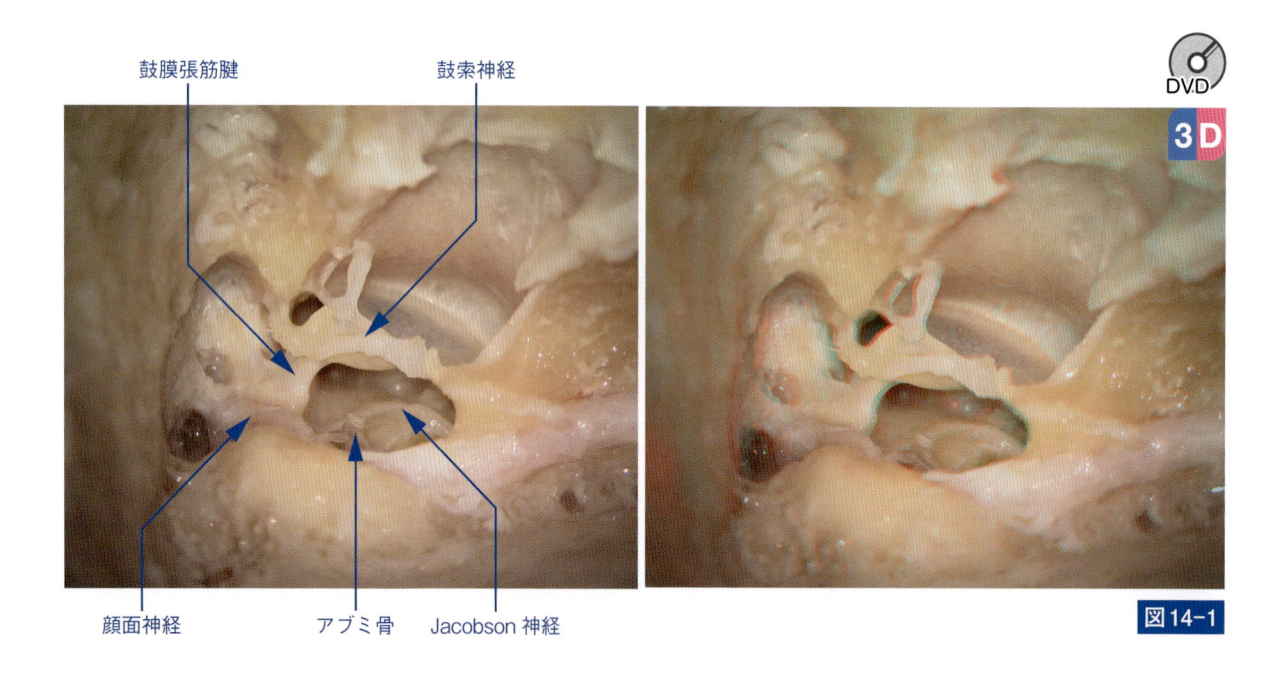

図14-1

解剖ノート

　外耳道後壁削除を行う目的の1つは中鼓室に対する操作性・視認性を向上させることである．鼓室洞をはじめとする後鼓室は後壁を除去するだけでは十分確認できないが，鼓膜を大きく剥離挙上して前方から覗き込むようにすると確認できる（図14-2）．鼓室洞病変に対するアプローチとして乳突部から顔面神経の内側を通って鼓室洞に入る方法があるが（fallopian bridge technique），これを行うには外側半規管と後半規管の間を削開する必要があり，臨床上は非常に難しいことがわかる．この fallopian bridge technique は，むしろ下鼓室から頸静脈球の病変に対するアプローチとして有用である（131頁参照）．

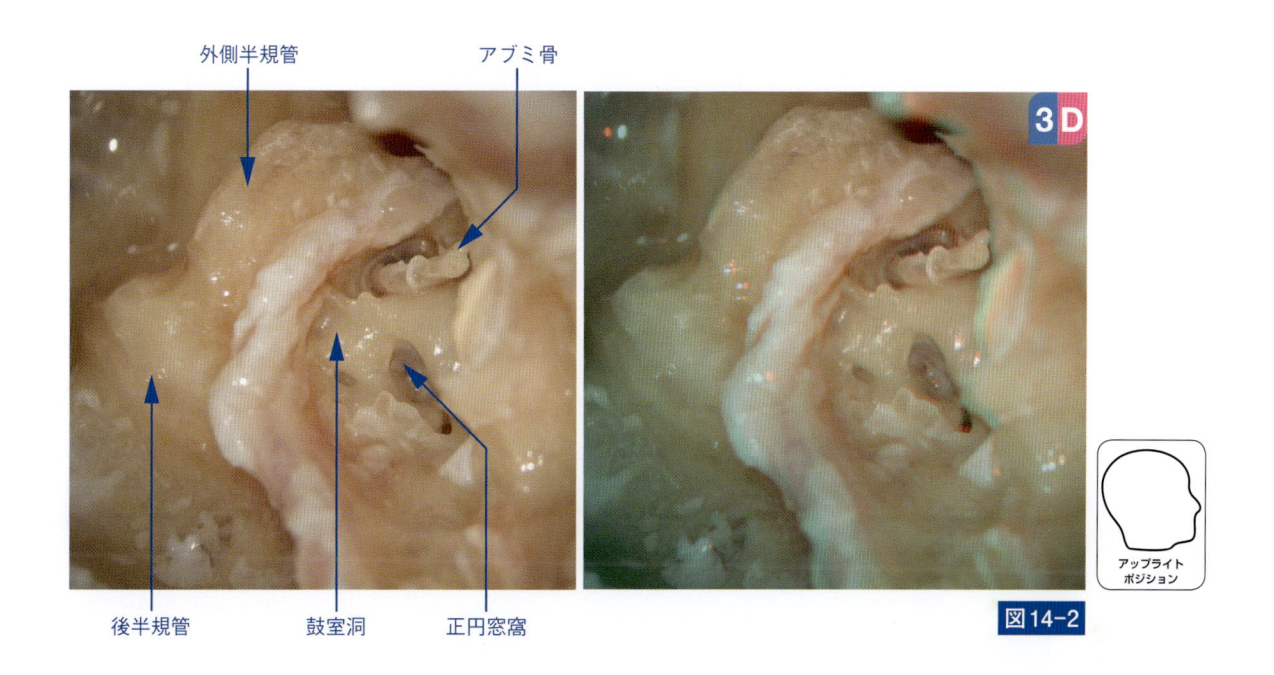

図14-2

実際の症例

　外耳道後壁削除型乳突削開後の乳突腔障害を予防するには，後壁の十分な切除，蜂巣の徹底的郭清，十分な外耳道入口部形成の3つがポイントである．後壁の再建を行う場合は，硬組織または軟組織を用いた方法がある．硬組織による後壁再建を行う場合は外耳道後壁を徹底的に削開すると再建が困難となる．軟組織で後壁再建を行う場合は術後の外耳道拡大に備えて外耳道後壁をある程度低く削開しておいた方がよい．

第14章 外耳道後壁削除

右真珠腫(外耳道後壁削除,軟組織再建)
鼓膜写真(図14-3)

弛緩部に陥凹を認め,内部に角化物の貯留を認める.中鼓室は液体貯留が主のように見える.

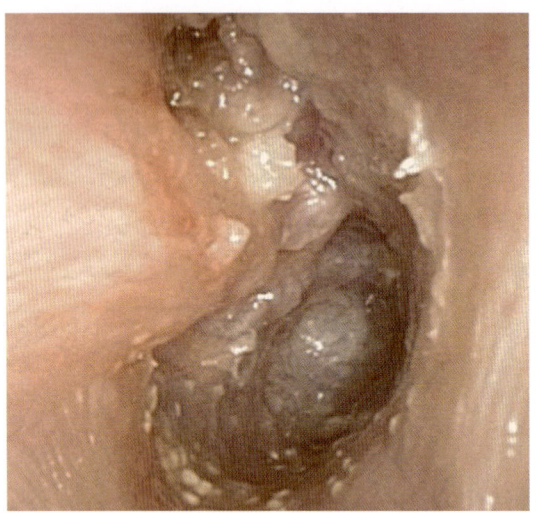

図14-3

CT(図14-4)

軸位断(図14-4a)では耳小骨が外側から破壊されていることがわかる.また,外側半規管に瘻孔を認める.乳突洞は蜂巣構造が残っており,後方への進展は限られている印象である.冠状断(図14-4b)でも外側半規管に瘻孔を認める.中鼓室は軟部組織陰影で充満しているが,明らかな骨破壊はない.

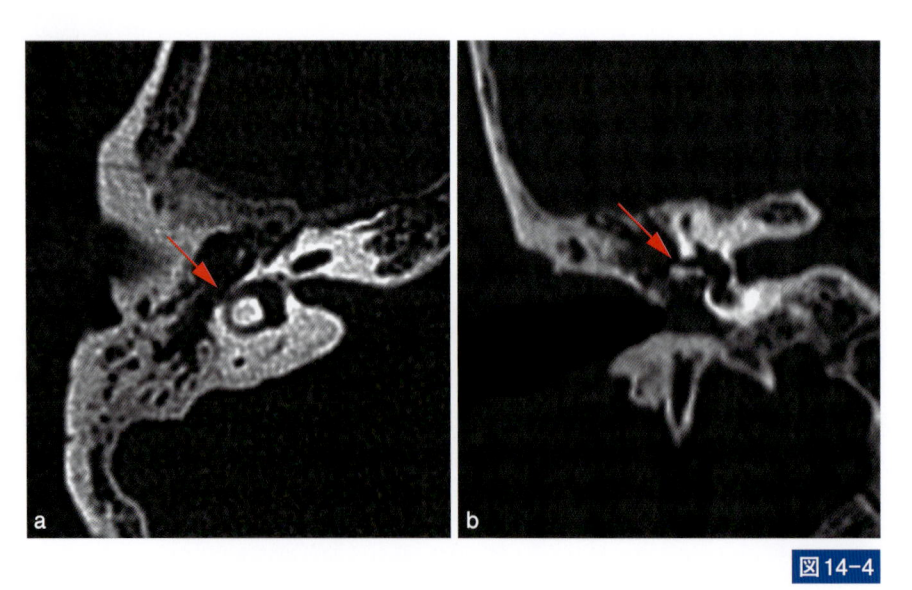

図14-4

術式

1. 外耳道皮膚と鼓膜を全層剝離．弛緩部から上鼓室に入る真珠腫を確認して外耳道皮膚と真珠腫を切離した．この症例ではポリープでキヌタ・アブミ関節が観察しづらかったため，この部分の観察は外耳道後壁削除後に行うこととした（図 14-5）．
2. 外耳道後壁削除型乳突削開施行．真珠腫マトリクスの裏には易出血性の肉芽があり，蜂巣内に侵入していた（図 14-6）．

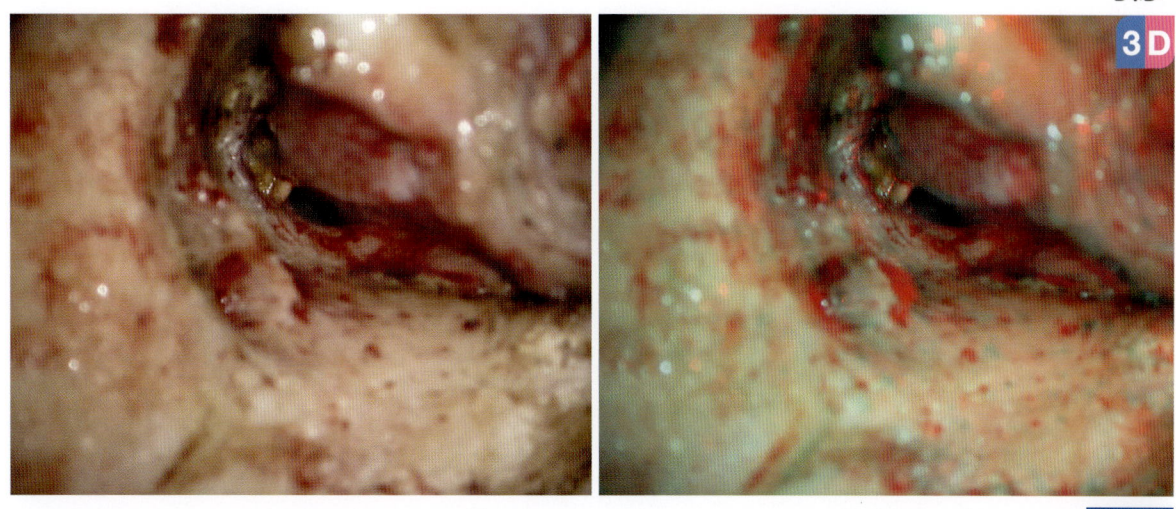

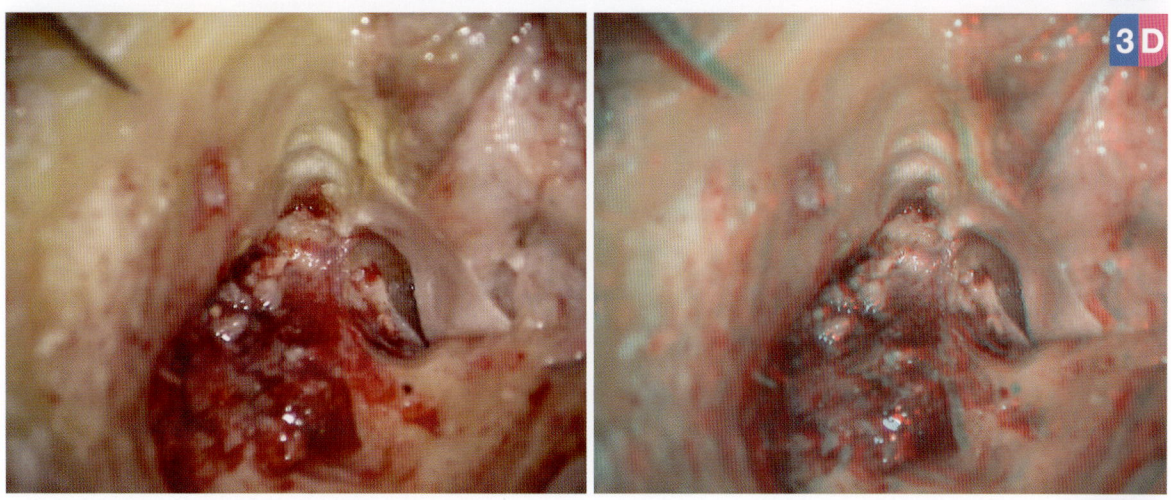

図 14-5

図 14-6

第14章　外耳道後壁削除

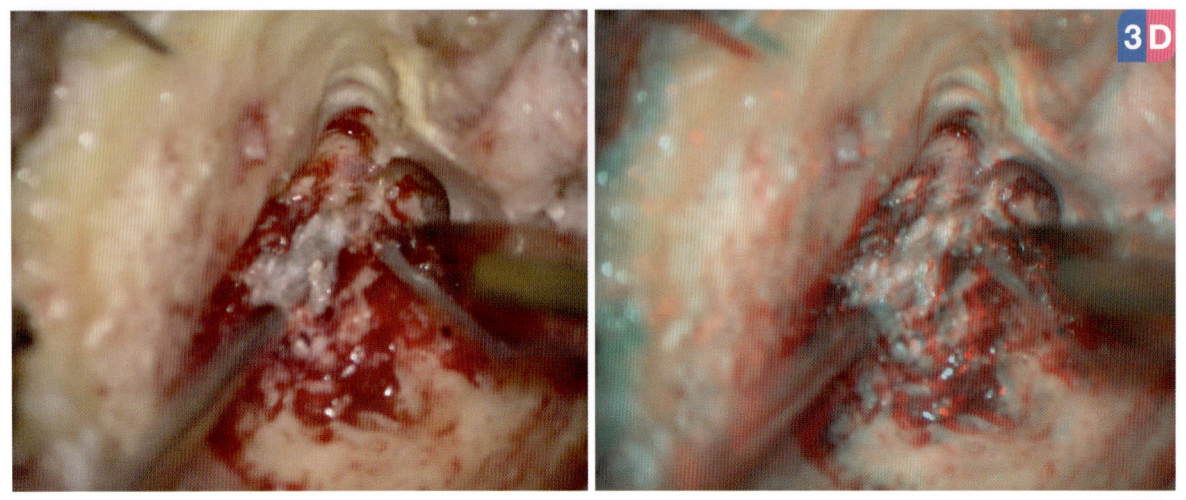

図14-7

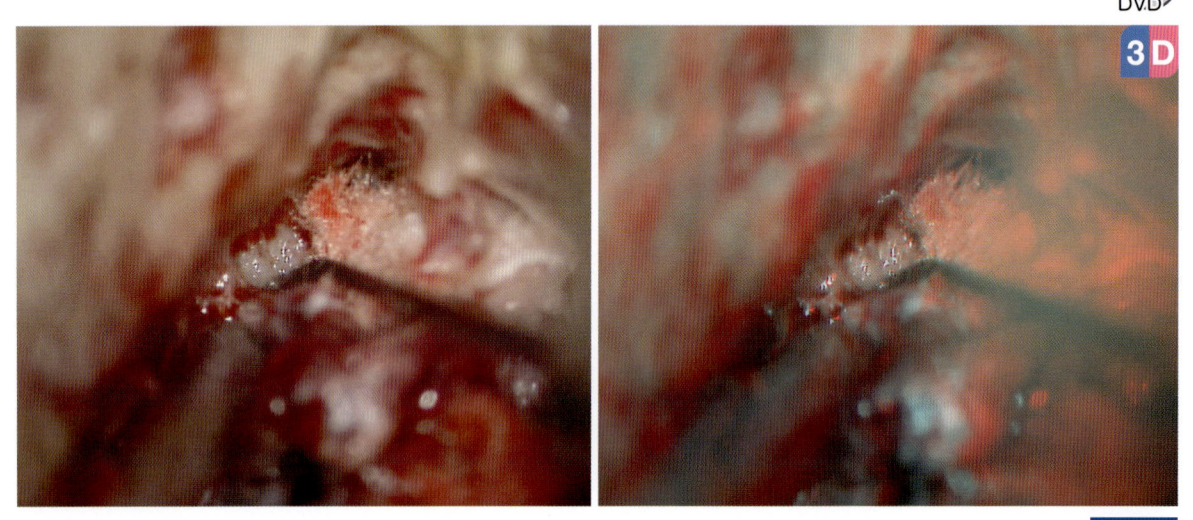

図14-8

3. 弛緩部から真珠腫のマトリクスを尖刃刀で切開，内腔を確認した．真珠腫は乳突洞まで進展していた（図14-7）．
4. 外耳道後壁を削除しているため，真珠腫の前縁，および上縁の確認・操作は容易である（図14-8）．
5. 上鼓室から真珠腫の全周が剥離できた（図14-9）．
6. 外耳道後壁を削除してから，キヌタ・アブミ関節を確認，離断した．なお，この症例ではキヌタ骨は長脚の先端のみ残存していた（図14-10）．
7. キヌタ骨とツチ骨頭の残存していた部分を摘出後，真珠腫のマトリクスを摘出した．この症例では外側半規管に瘻孔を認めた（図14-11）．

実際の症例

図14-9

キヌタ・アブミ関節

図14-10

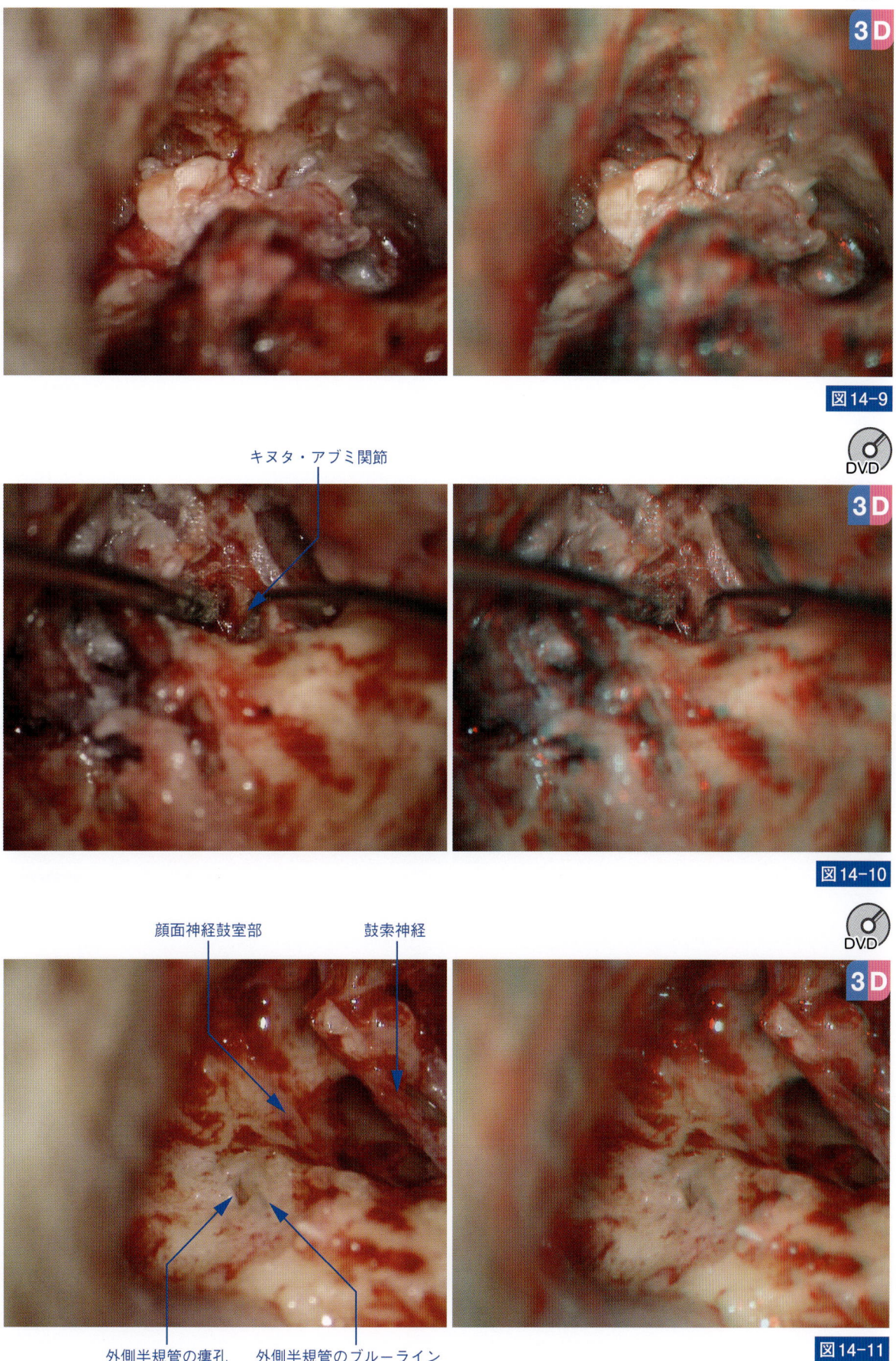

顔面神経鼓室部　鼓索神経

外側半規管の瘻孔　外側半規管のブルーライン

図14-11

91

第 14 章　外耳道後壁削除

筋膜

図 14-12

骨片

図 14-13

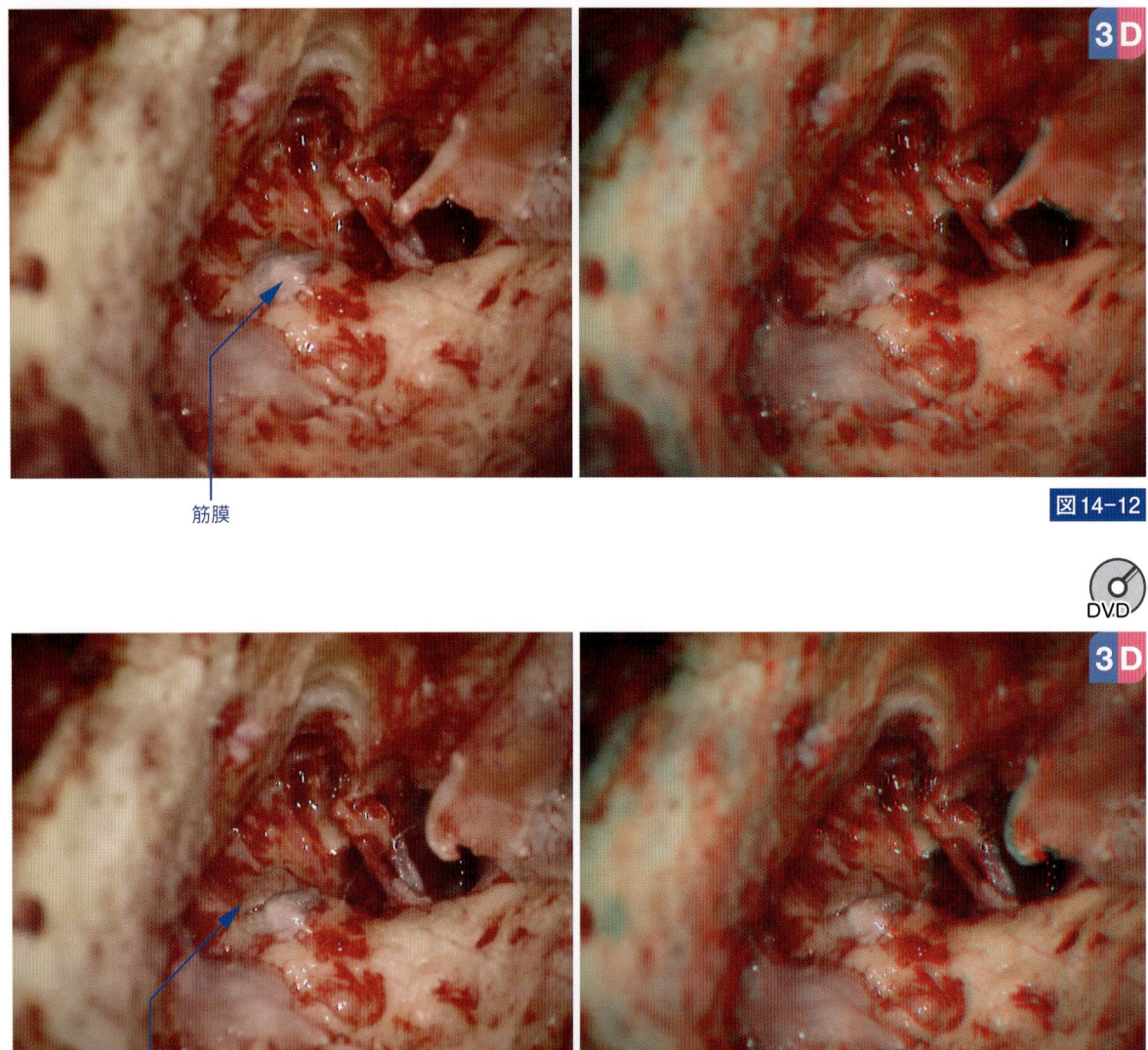

8. 半規管瘻孔は筋膜，骨片，骨パテの順に被覆，閉鎖した（図 14-12〜14）．
9. 耳管上陥凹を確認，開放した（図 14-15）．
10. 軟組織再建を行う場合は乳突部の蜂巣は炎症がなければ残してもよい．外耳道後壁は鼓索神経のレベル程度までは低くしておく．頭側は外側半規管隆起と一体化するところまで，足側は外耳道下壁がスムーズに乳突腔に連続するところまで削開する．顔面神経乳突部はピンクラインさせてもよいが，神経を露出させないようにする（図 14-16）．

実際の症例

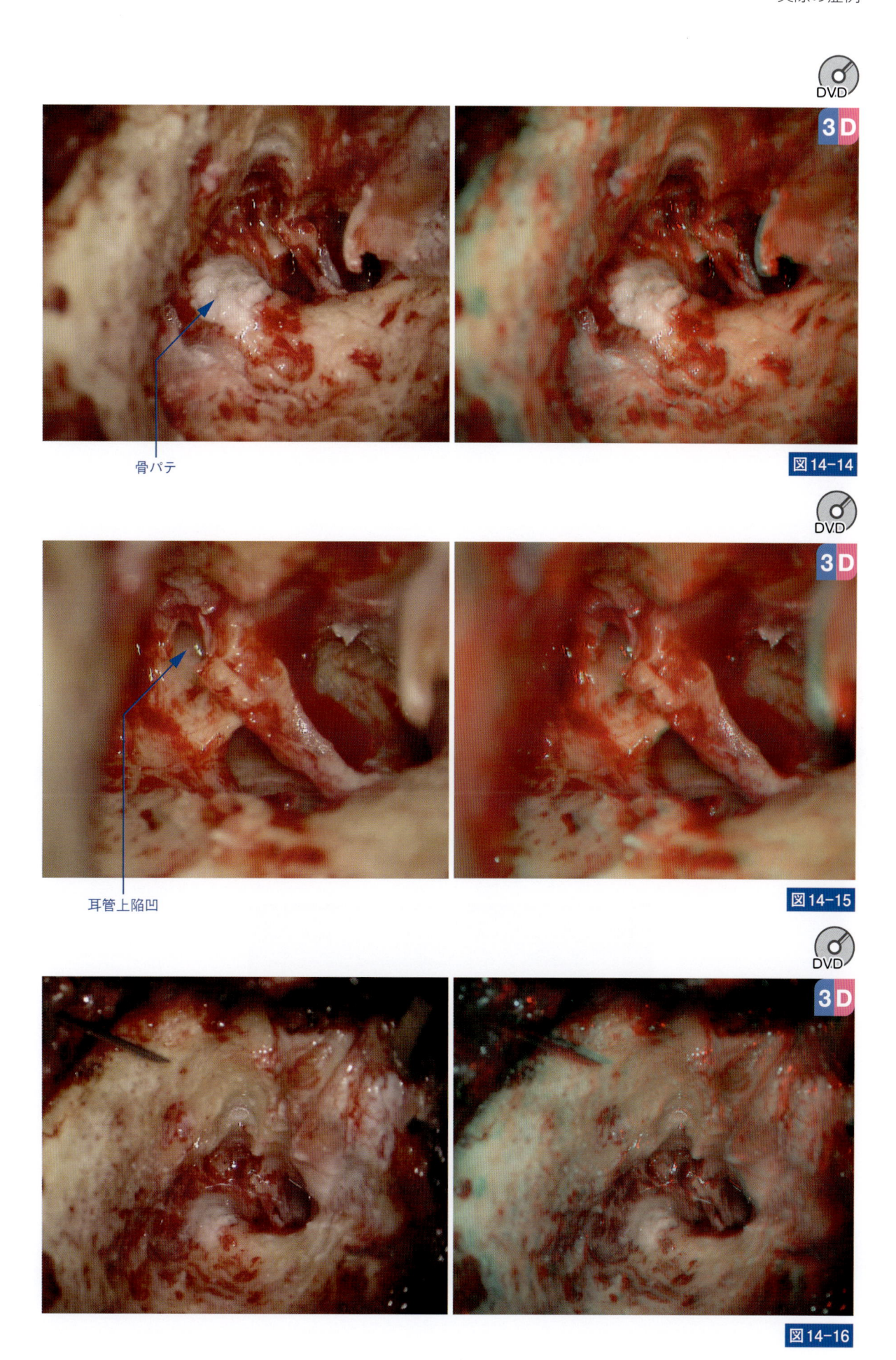

骨パテ

図14-14

耳管上陥凹

図14-15

図14-16

93

第14章　外耳道後壁削除

11. 大きめの側頭筋膜を残存鼓膜にアンダーレイし，そのまま外耳道皮膚に立て掛けるようにつなげて後壁を軟組織再建した（図14-17）．軟組織再建を行う際には筋膜と外耳道皮膚の間に隙間ができないようにすることが大切であるため，外耳をパッキングした後に必ず乳突部からパッキングが見えていないか確認する．

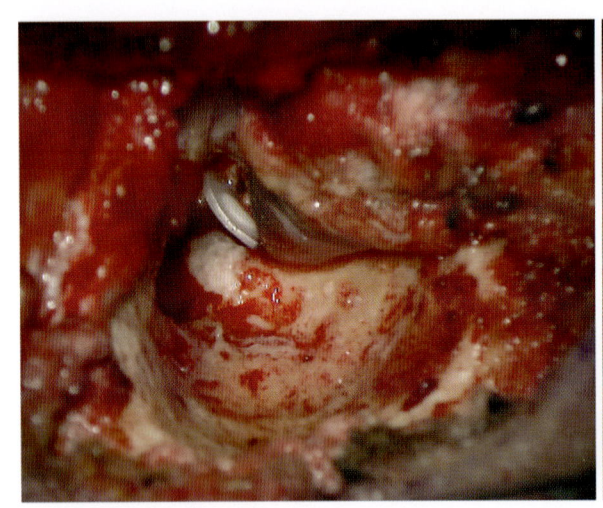

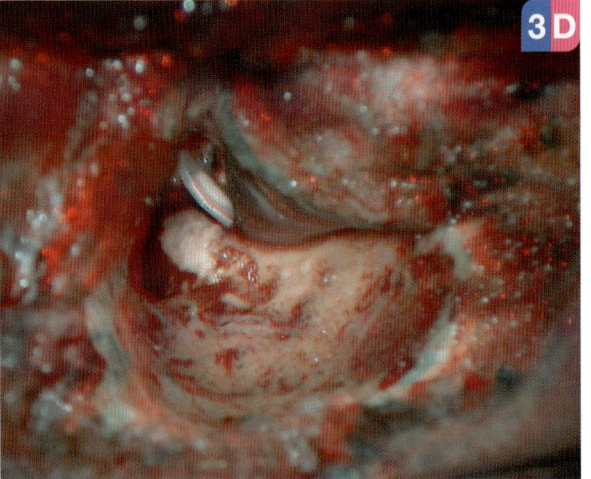

図14-17

左乳突腔障害（中耳根治術）
鼓膜写真（図14-18）
　鼓膜は全癒着して下鼓室と耳管上陥凹に感染をきたしている．外耳道後壁（facial ridge）はきわめて高い．

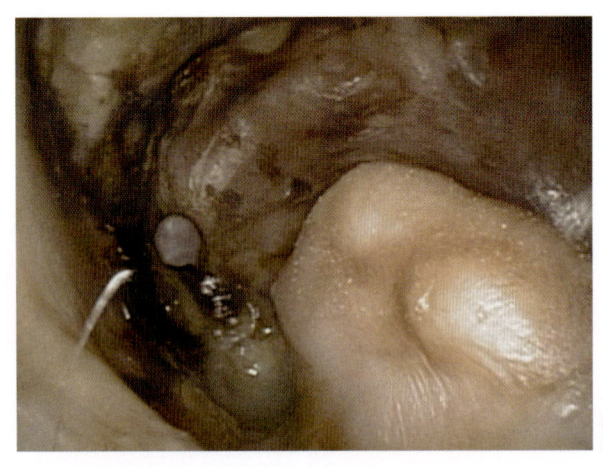

図14-18

CT(図 14-19)

　軸位断 CT でも外耳道後壁がきわめて高く残っていることがわかる．その一方で下鼓室の蜂巣，顔面神経乳突部内側の蜂巣（retrofacial cell）は深く削開されている．S 状静脈洞は一部露出しているようである．

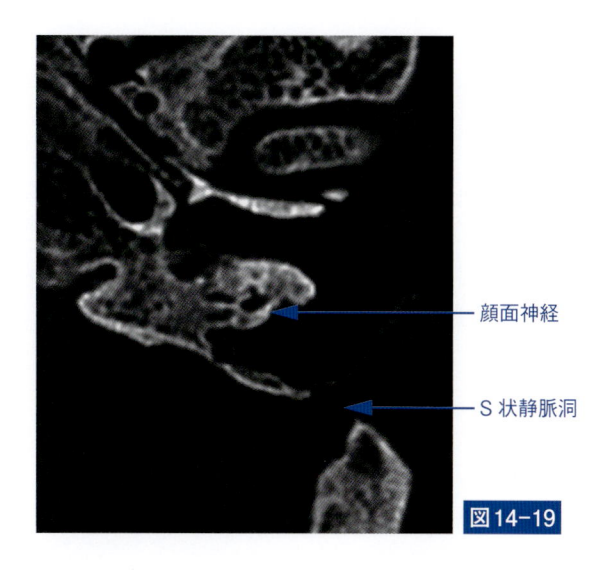

図 14-19（顔面神経，S 状静脈洞）

術式

1. 耳後切開，皮下組織を輪状切開してオープンキャビティーを開放した．外耳道後壁はきわめて高い（図 14-20）．

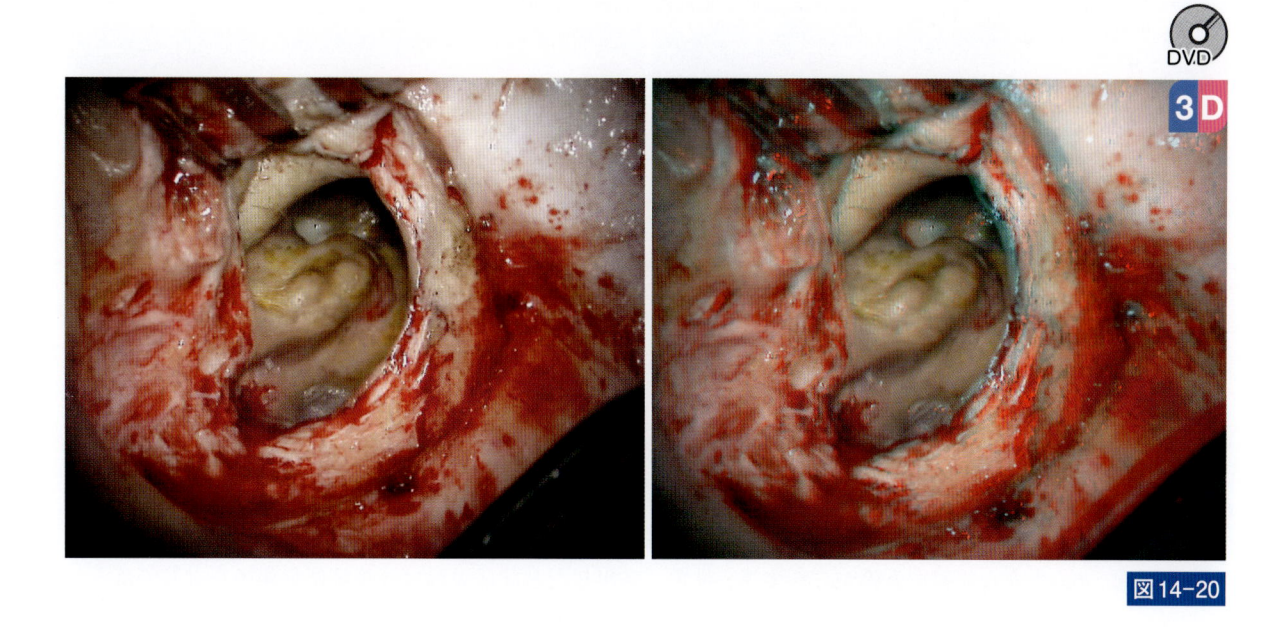

図 14-20

第 14 章　外耳道後壁削除

図 14-21

顔面神経鼓室部　　耳管上陥凹　　前骨板

図 14-22

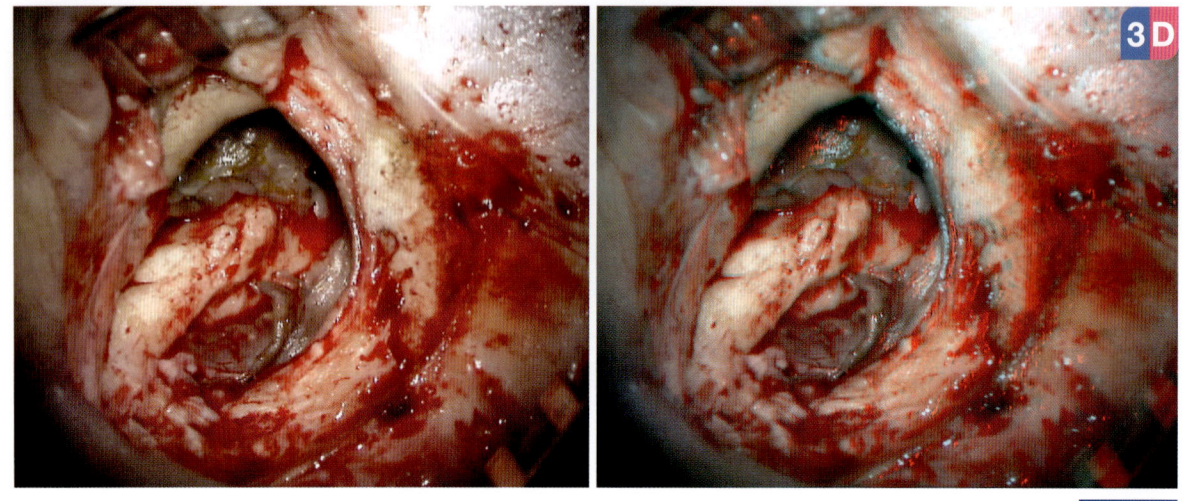

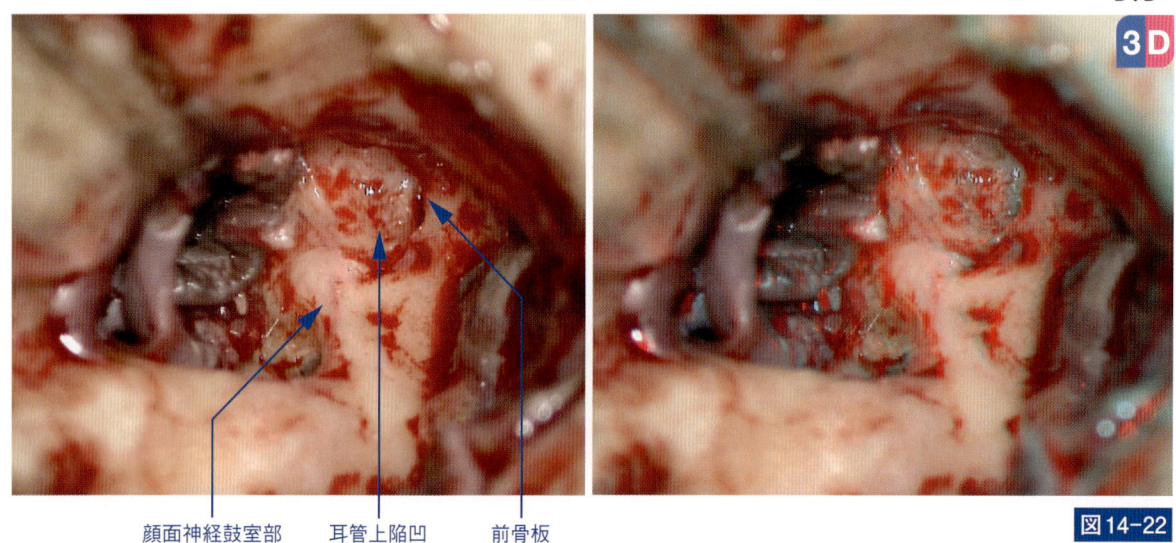

2. 外耳道後壁の上の上皮を剥離，骨削開を行う（図 14-21）．
3. 耳管上陥凹にも上皮が侵入し，ポケットを形成していた（図 14-22）．
4. 中鼓室からも上皮を剥離，上皮は下鼓室にも侵入していた．外耳道後壁もぎりぎりまで低く削除した（図 14-23）．
5. 耳管上陥凹は軟骨で充填した（図 14-24），下鼓室も同様に軟骨で充填した．
6. 大きな筋膜で鼓膜から乳突部を被覆，露出したS状静脈洞は耳後部結合組織を有茎で落とし込んで被覆した（図 14-25）．

実際の症例

正円窓窩　顔面神経乳突部　アブミ骨底板

軟骨

図 14-23

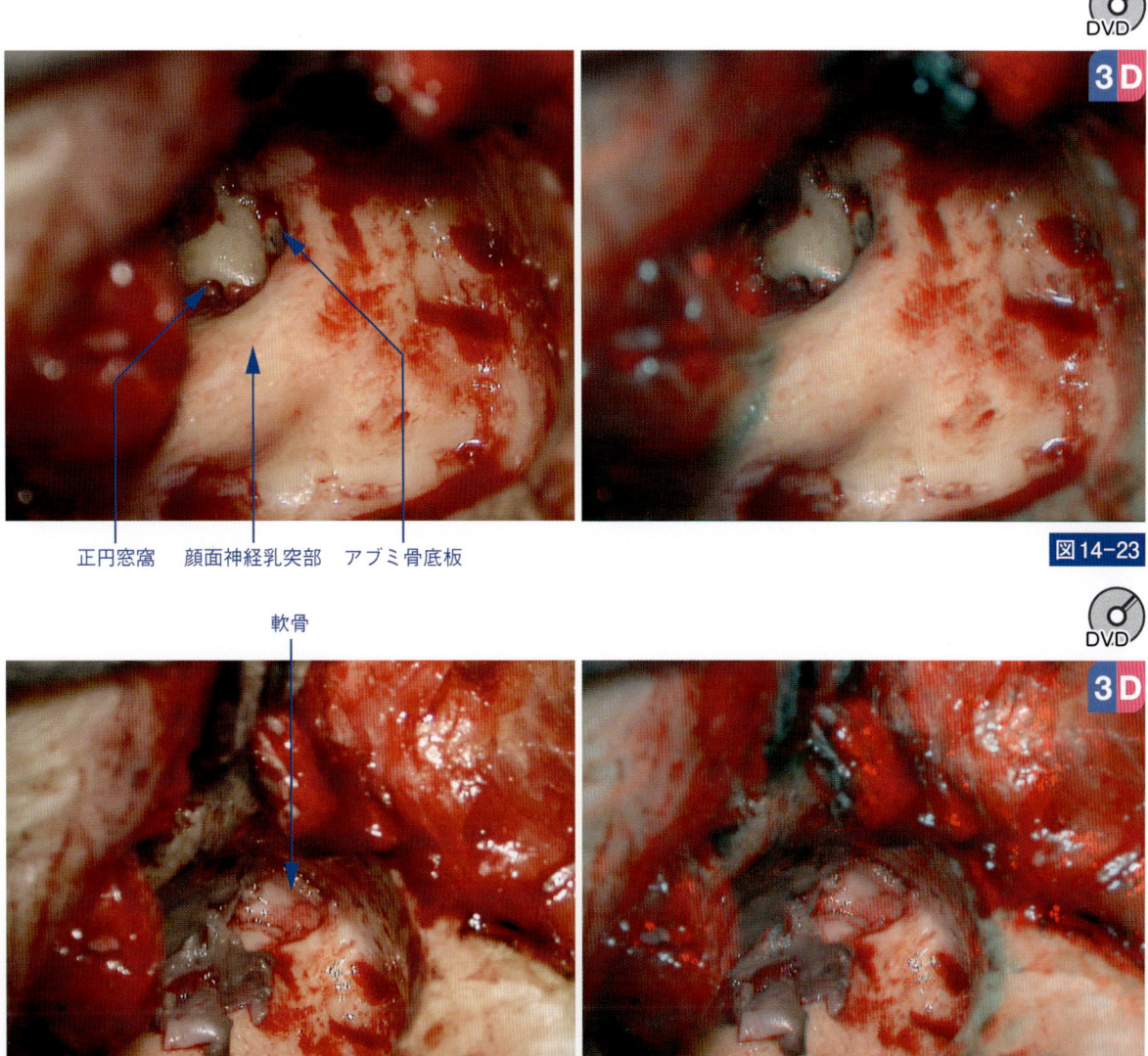

図 14-24

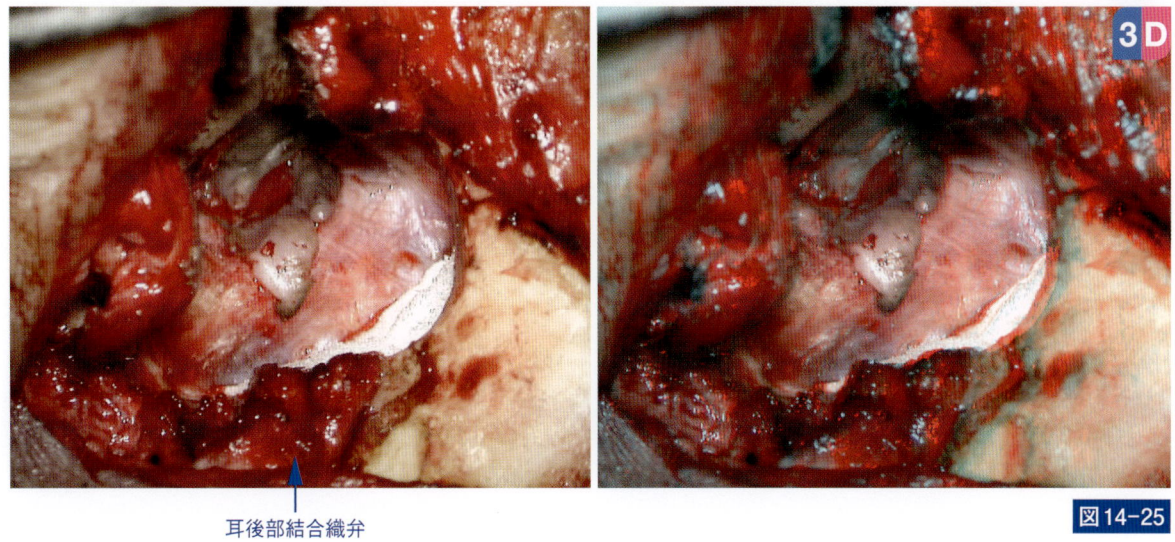

耳後部結合織弁

図 14-25

97

第 14 章　外耳道後壁削除

図 14-26

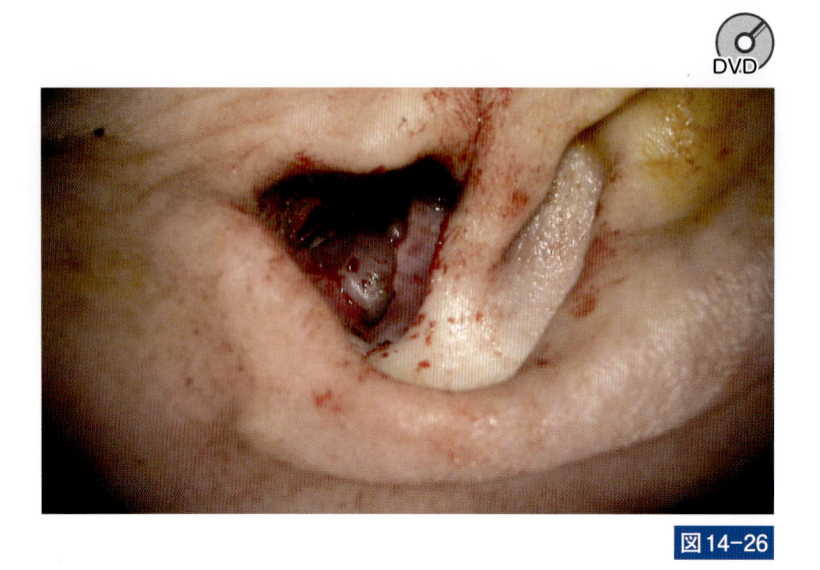

7. 外耳道入口部形成は耳輪脚まで広げた（図 14-26）.

第15章

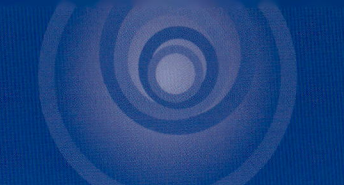

内リンパ嚢開放

　内リンパ嚢は，外側半規管上に引いた Donaldson 線（Donaldson line）より下方に存在するとされる．しかしながら，症例によって大きさや位置が多様であり，術前の CT で外側半規管との位置関係を十分に把握しておくのがよい．今回用いた標本では内リンパ嚢が最も確認しやすい軸位断のスライス（図 15-1a）を矢状断（図 15-1b）で見ると，赤線，Donaldson 線（水色点線）との距離は約 1 mm である．

　まず外側半規管，後半規管，S 状静脈洞の輪郭をダイアモンドバーで削って明瞭にする（図 15-2）．その後，S 状静脈洞と後半規管の間の骨を，硬膜が透見できる程度まで薄く削ると，扇型に広

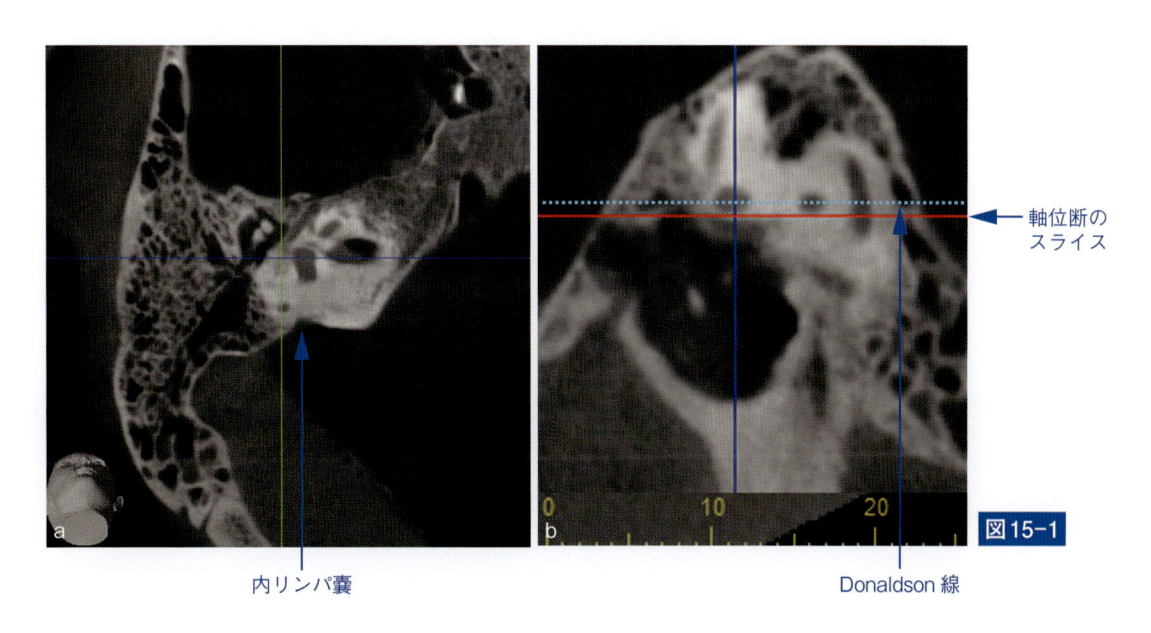

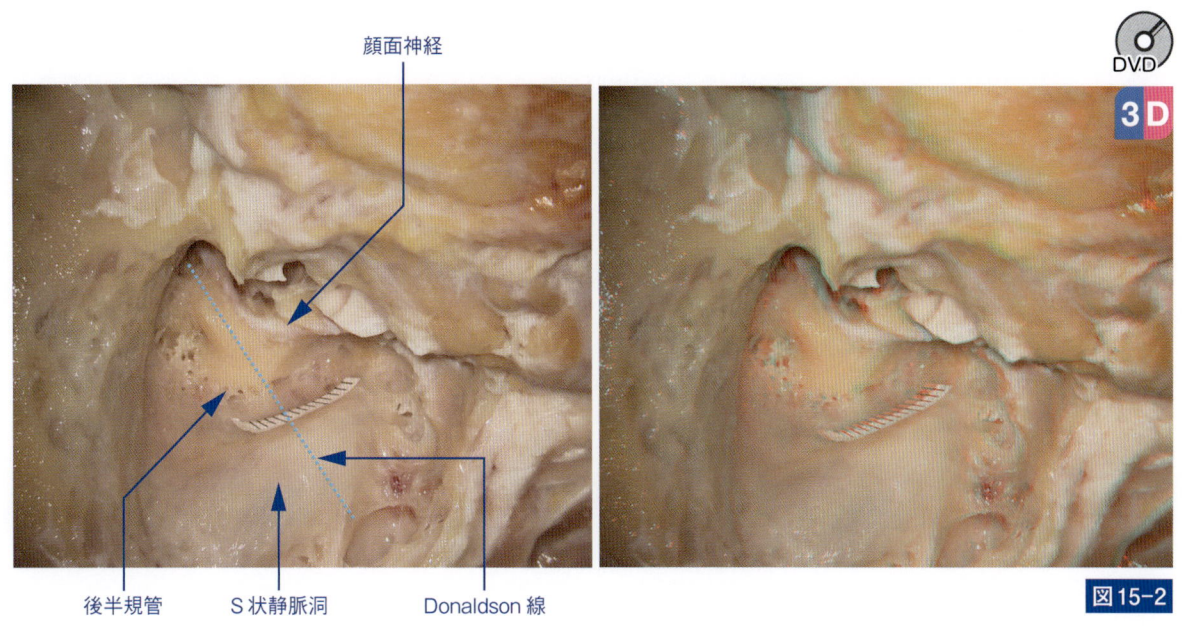

図 15-1
内リンパ嚢　　Donaldson 線　　軸位断のスライス

図 15-2
顔面神経　　後半規管　　S 状静脈洞　　Donaldson 線

第 15 章　内リンパ嚢開放

外側半規管　後半規管　S状静脈洞　内リンパ嚢

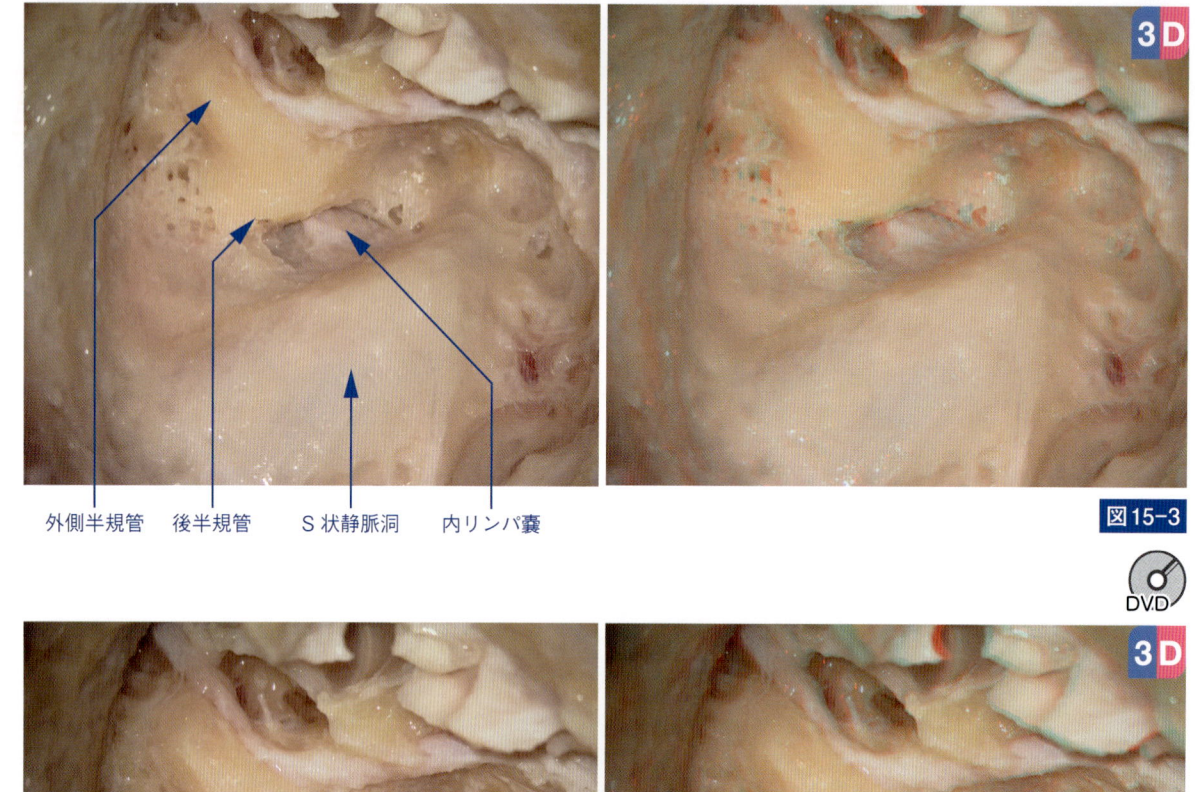

図 15-3

図 15-4

がる内リンパ嚢が確認できる．S状静脈洞と後半規管との間が狭い例では操作範囲が狭く難しくなる．内リンパ嚢の位置がわかれば，その周囲を含めて後頭蓋窩硬膜を露出させる．内リンパ嚢の内側を探針やダックビル剥離子で触診し，内リンパ嚢裏面の弁蓋 (operculum) を探す．症例によっては確認した構造が内リンパ嚢か単なる硬膜か区別しづらいことがあるが，弁蓋を触れると内リンパ嚢と確定できる．臨床で内リンパ嚢開放術を行う Ménière 病症例では内リンパ嚢が小さかったり後半規管と後頭蓋窩の距離が短いことが多く，このような場合は弁蓋を触知しづらい．弁蓋を触知できない場合は，後半規管と S 状静脈洞との間で硬膜を広めに露出させて側頭骨から剥離を試みる．通常の硬膜は側頭骨から剥離できるが，内リンパ嚢は側頭骨内に入っていくため，この部分で剥離が不可能となる (図 15-3)．内リンパ嚢が確認できると，中耳側の硬膜のみを切開し，内腔を確認する (図 15-4)．

　内リンパ嚢が中枢で内リンパ管となることは第 20 章で再確認する．

　顔面神経乳突部の内側の蜂巣 (retrofacial cell) を十分削開すると内リンパ嚢の確認がより容易になるが，この部分では後半規管膨大部と顔面神経が近いので注意が必要である．また，高位静脈球の場合は損傷しないように留意する．

第16章

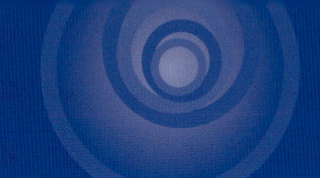

半規管の解剖

半規管骨包の剖出

　半規管骨包の周囲の蜂巣を丁寧に削開し，骨包のアウトラインを剖出する（図16-1）．上半規管の中央には弓下動脈の通る穴が確認できる．この部位をしっかり削っておくと，上半規管の形がイメージしやすくなる．上半規管は多くの例で中頭蓋窩に突出しており，このような例では天蓋との間は削開できない．どこまでアウトラインを剖出できるかは，あらかじめCTで確認しておく．上半規管の前脚は外側半規管と近接しており発見しやすいが，後脚はかなり深いことを実感する．また，後半規管の膨大部は顔面神経の下に潜り込んでいる．後半規管の膨大部の周囲には緻密骨が存在していることも多く，骨包をきれいに剖出しづらい症例もある．

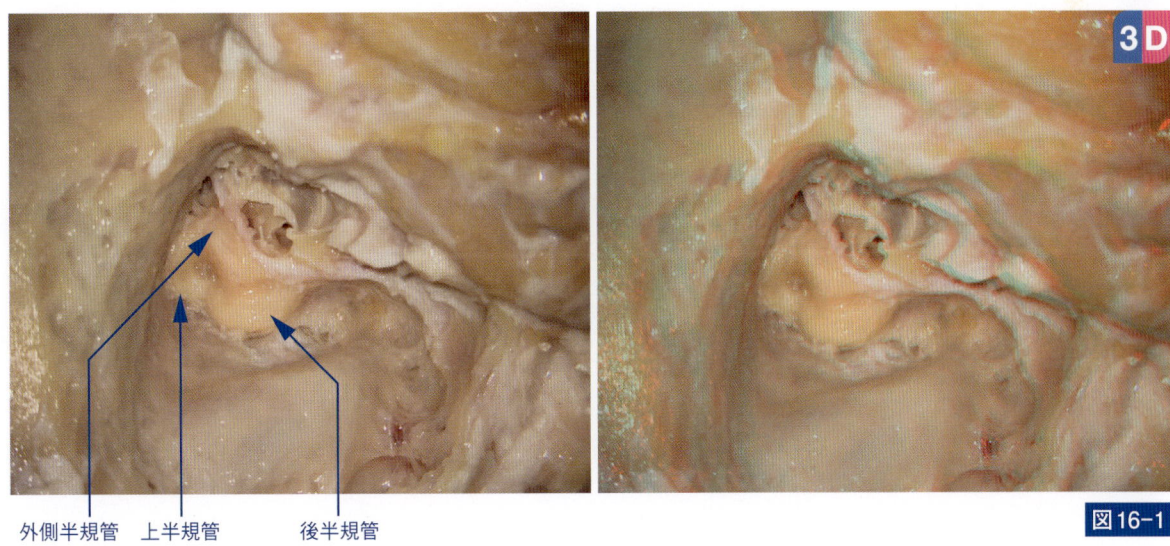

外側半規管　上半規管　後半規管

図16-1

膜迷路の剖出

　半規管骨包がきれいに出ると，膜迷路の剖出に移る．膜迷路の走行を予測し，それに平行に，大きめのバーで削開していく．いきなり内腔を見に行くのではなく，まずは薄く骨が残って内腔が透見できる状態（ブルーライン）とする．内耳骨包はきわめて硬いため臨床ではカッティングバーを使用するが，実習で膜迷路を確認したい場合は内骨膜が露出する前からダイアモンドバーを用い，ブルーラインを確認した後は，細い吸引管とノミで丁寧に削開する．膜迷路は骨包に比べてかなり細い．また，半規管自体は完全な平面を形成しておらずねじれた形をしている．お互いも完全に直交しているわけではない．後半規管は顔面神経乳突部の内側に入り込んでいるため，ここでは外側半

第16章　半規管の解剖

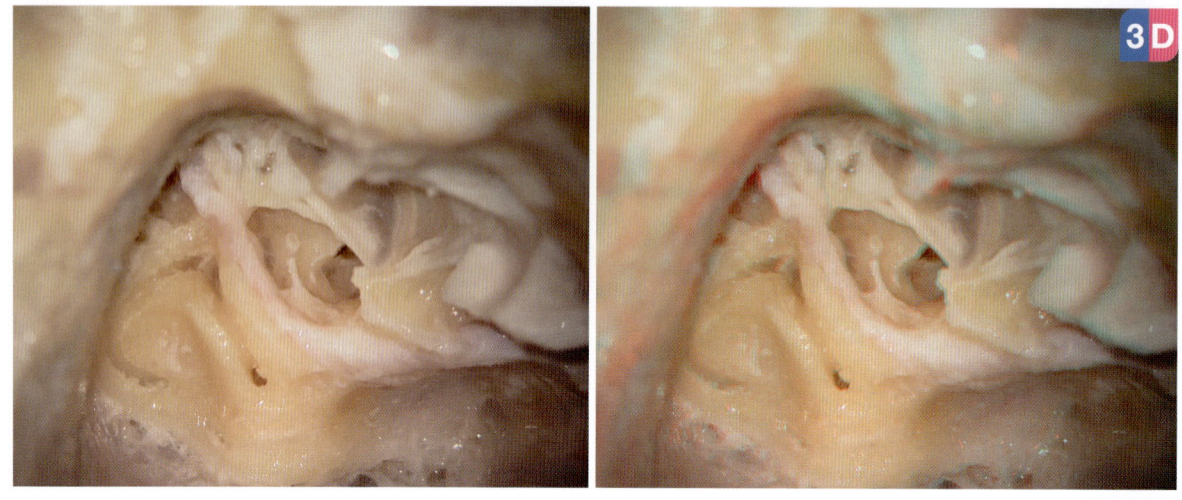

図16-2

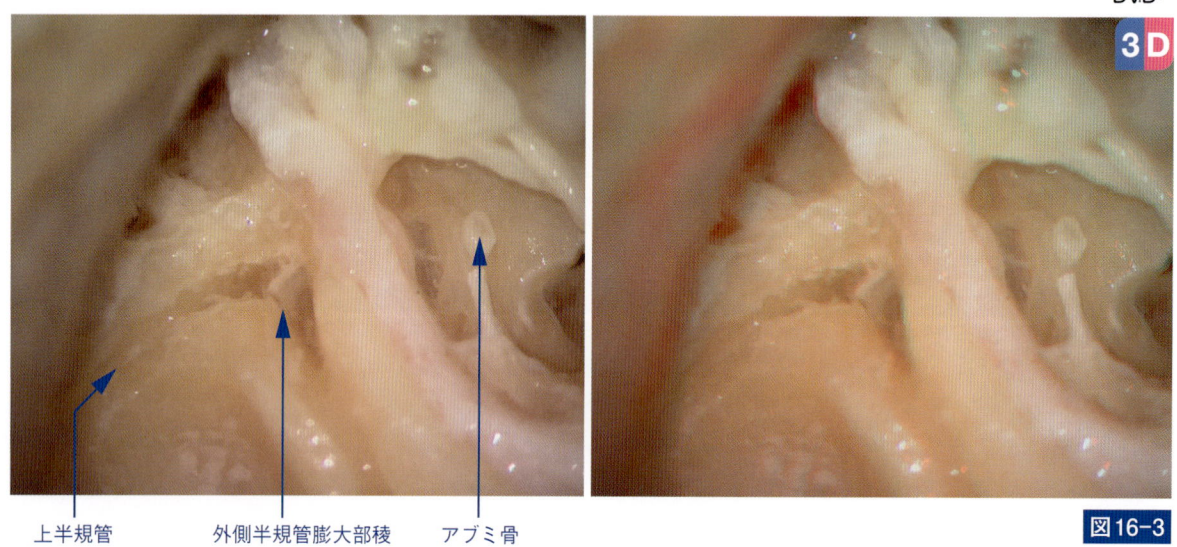

上半規管　外側半規管膨大部稜　アブミ骨

図16-3

規管と上半規管のみを開放して後半規管は第18章で開放してもよい（図16-2）．外側半規管と上半規管の膨大部を開放すると内部に膨大部稜（クリスタ）が確認できる（図16-3）．外側半規管と上半規管の膨大部はそれぞれの半規管の前方にあり，きわめて近接している．この部分の構造もきわめて繊細なため，細い吸引管とノミで丁寧に削開していく．膨大部を開放すると内部にゼラチン様の物質が確認でき，この部分を探針で丁寧に探ると，外側半規管と上半規管の外周に沿って，半月状の構造が内壁に付着しているのが見える．これが，膨大部稜である．ホルマリン固定した標本では比較的確認しやすい．

解剖ノート

　標本を丁寧に削開すると，骨迷路の中に膜迷路を確認できることがある（図16-4, 5）．膜迷路は容易に虚脱してしまうので，術野を水で満たして詳細に観察すると，骨迷路の中に膜迷路が浮かんでいるのが確認できる（付録DVD-ROM 第18章 解剖ノート参照）．

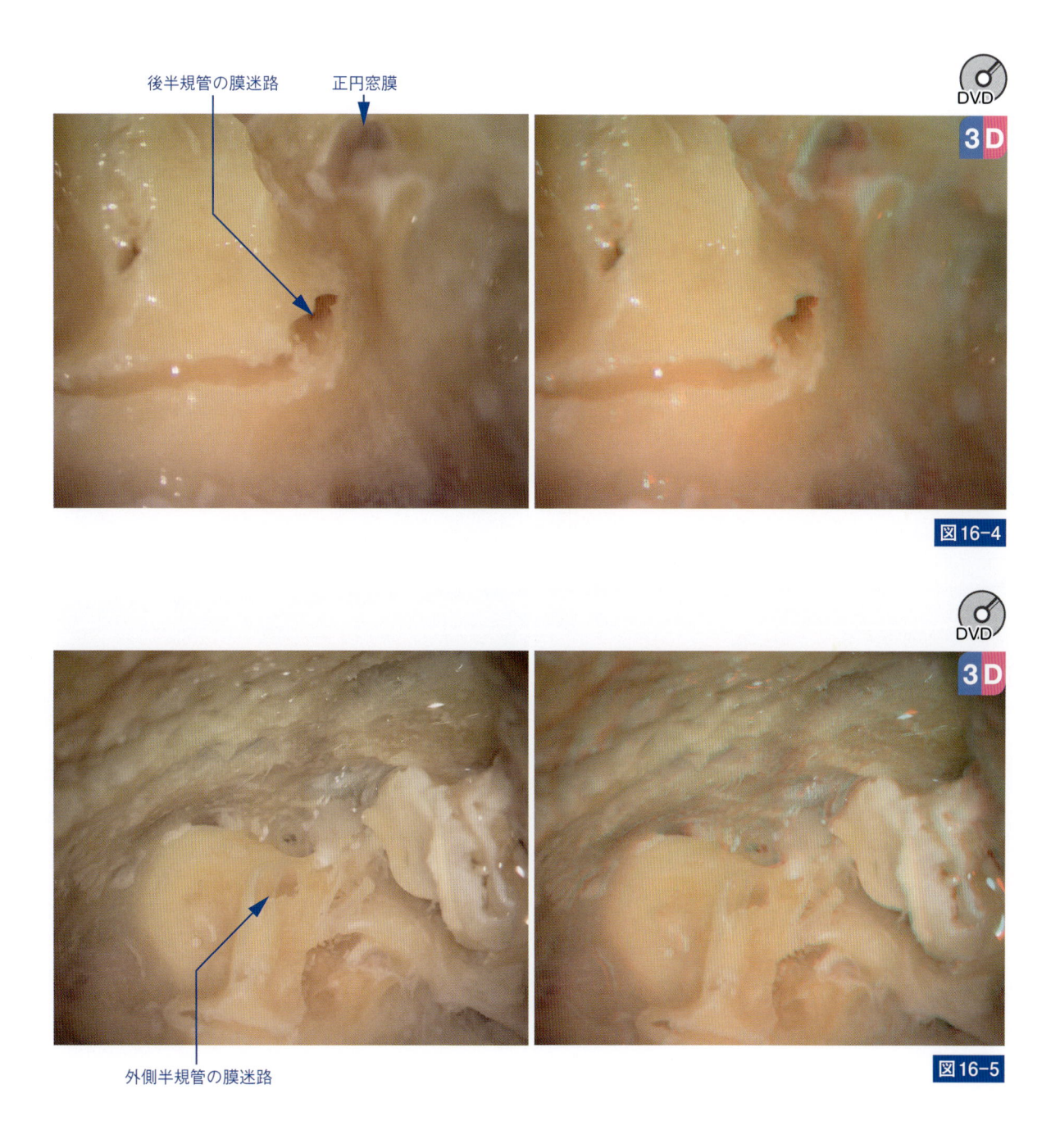

後半規管の膜迷路　　正円窓膜

図16-4

外側半規管の膜迷路

図16-5

第17章

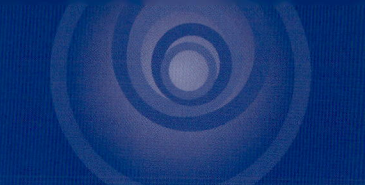

顔面神経の移動

　前庭の解剖に備え，顔面神経を移動もしくは切断する．顔面神経鼓室部から乳突部を十分露出させると，第二膝部を中心に顔面神経管から外して移動させることができる(reroute)(図17-1)．顔面神経乳突部の内側壁を少し削開するとアブミ骨筋の筋体を確認できる．アブミ骨筋は錐体隆起を通ってアブミ骨筋腱を形成，アブミ骨と連続する．起始部は骨管内にある．筋体は想像する以上に長く，しっかりした構造である．顔面神経の第二膝部から乳突部にかけては神経と顔面神経管の間に血管や線維性結合組織が存在しており，これらはメスで切離する必要がある．鼓室部ではこのような組織はほとんどなく，神経管から比較的容易に外すことができる．

　神経の移動が困難な場合は顔面神経を第二膝部付近で切断，それぞれ中枢側と末梢側に翻転しておく．

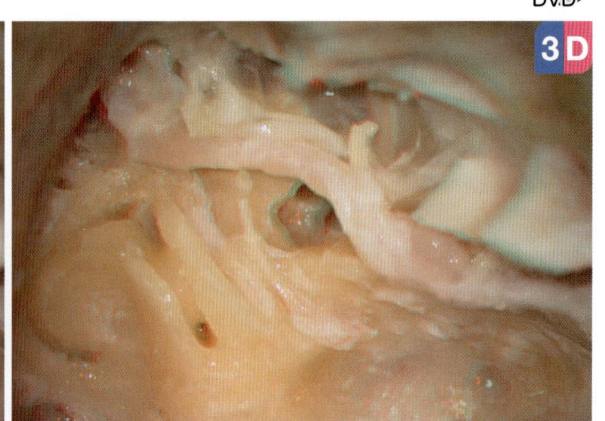

顔面神経　アブミ骨　アブミ骨筋

図17-1

解剖ノート

　耳下腺内で顔面神経を露出させ茎乳突孔を開放すると，さらに大きく顔面神経を移動させることができる(図17-2)．この際に顔面神経と顎二腹筋は強固な結合組織で覆われて分離しがたいため，メスやハサミで鋭的に切離するか，顎二腹筋も側頭骨から切離して顔面神経と一緒に移動させる必要がある．耳下腺部まで含めて顔面神経を移動させると，頸静脈孔や内頸動脈への操作が容易となる(側頭下窩アプローチA型)．

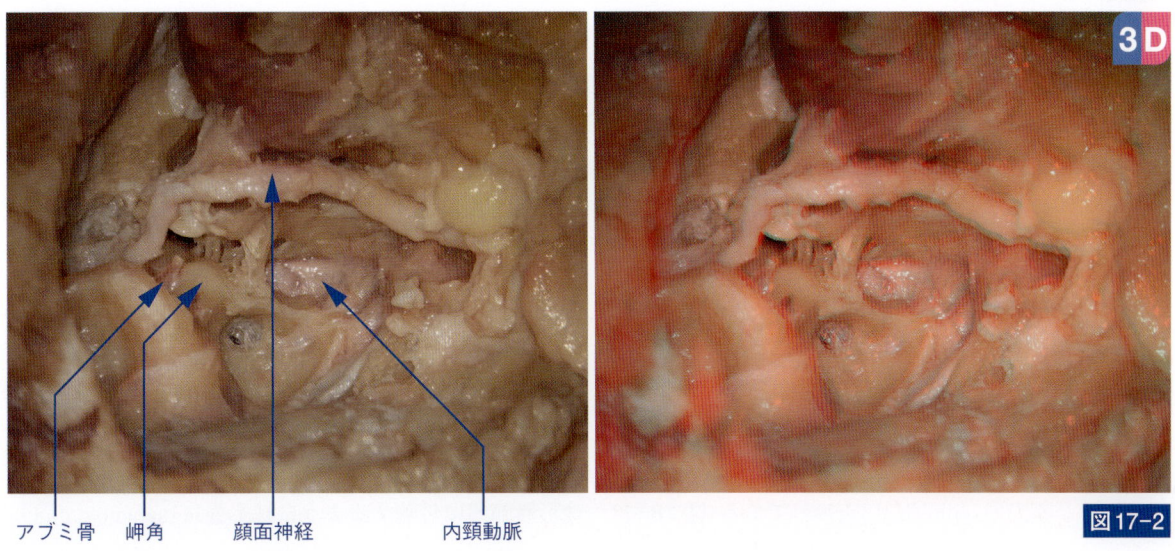

アブミ骨　岬角　顔面神経　内頸動脈

図17-2

第18章

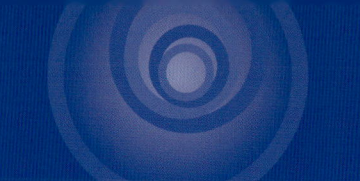

前庭の解剖

　さらに内耳の削開を進め，前庭を開放する．前庭は3つの半規管が合流する部分にあり，顔面神経鼓室部の内側に位置している．そのため，前庭の内部を詳細に観察するにはあらかじめ顔面神経を第二膝部で切断もしくは移動(reroute)しておく必要がある．

卵形嚢の解剖

　外側半規管の削開を前方に進めていくと広い空間に入る．ここが前庭の後上部に相当し，卵形嚢陥凹(elliptical recess)と呼ばれる．前庭内を頭側から覗きこむと，前方から後方に水平に突出する庇状の軟組織の構造が確認できる．これが卵形嚢斑(utricular macula)である．卵形嚢斑は顔面神経鼓室部のちょうど内側に位置している．卵形嚢は卵形嚢斑から上方(上半規管側)に存在して卵形嚢陥凹に収まっている．上半規管膨大部稜，外側半規管膨大部稜，卵形嚢斑がきわめて近接していることがわかる．これらはいずれも上前庭神経支配である．

球形嚢の解剖

　アブミ骨を摘出すると，前庭の内側壁が皿状に丸く陥凹していることがわかる．この部分が球形嚢陥凹(spherical recess)である(図18-1)．球形嚢陥凹に付着するように球形嚢斑(saccular macula)が存在している．標本では確認しづらいことが多いが，球形嚢陥凹の白い部分が球形嚢斑となる．厳密には球形嚢斑は球面の一部であり卵形嚢斑は辺縁を除いてほぼ平面であるが，両者は垂直の関係にある．

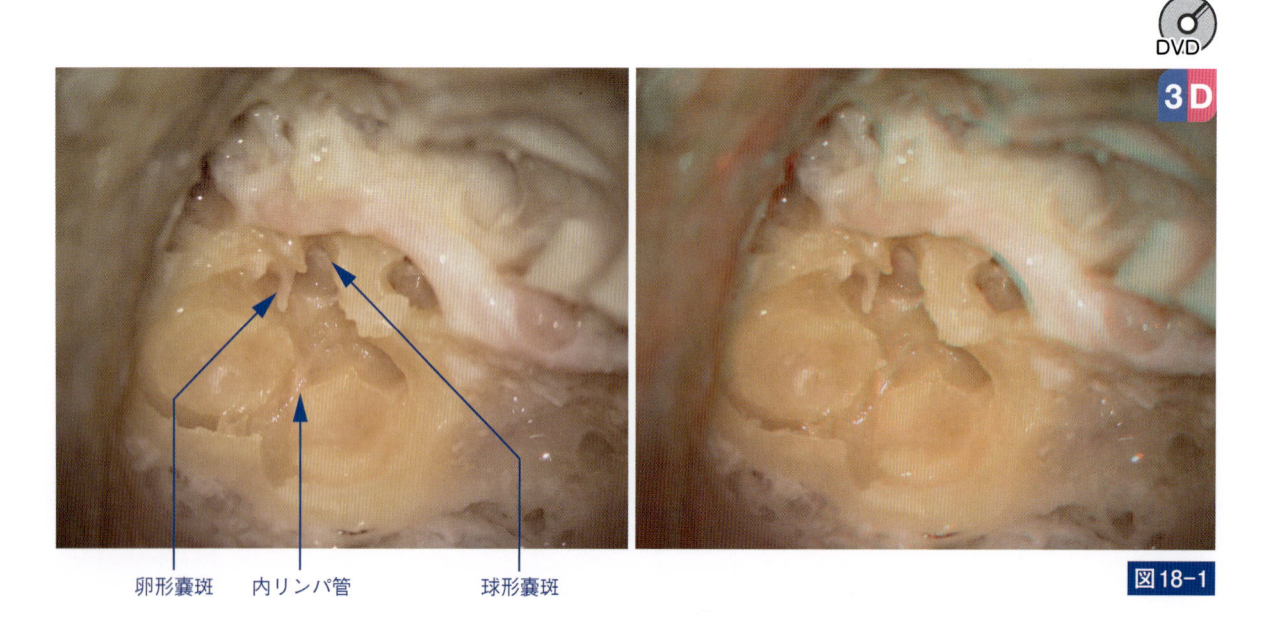

卵形嚢斑　内リンパ管　球形嚢斑

図18-1

後半規管を前庭まで追跡し，膨大部を開放する．後半規管膨大部は顔面神経乳突部の内側に位置しており，上半規管・外側半規管の膨大部とは離れている．膨大部稜はさらにその外周(下方)にある．

アブミ骨は前庭窓についており，角度的には卵形嚢斑の方を向いている．また，アブミ骨底板の後半では卵形嚢斑との距離は1mm程度である．アブミ骨の動きに由来する前庭器の反応としては，音による眼振またはめまい感をみるTullio現象(Tullio's phenomenon)と外耳道加圧による眼振をみるHennebert徴候(Hennebert's sign)がある．これらはもともと先天梅毒に特有の症状とされていたが，その後Ménière病でも同様の現象・徴候が生じることが報告された．これらの原因として，アブミ骨底板と卵形嚢斑が線維性組織で連結してしまうことが想定されている．球形嚢は正常ではアブミ骨底板とは離れているが，内リンパ水腫の場合は拡張した球形嚢がアブミ骨に近接する可能性があり，これもTullio現象やHennebert徴候をきたしうるとされている．

解剖ノート

前庭をさらに詳細に観察するには，顔面神経は切断するか耳下腺部まで含めて移動した方がよい．広い術野で丁寧に前庭を削開すると，上半規管・外側半規管の膨大部，および卵形嚢がお互い接するように位置していることが観察できる(図18-2，3)．また，後半規管の膨大部稜(クリスタ)が正円窓にきわめて近いことも確認できる(図18-4)．良性発作性頭位めまいに対する後膨大部神経切断術は正円窓膜後縁のすぐ下方でsingular neurectomyを行う．ちょうどその部位に向かって後半規管の膨大部稜が位置していることがわかる．

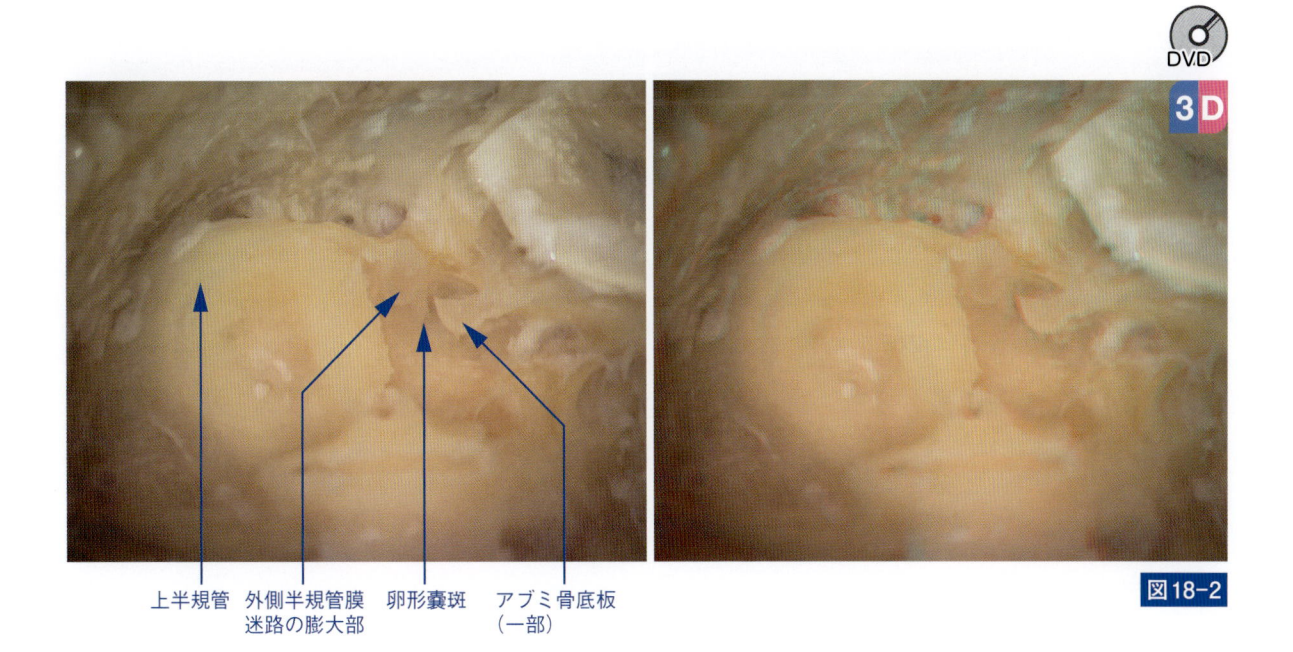

上半規管　外側半規管膜迷路の膨大部　卵形嚢斑　アブミ骨底板(一部)

図18-2

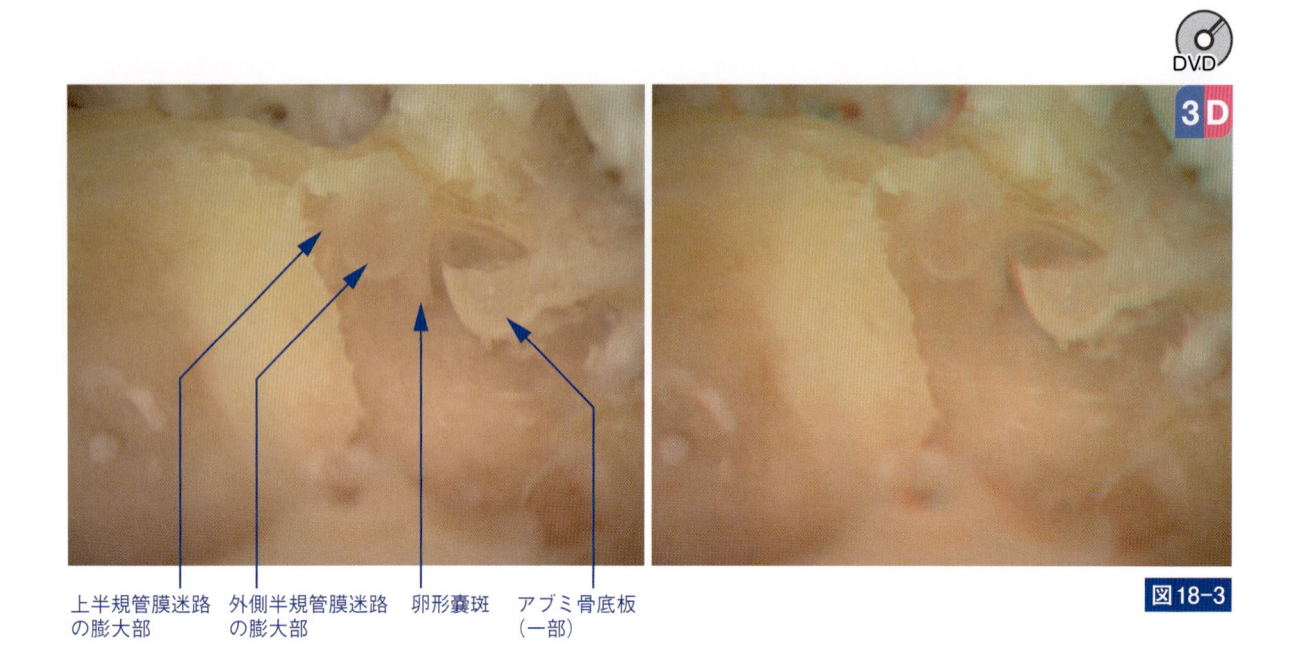

第 18 章　前庭の解剖

上半規管膜迷路の膨大部　外側半規管膜迷路の膨大部　卵形嚢斑　アブミ骨底板（一部）

図 18-3

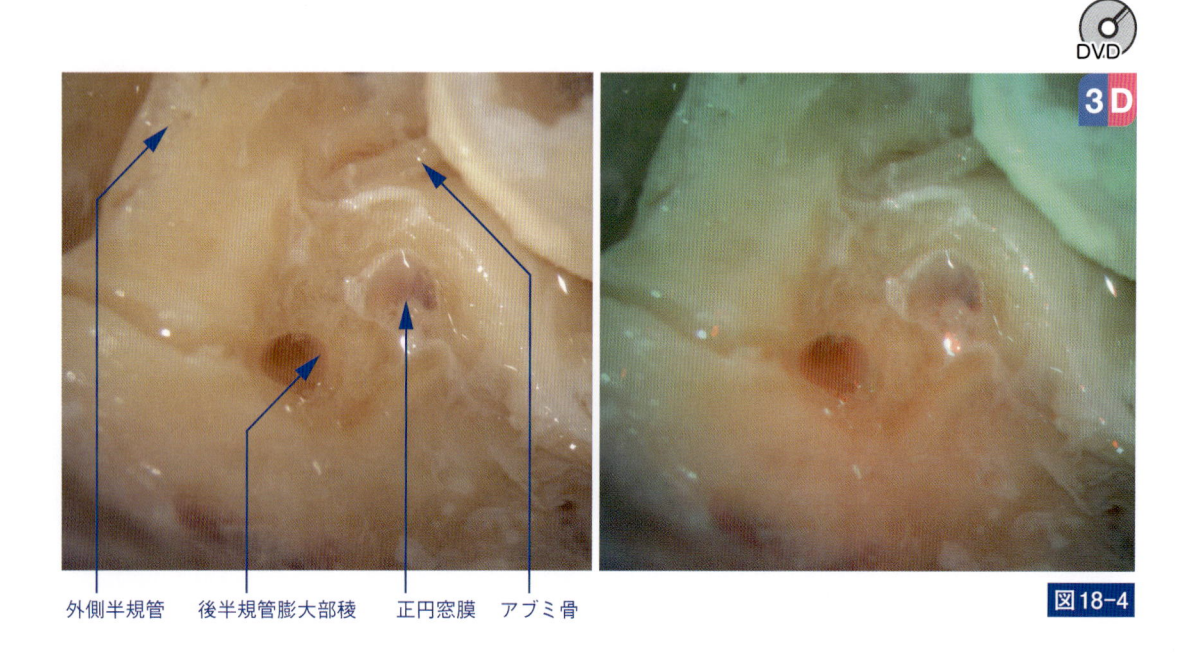

外側半規管　後半規管膨大部稜　正円窓膜　アブミ骨

図 18-4

108

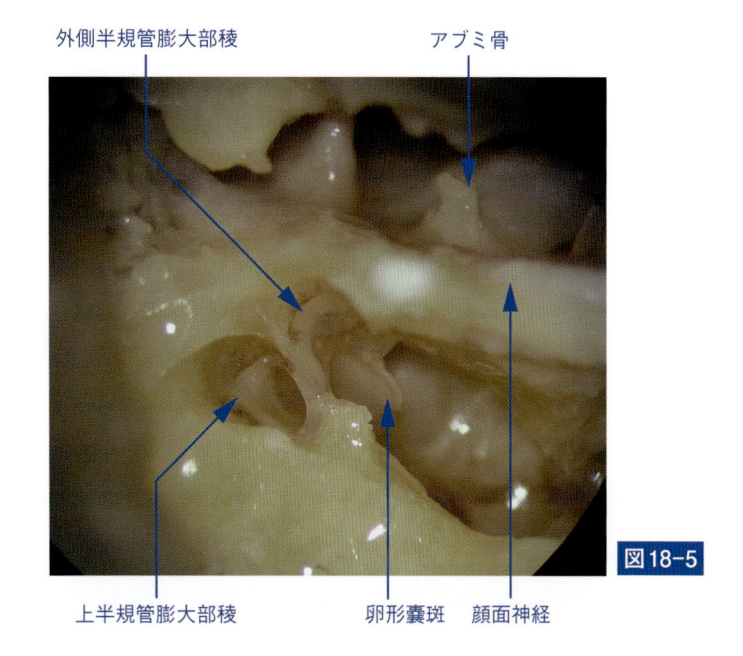

図18-5 （外側半規管膨大部稜／アブミ骨／上半規管膨大部稜／卵形嚢斑／顔面神経）

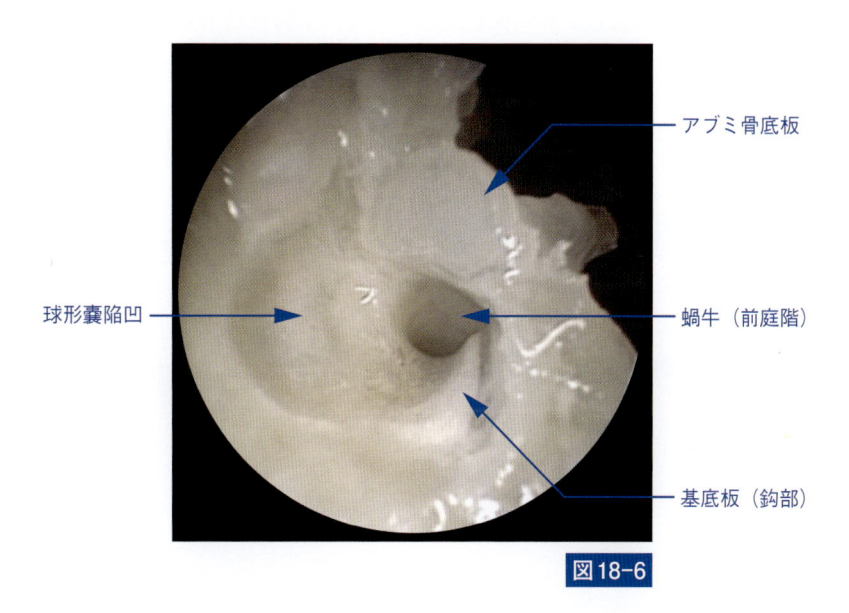

図18-6 （アブミ骨底板／球形嚢陥凹／蝸牛（前庭階）／基底板（鉤部））

　状態のよいホルマリン固定標本では，膨大部稜と耳石器がきわめて明瞭に観察できる（図18-5）．上半規管・外側半規管の膨大部稜，および卵形嚢斑は近接した位置にある．

　前庭を広く開放して天蓋側から内視鏡を用いて前庭を観察すると，アブミ骨底板は球形嚢陥凹と全く異なった方向を向いており，むしろ卵形嚢斑の方向を向いていることがよくわかる．アブミ骨底板の奥には蝸牛基底回転の前庭階と基底板が見えている（図18-6）．基底板のこの部分は次章で述べる鉤部（hook portion）である．

第19章

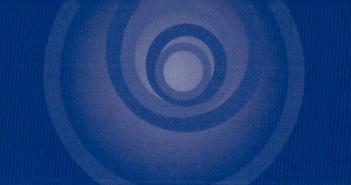

蝸牛の解剖

　蝸牛の基底回転から第2回転，頂回転を開放する．ここでは基底板の解剖と蝸牛軸の位置と方向を理解することが重要である．

基底回転と鉤部（hook portion）

　卵円窓と正円窓の間の骨をダイアモンドバーで丁寧に除去すると，蝸牛基底板の鉤部（hook portion）と呼ばれる部分が確認できる（図 19-1）．基底板の卵円窓側が前庭階（scala vestitube），正円窓側が鼓室階（scala tympani）になる．ダイアモンドバーを用いて前庭階と鼓室階を均等に開放するように蝸牛骨包を削開して基底板を追跡すると，基底板は下方に屈曲していく．この屈曲から，この部分は鉤部（hook portion）と呼ばれている．hook portion を越えると，基底板はさらに前方内側に伸びていく．この部分では基底板の走行は複雑であり，その走行と正円窓との位置関係を理解することは人工内耳手術の解剖学的位置の理解に非常に有用である．そのため，正円窓膜も一部だけでもよいので極力保存するようにする．hook portion を見ると，正円窓から直接電極を挿入すると基底板や蝸牛軸にぶつかり，スムーズに入りにくいことがわかる．また，前庭階は前庭と交通しているが，鼓室階は hook portion で盲端（cul de sac of the scala tympani）となっていることがわかる．蝸牛基底回転を十分開放すると，骨ラセン板（osseous spiral lamina）が確認できる．蝸牛基底回転自体の幅は広いものの，その大部分が骨ラセン板で基底膜（membranous spiral lamina）自体の幅は狭い．そのため蝸牛の周波数配列では高音が基底回転側に配されている．

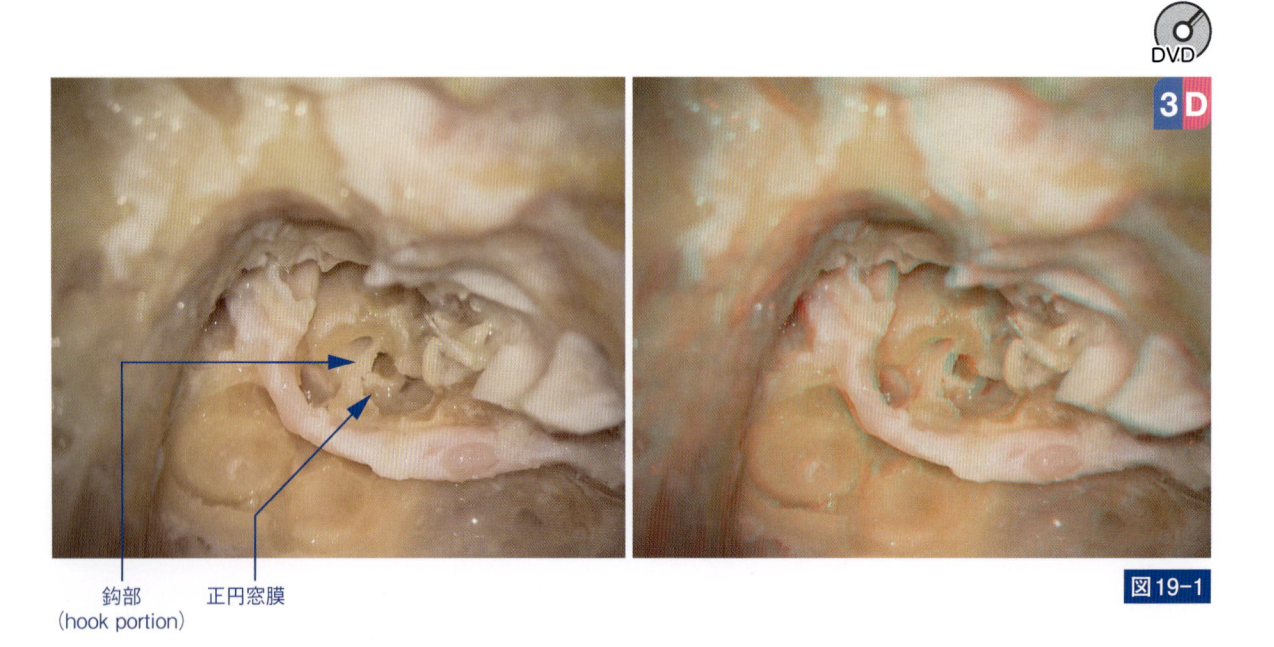

鉤部（hook portion）　正円窓膜

図 19-1

第2回転から頂回転

　続いて第2回転，頂回転を開放する．第2回転の開窓は匙状突起の直下を削開する．この手技は基底回転閉鎖例での人工内耳手術に時に必要となる．人工内耳埋め込み術では後鼓室開放した部分から開窓するので術野が狭い．そのためバーの軸でアブミ骨上部構造を上方に圧排するようにして，匙状突起の直下にバー先を当てて開窓する．第2回転は最初に前庭階が開放されることが多い．前庭階を開放後，曲がりの探針などを用いて基底板を確認し，基底回転の前庭階の内側で第2回転の鼓室階を探す．

　頂回転は第2回転のさらに前方を削開する．手術体位では腹側となる．基底回転と第2回転の間の回転間隔壁(interscalar septum)はしっかりした骨であるが，第2回転と頂回転の回転間隔壁はきわめて薄い(図19-2)．

　第2回転と頂回転を開放すると，蝸牛軸(modiolus)全体がはっきりと観察できる．基底回転の上行部(ascending portion)は蝸牛軸の奥にあるため，蝸牛軸を保存した状態では明視下におけないことがわかる．

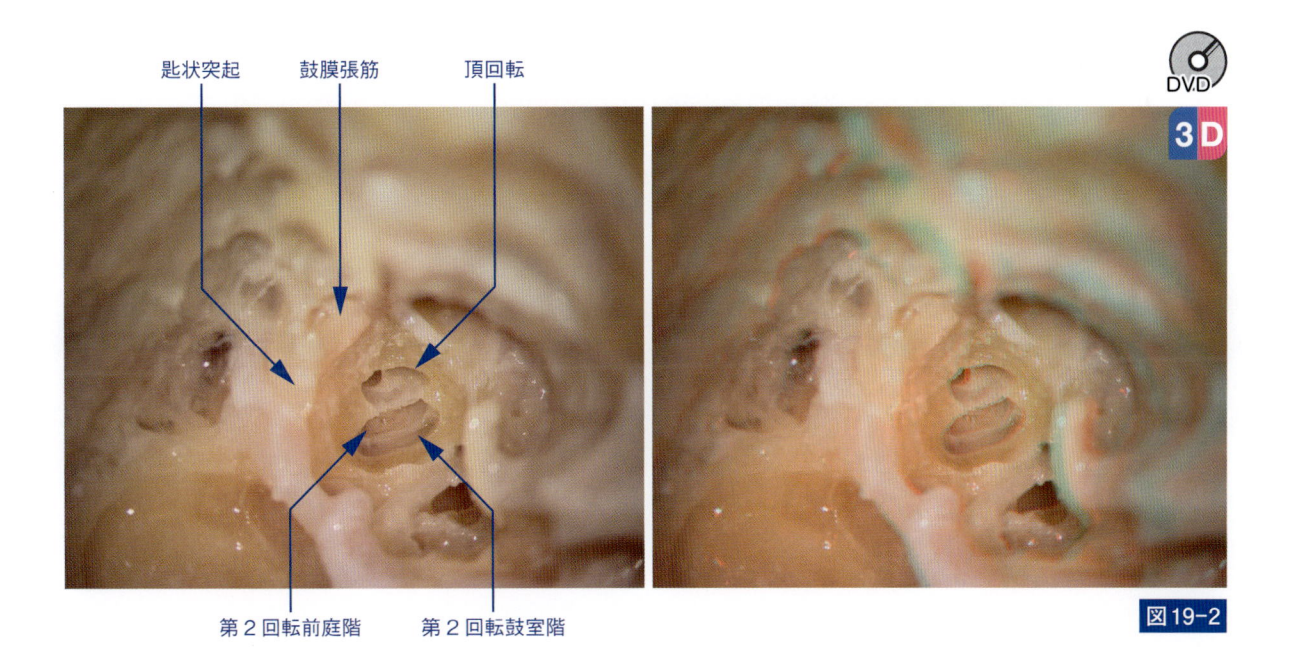

図19-2

第 19 章　蝸牛の解剖

解剖ノート

　固定状態のよい標本であれば，蝸牛基底回転の鈎部(hook portion)の構造がよくわかる(図 19-3).
　第 2 回転と頂回転の回転間隔壁は頂回転で急に曲がり，蝸牛軸に巻きついて一体化するように終了する(図 19-4). 実際には頂回転で蝸牛軸のように見える部分には神経線維は通っておらず，蝸牛軸板(lamina modioli)と呼ばれる. 第 2 回転と頂回転との間の回転間隔壁は厚さが 0.1 mm 以下ときわめて薄く，基底板と紛らわしい. 軟らかい人工内耳電極などを丁寧に挿入すると，前庭階と鼓室階の関係がわかりやすい(図 19-5). 回転間隔壁が欠損して第 2 回転の前庭階と頂回転の鼓室階が交通した状態は共通階(scala communis)と呼ばれるが，この状態は画像診断における incomplete partition type Ⅱ(IP-Ⅱ)に相当する. 共通階が単独で存在して膜迷路が保たれている例では聴力が正常のこともある.

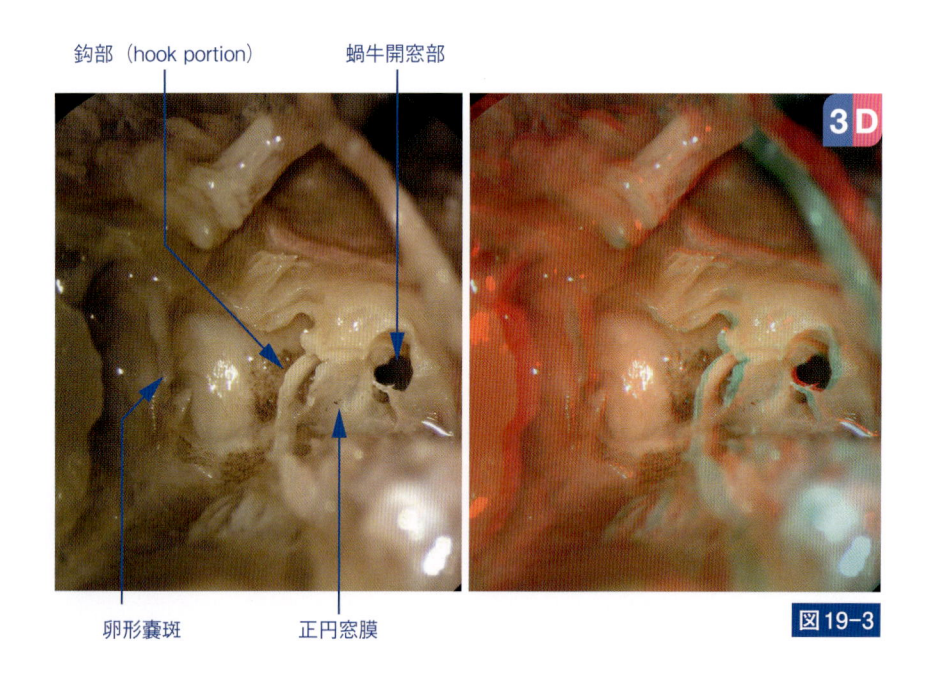

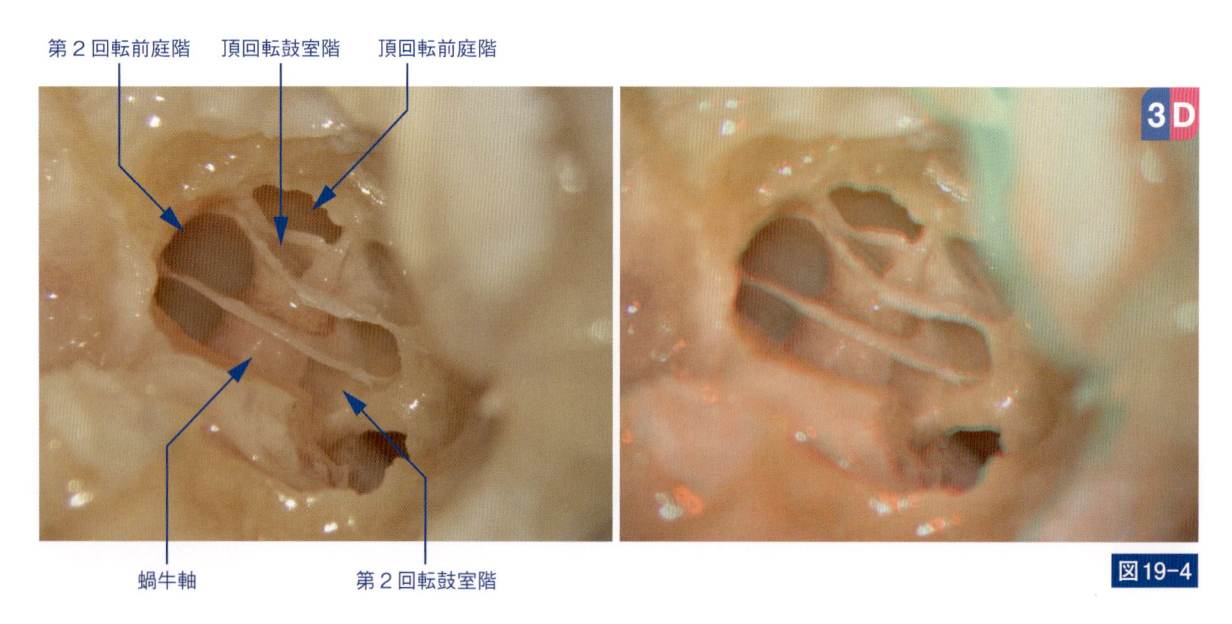

図 19-3

図 19-4

解剖ノート

　蝸牛頂回転において基底板は徐々に蝸牛軸から離れて鎌状の形態をとって外側壁で終了する(ラセン板鈎；hamulus laminae spiralis)．この部分では蝸牛軸は回転間隔壁と一体化して蝸牛軸板(plate of modiolus)と呼ばれる薄い板状の構造になっており，この蝸牛軸板とラセン板鈎の間に丸い間隙が形成される．この部分が蝸牛孔(helicotrema)である(図19-6)．蝸牛孔において前庭階と鼓室階が交通する．

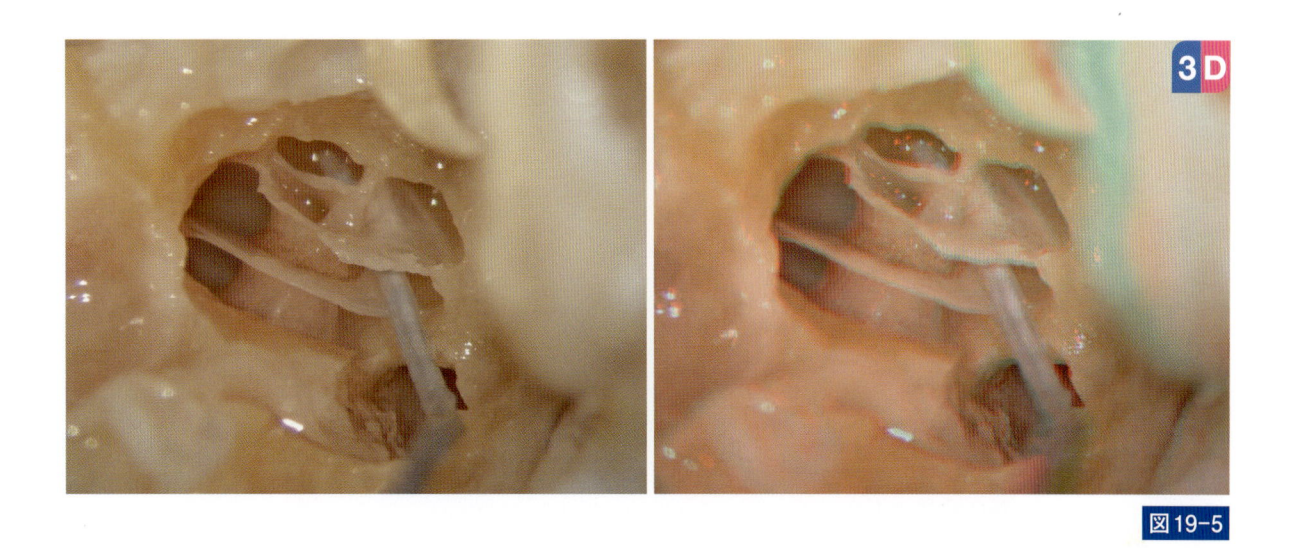

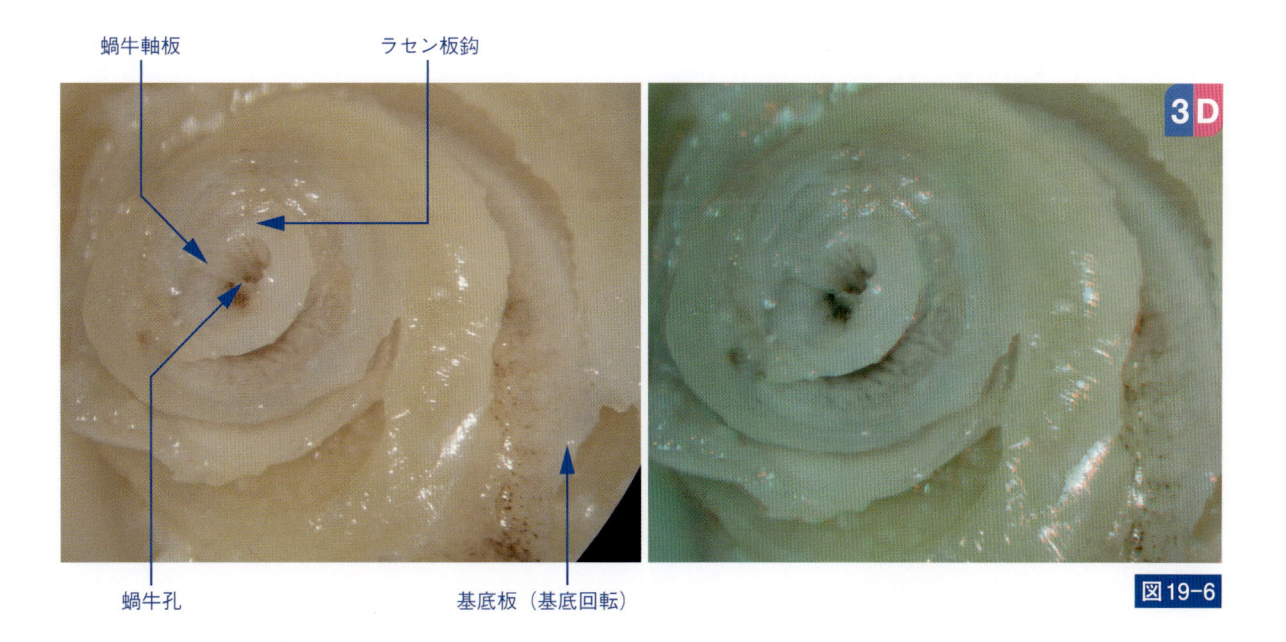

図19-5

蝸牛軸板　　ラセン板鈎

蝸牛孔　　基底板（基底回転）

図19-6

113

実際の症例

右内耳内神経鞘腫（蝸牛削開）

MRI（図19-7）

　ガドリニウム造影MRIでは右の蝸牛から前庭が造影されている．蝸牛は第2回転の一部まで造影されている．

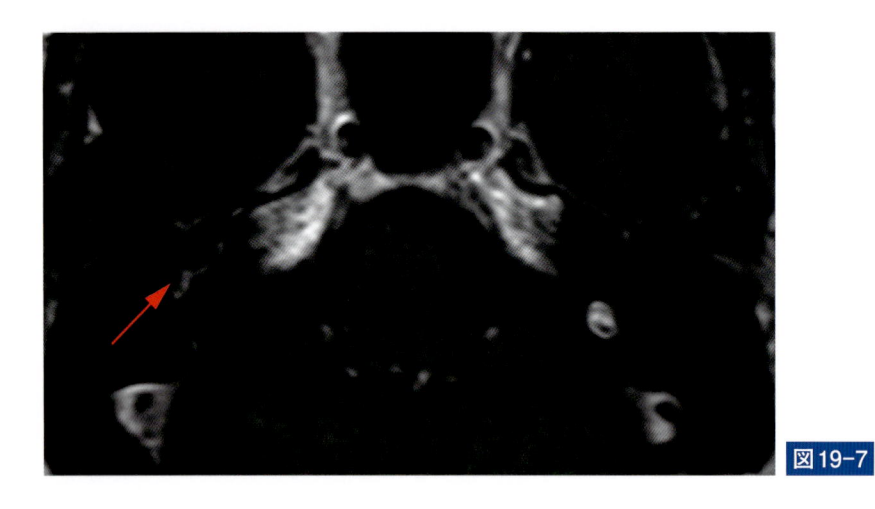

図19-7

術式

1. 外耳道後壁保存型乳突削開後に迷路削開すると，前庭内には腫瘍が充満していた（図19-8）．
2. アブミ骨を摘出，前庭内を観察すると，ここにも腫瘍が進展していた（図19-9）．
3. 正円窓から卵円窓を連続させるように前庭から蝸牛基底回転を開放，内部の腫瘍を確認した（図19-10）．
4. 匙状突起の直下を削開し，第2回転を開放，腫瘍の進展は第2回転の下部までであった（図19-11）．

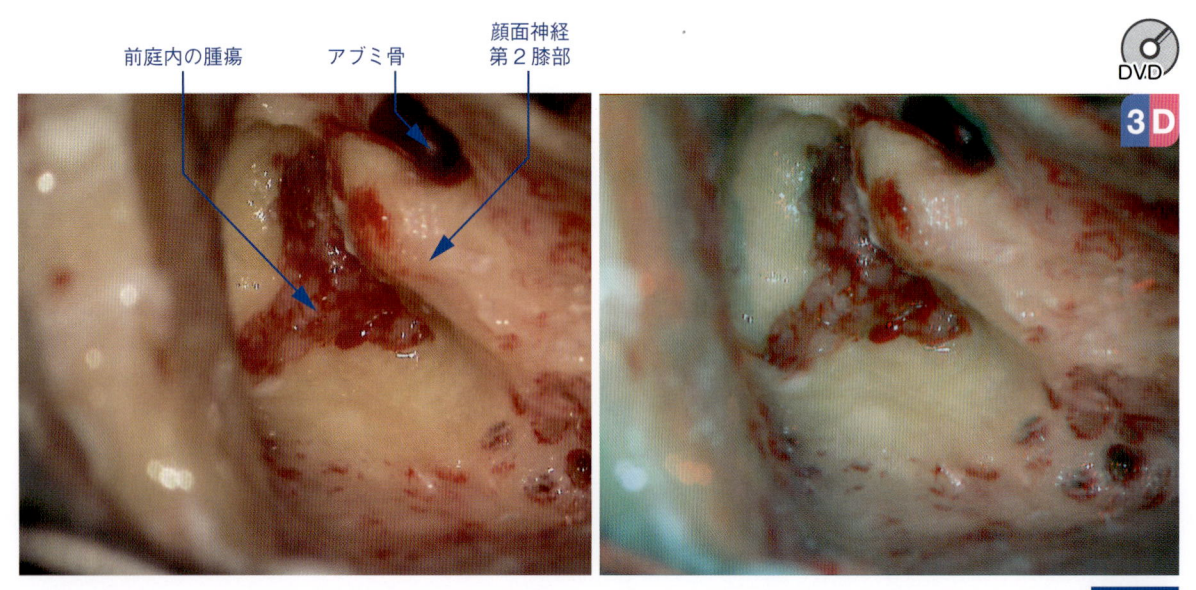

図19-8
前庭内の腫瘍／アブミ骨／顔面神経第2膝部

実際の症例

卵円窓　鼓索神経

図19-9

鼓索神経　ツチ骨　蝸牛基底回転内の腫瘍

図19-10

蝸牛第2回転内の腫瘍　蝸牛基底回転内の腫瘍

図19-11

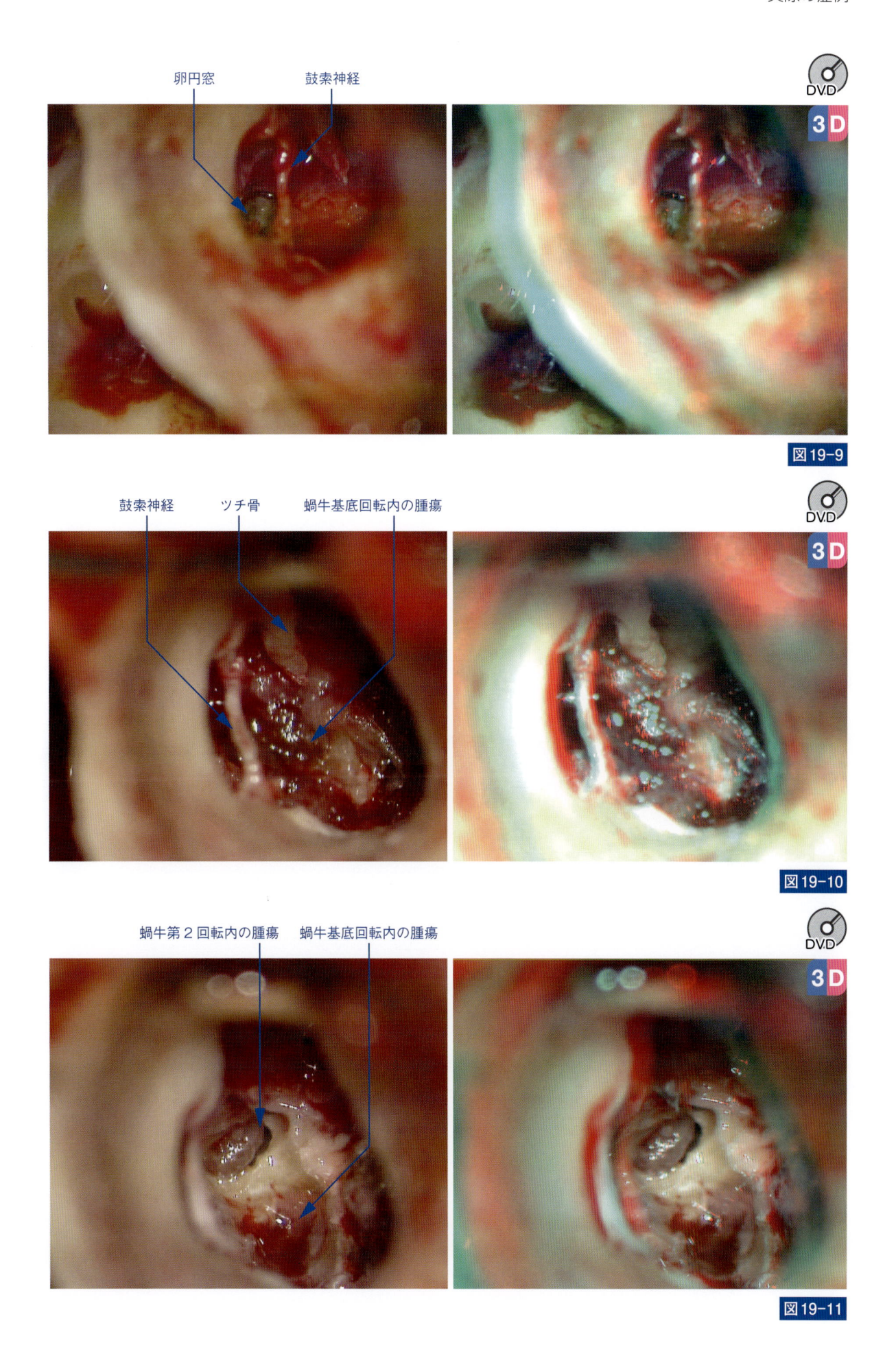

115

第 19 章　蝸牛の解剖

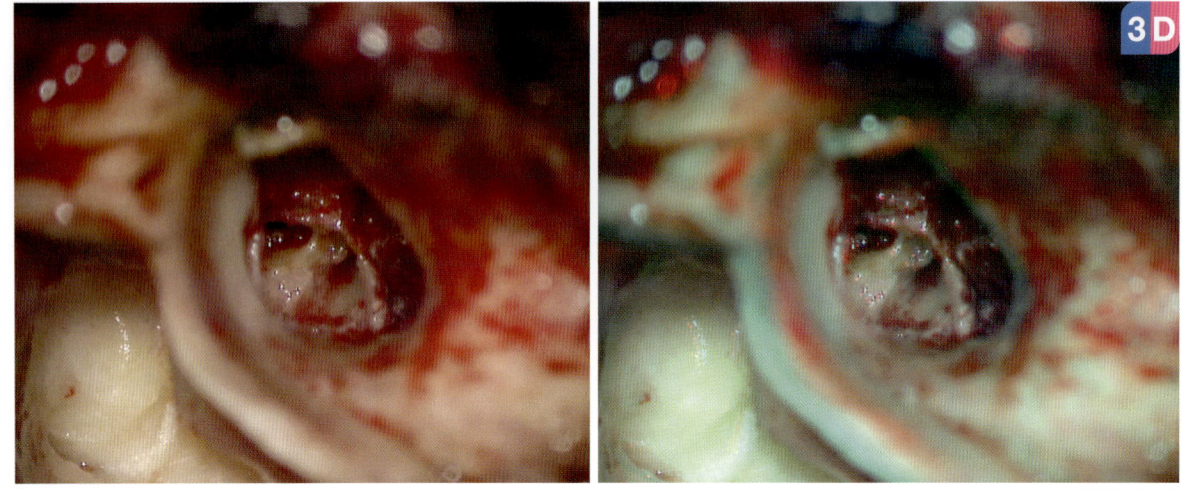

図 19-12

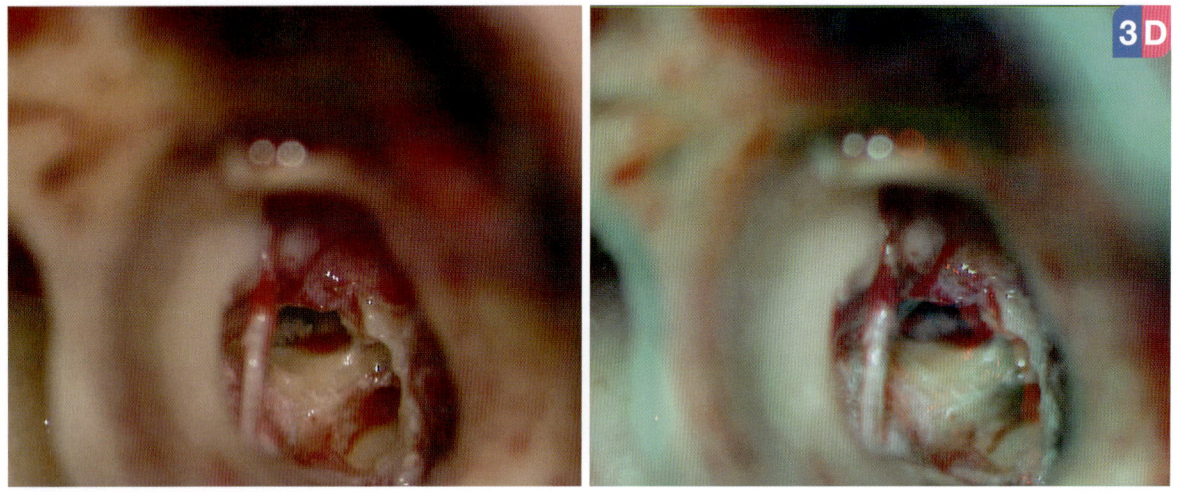

図 19-13

5. 第2回転からガーゼを使って腫瘍を基底回転方向に押し込み摘出した（図 19-12）．
6. 拡大すると，第2回転の奥に蝸牛軸が確認できる（図 19-13）．

第20章

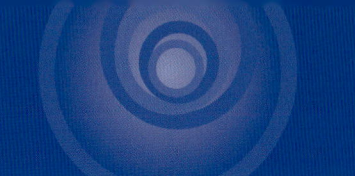

前庭水管の解剖

　後半規管を削除し，内リンパ嚢が前庭に交通する経路を確認する．内リンパ管は前庭から共通脚の内側壁にかけて透見できることが多い．内リンパ管は共通脚の内側壁では1本だが，最終的に2本に分岐し，それぞれが卵形嚢と球形嚢につながっていく．先に同定した内リンパ嚢（endolymphatic sac）を追跡し，共通脚の内側壁で同定した内リンパ管と連続させる（図20-1）．また，後半規管は膨大部付近の骨包を残しておくと，第22章で迷路下アプローチを行う際の目印になる．

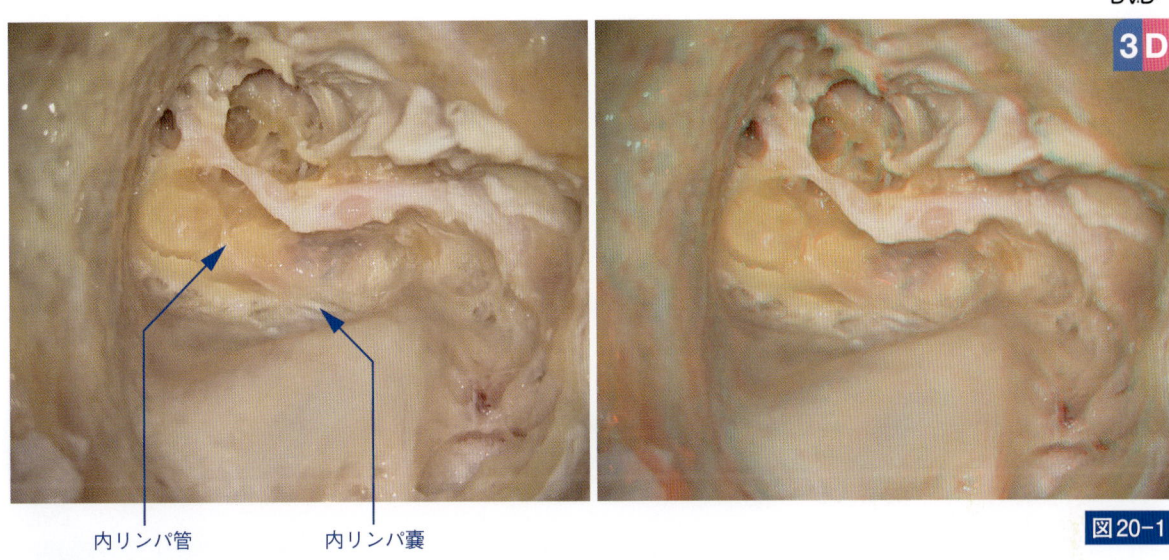

内リンパ管　　内リンパ嚢

図20-1

解剖ノート

　内リンパ嚢と内リンパ管は後半規管と後頭蓋窩との間に位置している．後半規管の輪郭を残して前庭水管を露出させると両者との位置関係がよくわかる（図20-2）．

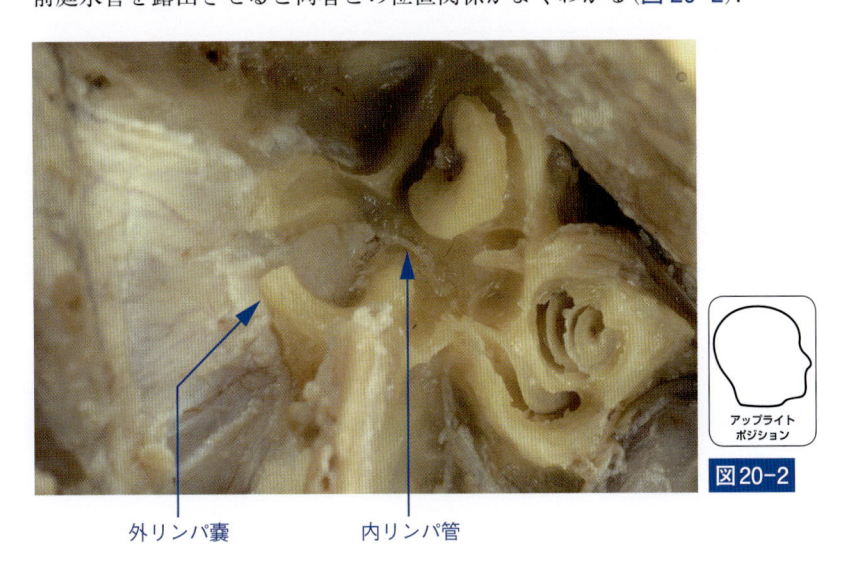

外リンパ嚢　　内リンパ管

図20-2

第21章

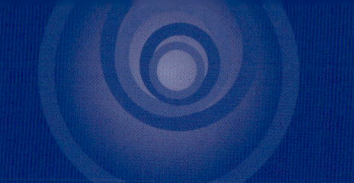

内耳道

　内耳道を開放するにはいくつかの方法があるが，ここでは半規管・耳石器と前庭神経との位置関係を確認しやすい方法を解説する．聴神経腫瘍や錐体部真珠腫に対する実際の手術では顔面神経の安全のために別のアプローチをとる．

上下前庭神経の剖出

　前述のとおり，上前庭神経は上半規管・外側半規管の膨大部稜（クリスタ）および卵形嚢斑に，下前庭神経は球形嚢斑につながっていく．後半規管の膨大部稜には下前庭神経から分岐し，singular canal を通過する後膨大部神経（posterior ampullary nerve）がつながる．そのため，上半規管・外側半規管の膨大部稜と卵形嚢斑の集まる部分で前庭の内側壁（内耳道底に相当する）を削開すると上前庭神経が確認できる．また，球形嚢斑の部分で前庭の内側壁を削開すると下前庭神経が同定できる．後半規管の膨大部稜を削開するとsingular canal を通過する後膨大部神経が同定できる（図21-1）．ホルマリン固定のよい標本であれば3本の神経を別々に確認することができる．内耳道底でこれらの神経が骨を通過する部分は篩状板（cribriform plate）と呼ばれ，神経線維がばらばらになって小孔を通過する．そのため上下前庭神経の末梢端は線維状でやや硬い．

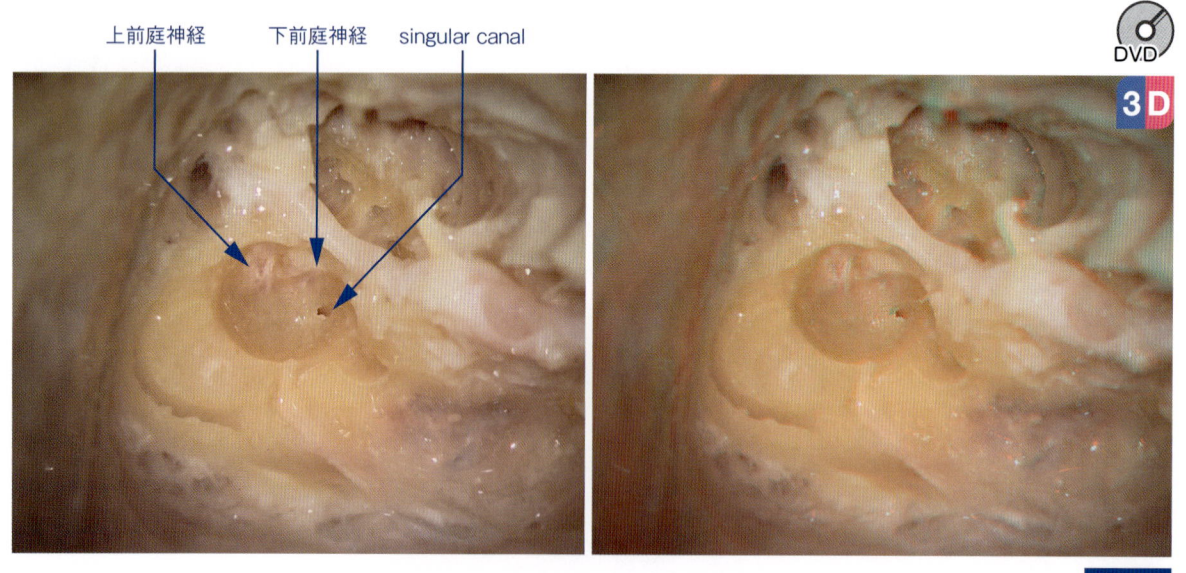

図21-1

顔面神経の剖出

上前庭神経の末梢端を探針で探ると，奥に骨が触れる．これが垂直稜(vertical crest, Bill's bar)である．垂直稜が触知できない場合は少し前方に削開を進めて必ずこの骨を確認する．垂直稜の手前の組織が上前庭神経なので，これを切離し後方に翻転すると，顔面神経が確認できる(図21-2)．膝神経節との間の骨を丁寧に削開すると，顔面神経迷路部が確認できる(図21-3)．

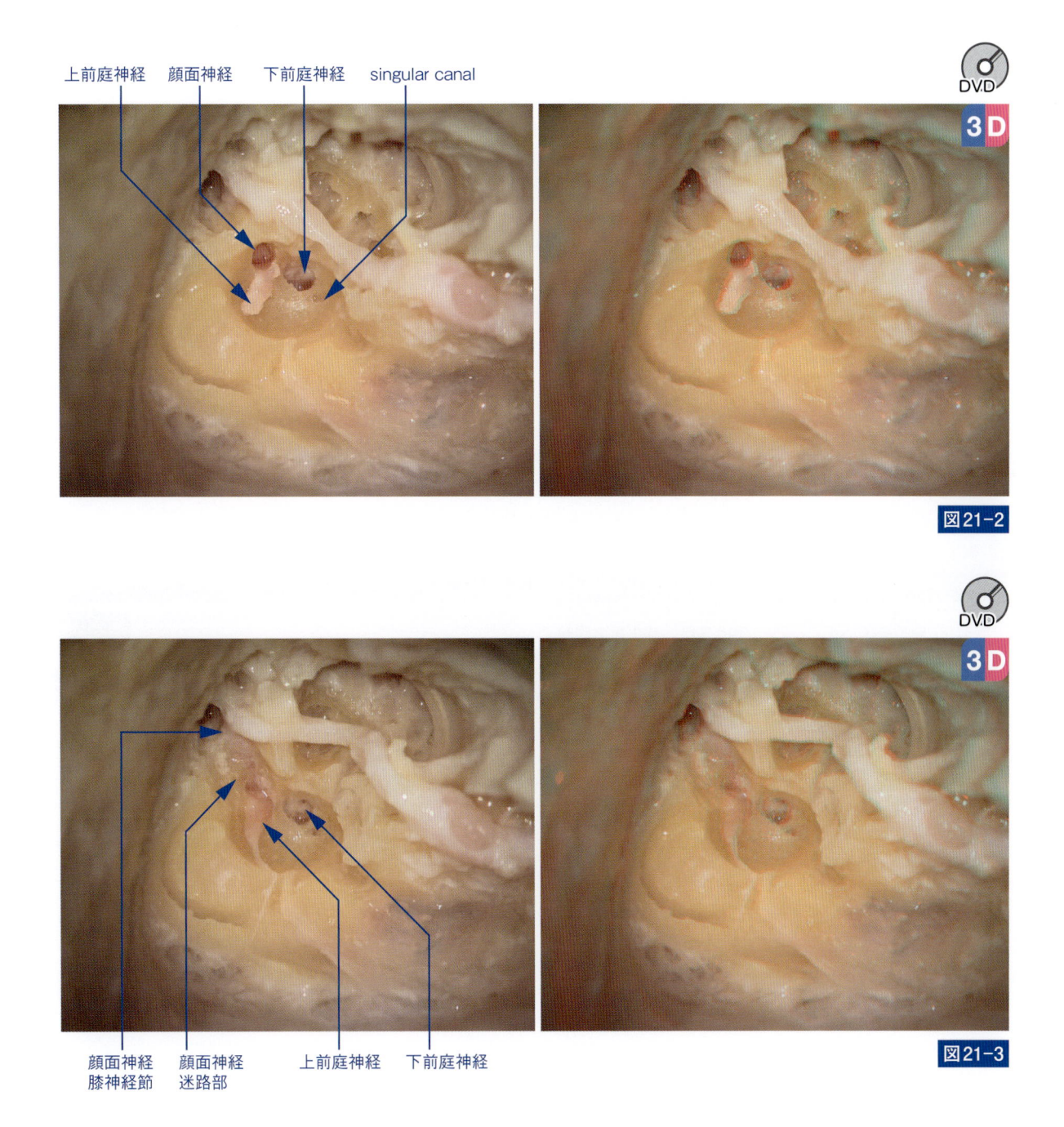

上前庭神経　顔面神経　下前庭神経　singular canal

図21-2

顔面神経膝神経節　顔面神経迷路部　上前庭神経　下前庭神経

図21-3

第 21 章　内耳道

蝸牛神経の剖出

　　球形嚢陥凹をさらに丁寧に削開して蝸牛第 2 回転と内耳道の間の骨を削開すると，蝸牛神経が蝸牛軸に入っていく部分が確認できる(図 21-4)．下前庭神経と蝸牛神経の間には明瞭な隔壁が存在しないため，下前庭神経を除去する際には蝸牛神経を損傷しないように心掛ける．

　　十分に削開すると，蝸牛神経の神経線維は蝸牛の回転と同じ方向にらせんを描いて走行していることが確認できる．顔面神経迷路部は蝸牛基底回転の上部(superior portion)にきわめて近接しており，耳硬化症など内耳骨包の脱灰が生じる病態ではこの部分で人工内耳電極が顔面神経を刺激することがある．

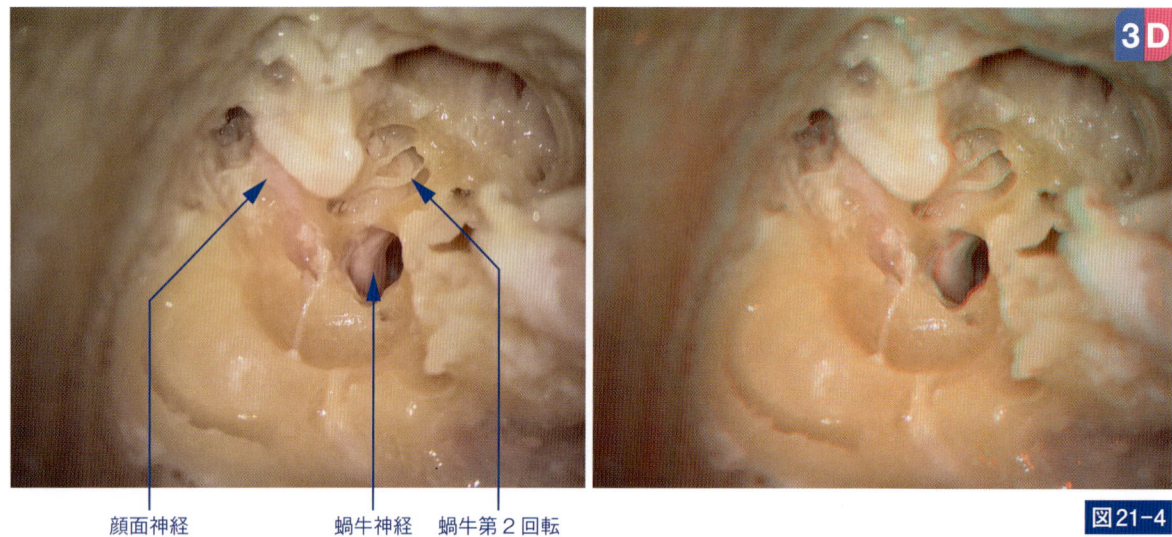

　　　　　　　顔面神経　　　蝸牛神経　蝸牛第 2 回転

図 21-4

解剖ノート

解剖ノート

内耳道底の骨を十分除去して蝸牛神経を観察すると蝸牛神経がらせんを描いていることがより明瞭になる(図21-5)．また，内耳道は外耳道とほぼ一直線上にあるとされるが，このことはCTなどでは実感しづらい．外耳道の一部と鼓膜を残した状態で内耳道を開放すると，両者が直線上に位置していることが実感できる(図21-6)．

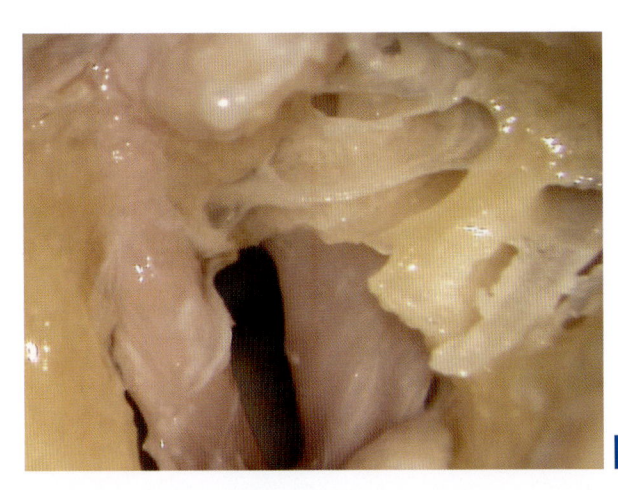

図21-5

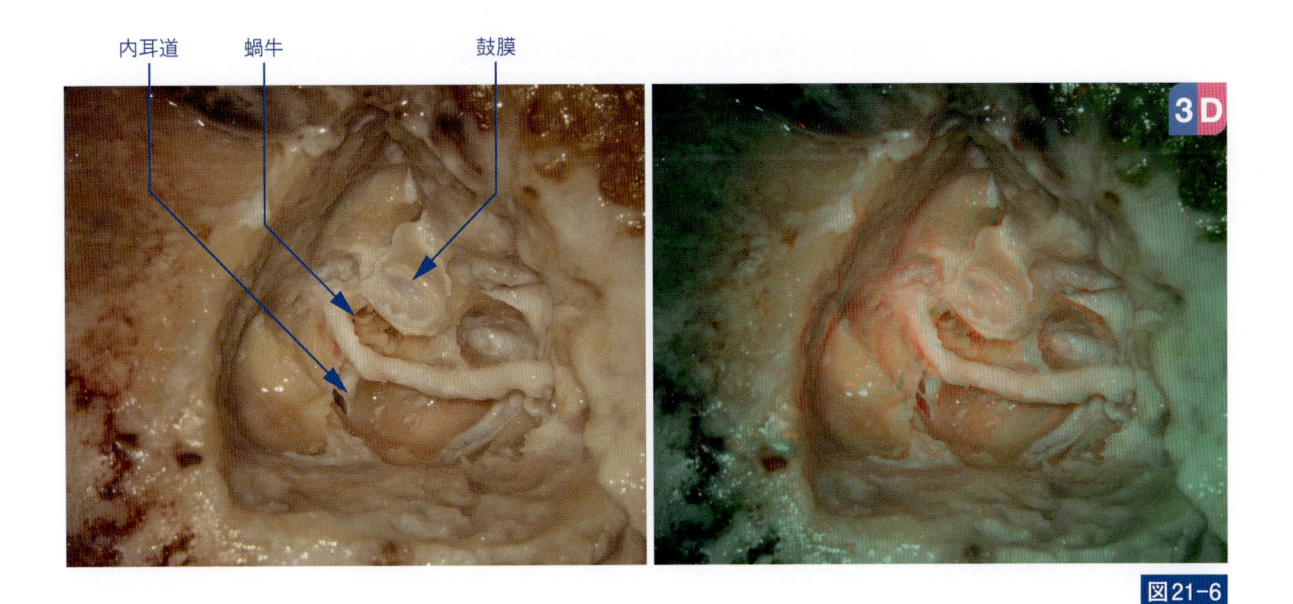

内耳道　蝸牛　鼓膜

図21-6

第21章　内耳道

実際の症例

　聴神経腫瘍に対する経迷路アプローチでは，外耳道後壁を保存した状態で行う．中耳・内耳には病変がないため，側頭骨解剖を熟知していれば安全に手術できる．

左聴神経腫瘍（経迷路アプローチ）

MRI（図21-7）

　左内耳道から小脳橋角部に腫瘍を認める．

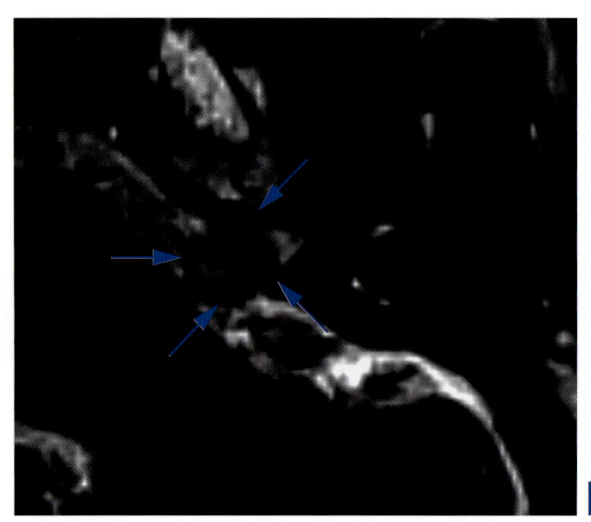

図21-7

術式
1. 外耳道後壁保存型乳突削開を施行．髄液漏予防のためには後鼓室開放は行わない方がよい（図21-8）．
2. 後頭蓋窩，中頭蓋窩の硬膜を露出させる．三半規管，顔面神経乳突部，前庭水管が確認できる（図21-9）．
3. 3つの半規管をブルーラインさせてから半規管を削開．すべての脚が合流する部分で前庭を開放する．この図では後半規管の膨大部付近がまだ削開されていない（図21-10）．丁寧に削開すると，半規管の膜迷路と卵形嚢斑が確認できる．

実際の症例

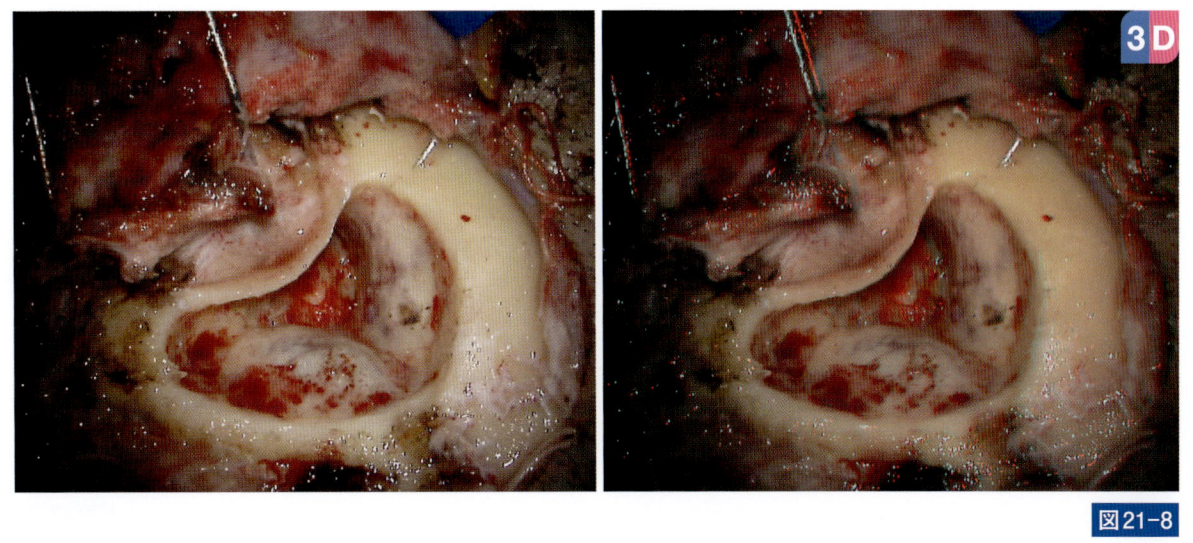

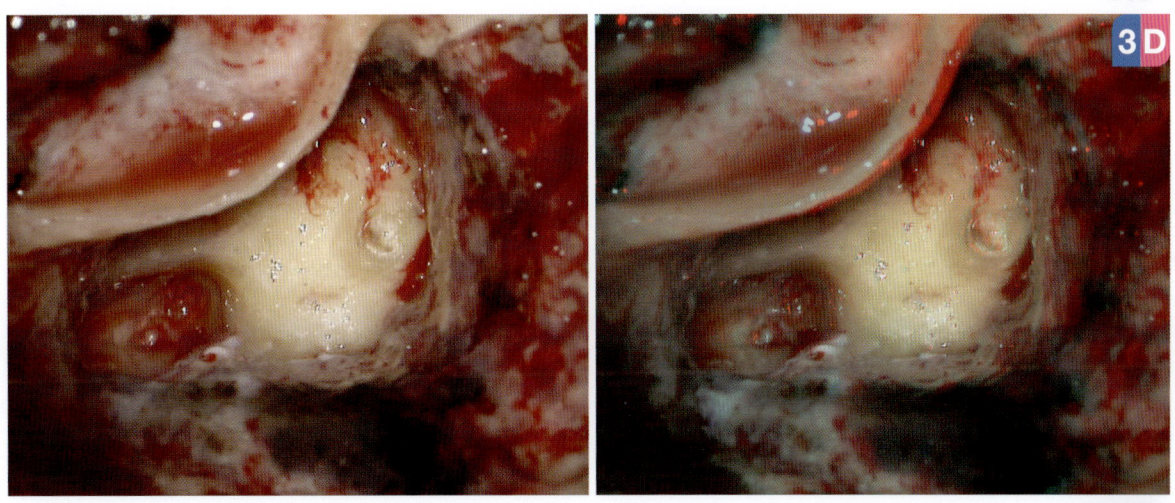

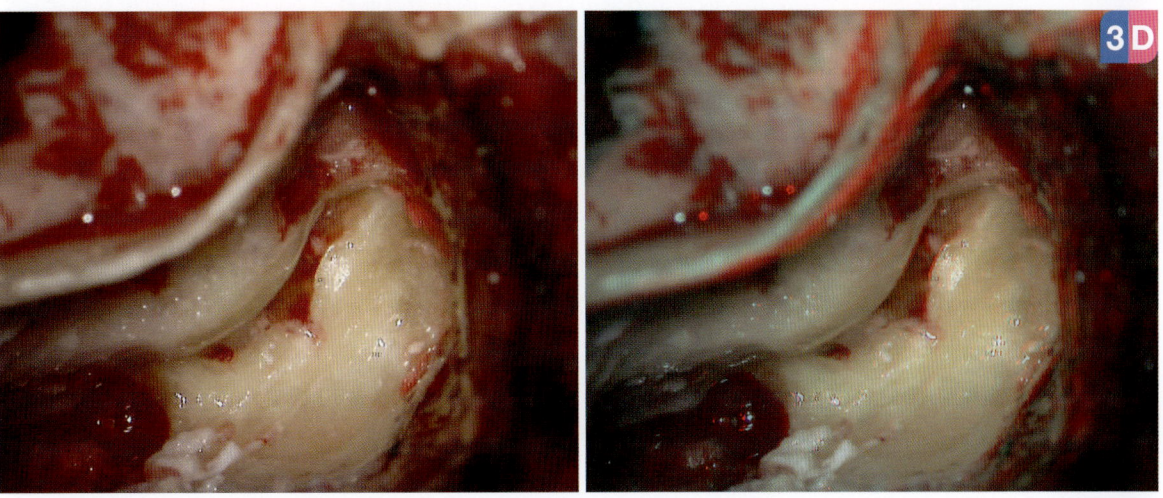

図21-8

図21-9

図21-10

123

第 21 章　内耳道

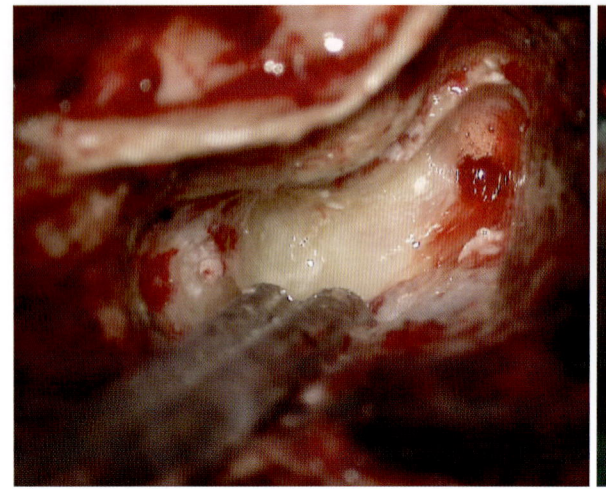

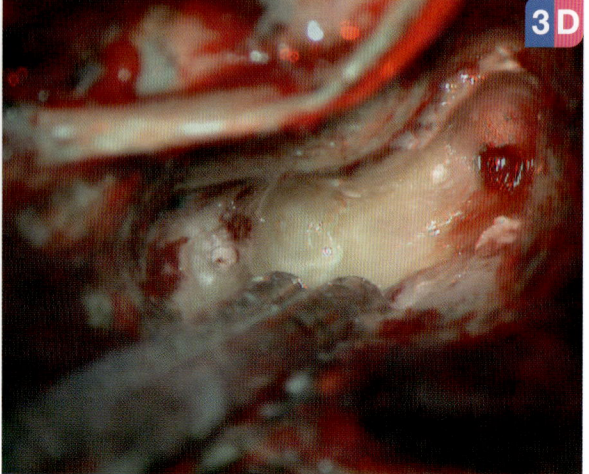

図 21-11

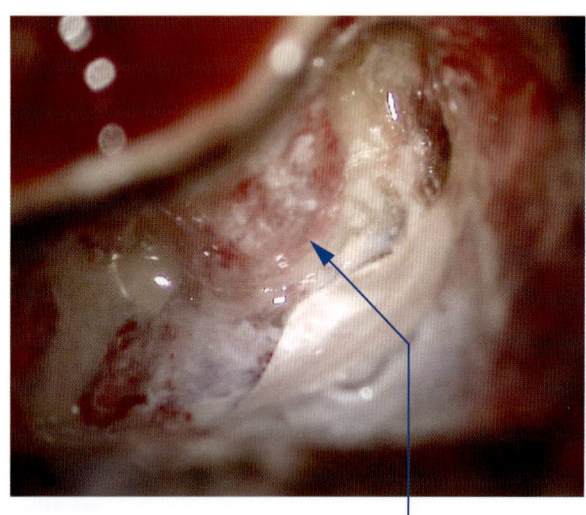

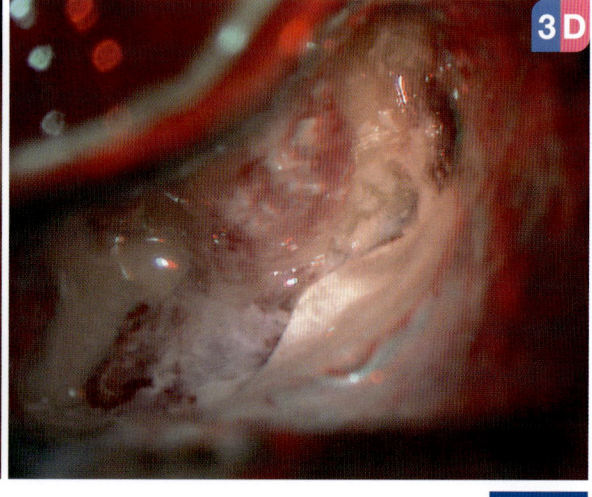

内耳道硬膜

図 21-12

4. 前庭を開放したのちに，内耳道の剖出に移る．内耳道は前庭に近い内耳道底が最も到達しやすいが，局所的に内耳道を開放すると神経損傷の危険性が高くなる．そのため，後頭蓋窩硬膜を露出させながら，最も骨が多く残っている内耳道口側から削開していく．内リンパ嚢・内リンパ管は途中で切断する（図 21-11）．
5. 内耳道を 180° 程度透見させ，その後に骨を外して内耳道硬膜を露出する（図 21-12）．
6. 前庭の内側壁を削開し，上前庭神経を確認する．上前庭神経は神経線維がばらばらになった状態で篩板と呼ばれる内耳道底の構造を通過する．そのため前庭の内側壁を丁寧に削開すると硬い線維性組織が確認できるが，これが上前庭神経の最末梢である（図 21-13）．
7. 上前庭神経の腹側に骨があること（Bill's bar）を確認して切断・翻転すると，その腹側で顔面神経を同定できる．顔面神経は内耳道を出て腹側に曲がり，迷路部を形成する．上前庭神経はまっすぐ外側に伸びるため，外側に近づくほど上前庭神経と顔面神経は離れていく．Bill's bar は小さな構造物であり，これを直接探しにいくよりも，先に上前庭神経を確実に同定した方が安全である（図 21-14）．

上前庭神経

図21-13

上前庭神経　顔面神経

図21-14

蝸牛神経　顔面神経

図21-15

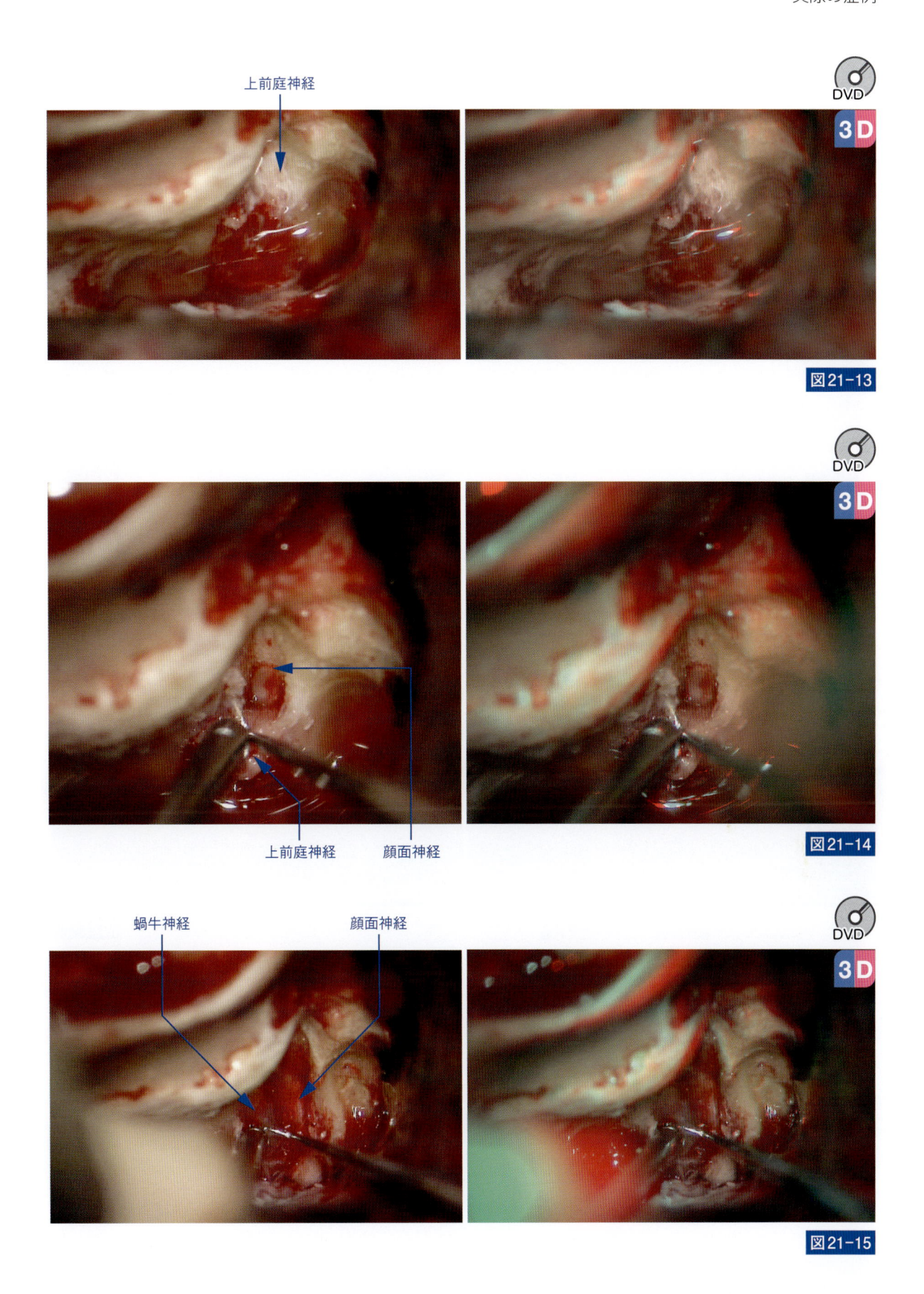

8. 下前庭神経は通常腫瘍化している．腫瘍を剥離すると，顔面神経の下方に蝸牛神経が同定される．内耳道内では蝸牛神経は腫瘍に圧迫されて，菲薄化していることが多い（図21-15）．

第 21 章　内耳道

顔面神経　蝸牛神経　　　　　腫瘍

図 21-16

蝸牛神経　三叉神経

図 21-17

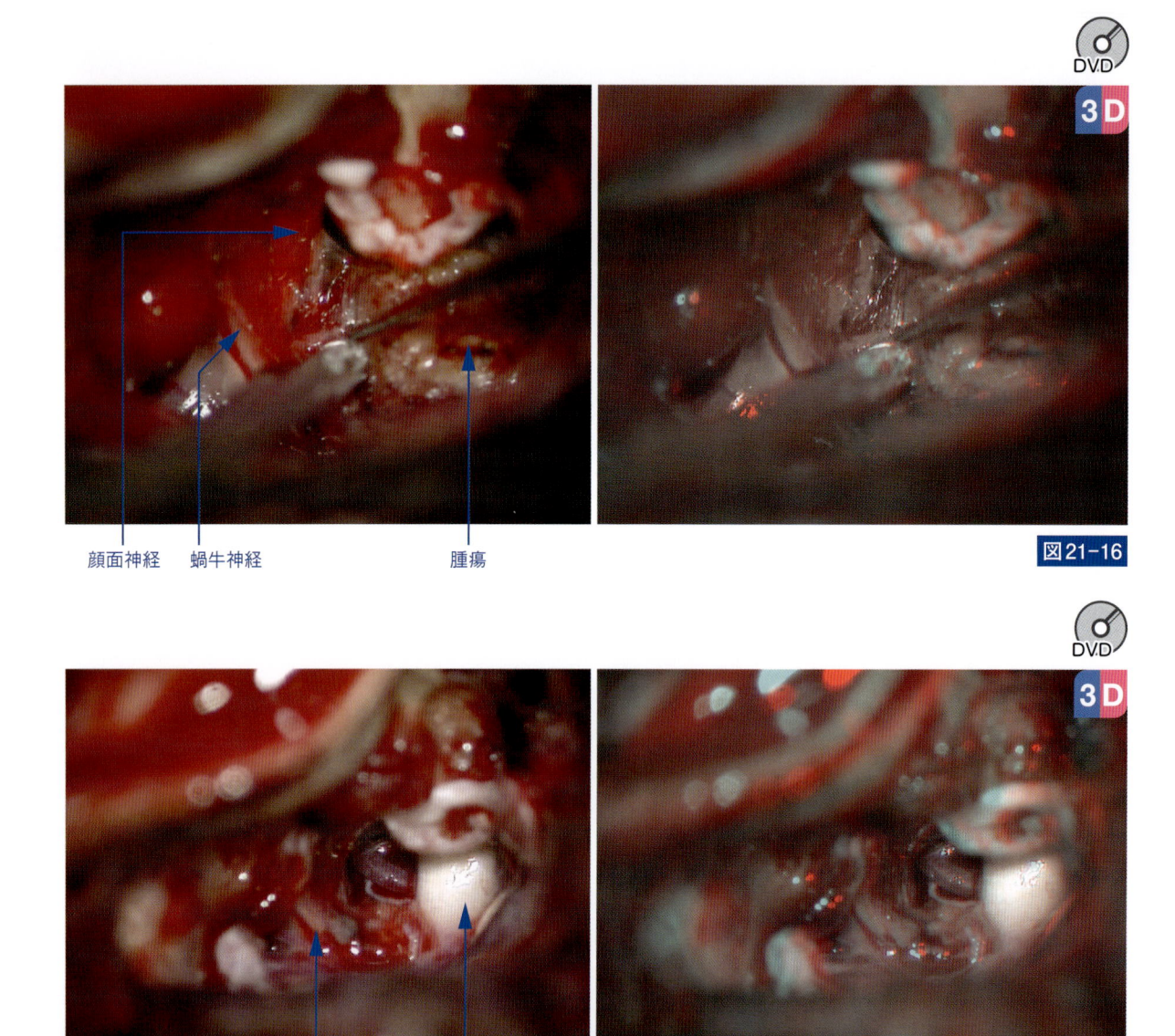

9. 後頭蓋窩を開放，腫瘍をくも膜から剥離する（図 21-16）．
10. 腫瘍を摘出したところ，三叉神経と残った蝸牛神経が確認できる（図 21-17）．

第22章

迷路下アプローチと蝸牛下アプローチ

　迷路下アプローチと蝸牛下アプローチは錐体尖端部にアプローチする方法である．実際の手術では錐体部コレステリン肉芽腫に対して用いることが多い．迷路下アプローチでは後半規管と頸静脈球の間を，蝸牛下アプローチでは蝸牛・内頸動脈・頸静脈球に囲まれた部位を削開する．実習に用いる標本では錐体尖端部に病変がなく到達目標がないため，これらの構造を確認することとなる．

迷路下アプローチ

　迷路下アプローチでは顔面神経の内側の蜂巣(retrofacial cell)を削開していく．はじめに頸静脈球の位置を確認する．後頭蓋窩硬膜を透見しながら削開していくと，頸静脈球を発見できる．ただし，頸静脈球がきわめて低位の症例では確認が困難である．頸静脈球は後面が最初に確認できることが多く，壁のような構造物として発見されることが多い．頸静脈球と後半規管の間を削開していくと，頸静脈球の天蓋を越えたところでpyramidal fossaから蝸牛に至る蝸牛水管が確認できる．蝸牛水管は後頭蓋窩に近い部分が太いため，後頭蓋窩硬膜に近い部分の方が確認しやすい．高位静脈球例では頸静脈球に隠れて確認できないこともある．pyramidal fossaの中には舌咽神経が走行しているため，損傷しないように注意が必要である．

　頸静脈球が確認できれば，S状静脈洞と連続させることを試みてもよい．S状静脈洞を確認しに行く際に下方に向かってしまうと，後頭顆(occipital condyle)に入ってしまうことがある．この部分の骨髄は血流豊富であり，止血に難渋する．

蝸牛下アプローチ

　蝸牛下アプローチでは，はじめに外耳道下壁の側頭骨鼓室部(tympanic portion)を十分削除し，下鼓室の蜂巣全体を明視下に置く．その蜂巣を注意深く削開し，蝸牛骨包，頸動脈，頸静脈球に囲まれた部分を削開していく．

迷路下アプローチと蝸牛下アプローチ

　迷路下アプローチと蝸牛下アプローチは目標とする部位はほぼ同一である．頸静脈球の位置が低ければ，迷路下アプローチは操作性が高く，安全かつ応用範囲も広い．一方で高位静脈球症例では手術が不可能となる．今回用いた標本では頸静脈球と後半規管膨大部との間にスペースがまったくなかった．このような例でも蝸牛下アプローチでは錐体尖端部への到達は可能である（図22-1）．

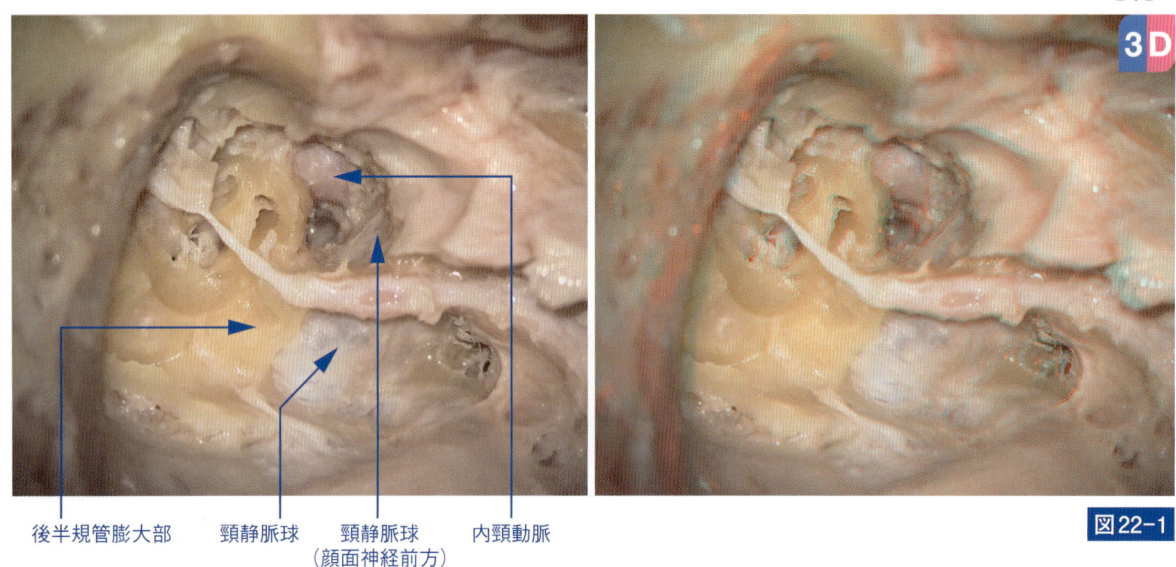

後半規管膨大部　頸静脈球　頸静脈球（顔面神経前方）　内頸動脈

図22-1

解剖ノート

　顔面神経垂直部を完全に切除または耳下腺部まで剥離すると，頸静脈孔への操作を明視下に行うことができる（側頭下窩アプローチA型）．頸静脈球のドームを頸静脈窩から下方に剥離していくと，頸静脈孔内稜（intrajugular ridge）に達する．ここで頸静脈球の静脈壁を破ると，内部に下錐体静脈洞（inferior petrosal sinus）の開口部が確認できる（図22-2）．下錐体静脈洞は頸静脈球から海綿静脈洞に至る血管である．よく見ると，下錐体静脈洞開口部の上下に神経が透見できる．これらが迷走神経と副神経（X，XI）である．慎重に頸静脈球の壁を剥離していくと，硬い結合組織の中にこれらの神経を発見することができる．副神経の中枢端（上内側方向）が頸静脈孔内稜を横切る部位で頸静脈孔内稜を丁寧に削開すると，蝸牛水管（cochlear aqueduct）が確認できる（図22-3）．蝸牛水管は内耳道の真下をまっすぐ外側に伸び，正円窓膜のすぐ内側で鼓室階に開口する．頸静脈窩と頸動脈管を交通させるように頸静脈孔内稜を削開すると骨の奥に舌咽神経（IX）が確認できる（図22-4）．頸静脈孔内稜から下方に出る部分では頸動脈のすぐ内側を走行しており，ここで発見するの

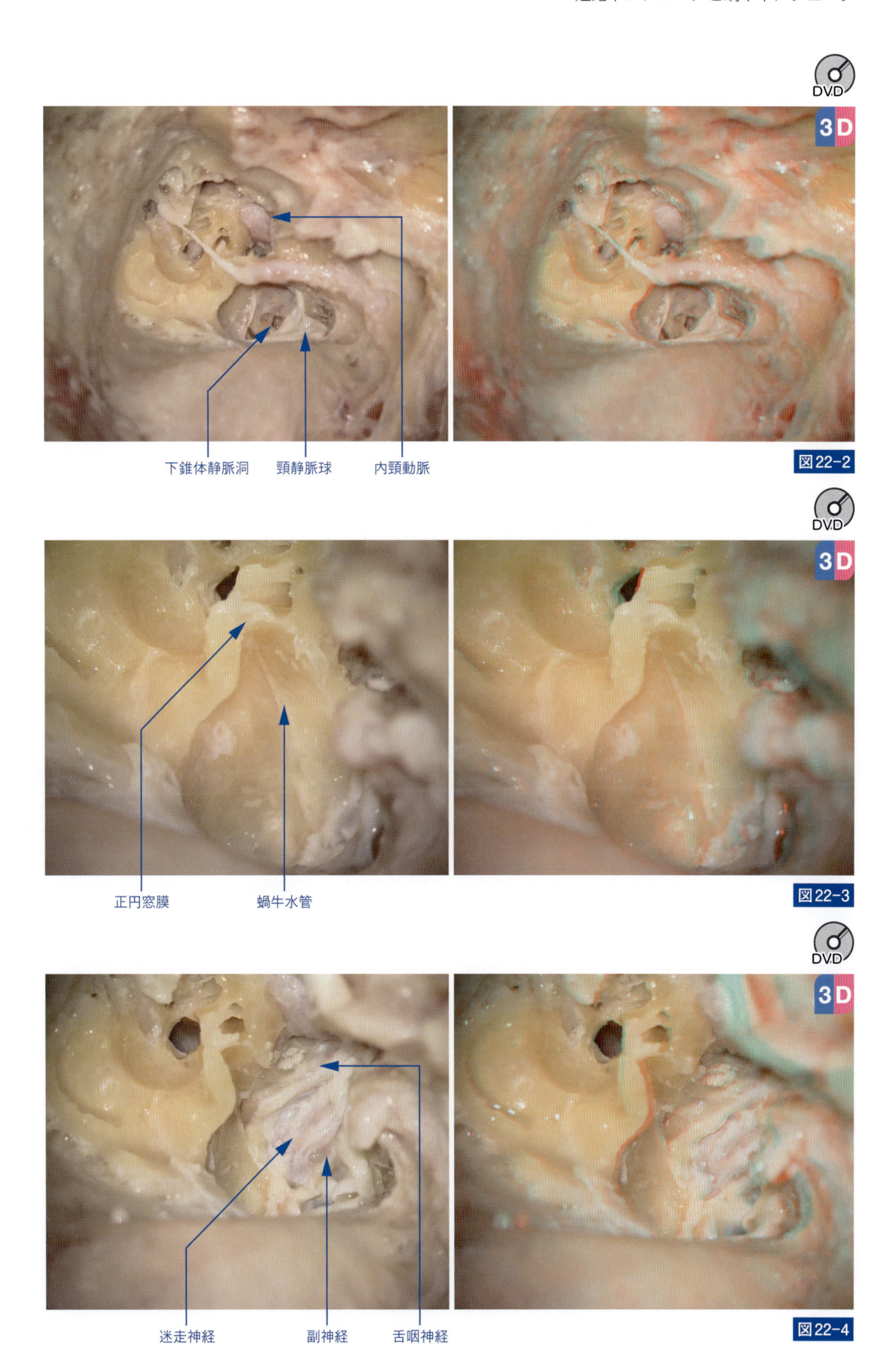

迷路下アプローチと蝸牛下アプローチ

下錐体静脈洞　頸静脈球　内頸動脈

図22-2

正円窓膜　蝸牛水管

図22-3

迷走神経　副神経　舌咽神経

図22-4

129

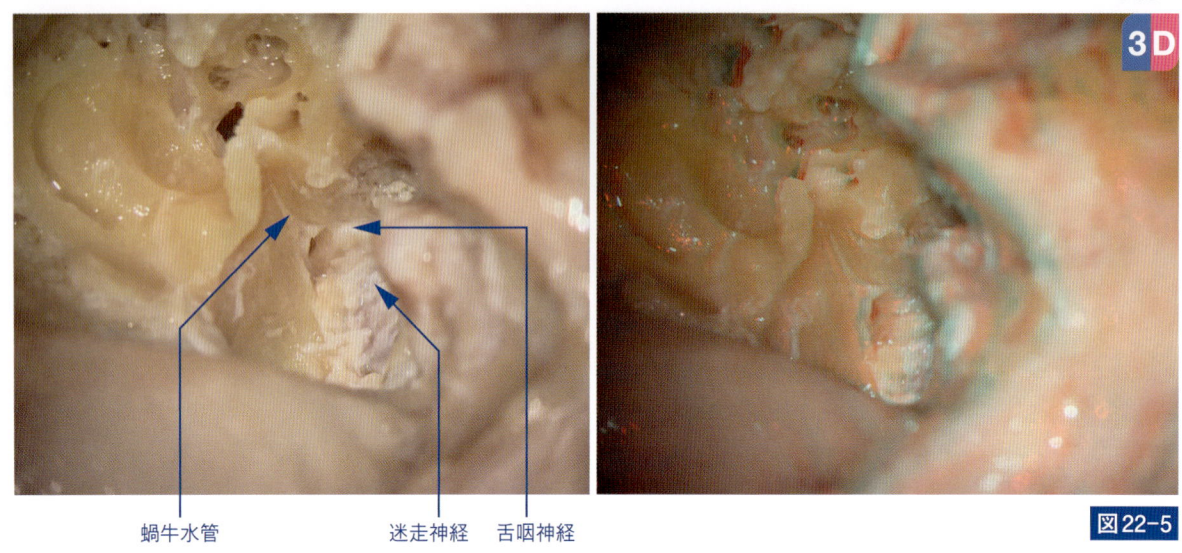

第22章 迷路下アプローチと蝸牛下アプローチ

蝸牛水管　迷走神経　舌咽神経　　　　　　　　図22-5

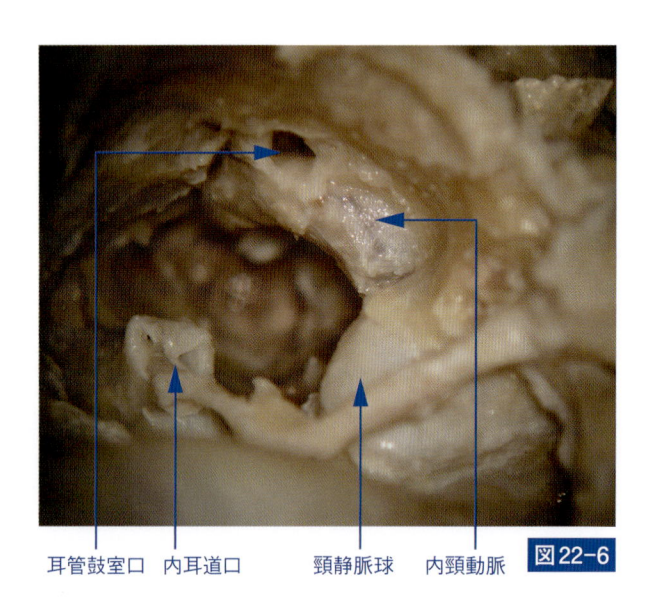

耳管鼓室口　内耳道口　頸静脈球　内頸動脈　図22-6

が容易である．舌咽神経を中枢側（上方）に追跡すると，蝸牛水管と同じく pyramidal fossa に入ることがわかる（図22-5）．

蝸牛下アプローチからさらに蝸牛を削開すると，錐体尖端部に広くアプローチすることができる．この際に顔面神経は骨管ごと残す方法（transotic approach）と，骨管から外して移動（reroute）させる方法（transcochlear approach）がある．蝸牛を削開すると，頸動脈錐体部がよく確認できる．頸動脈が耳管鼓室口にきわめて近接しており，間には薄い骨しかないことがわかる（図22-6）．

実際の症例

左グロムス腫瘍（fallopian bridge technique）
鼓膜写真（図 22-7）

腫瘍は外耳道から突出していた．

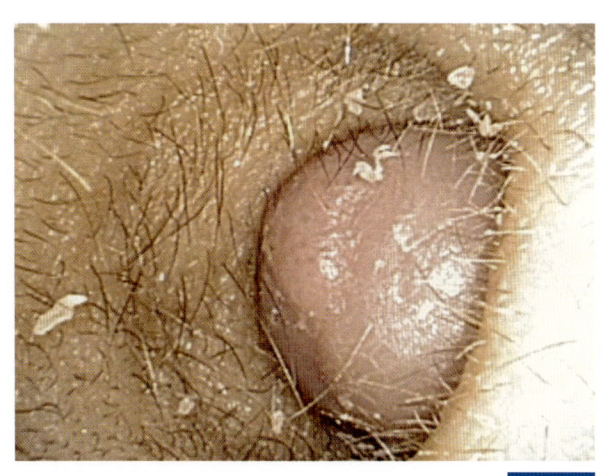

図 22-7

CT（図 22-8）

軸位断では外耳道から中・下鼓室を中心としたグロムス腫瘍が一部で嚢胞を形成し，内耳の内側に進展しているのがわかる（図 22-8a）．冠状断（図 22-8b）で見ると，腫瘍は一部で頸静脈球を破壊している．迷路下アプローチと蝸牛下アプローチと併用した fallopian bridge technique で下鼓室に進展した病変を摘出することとした．

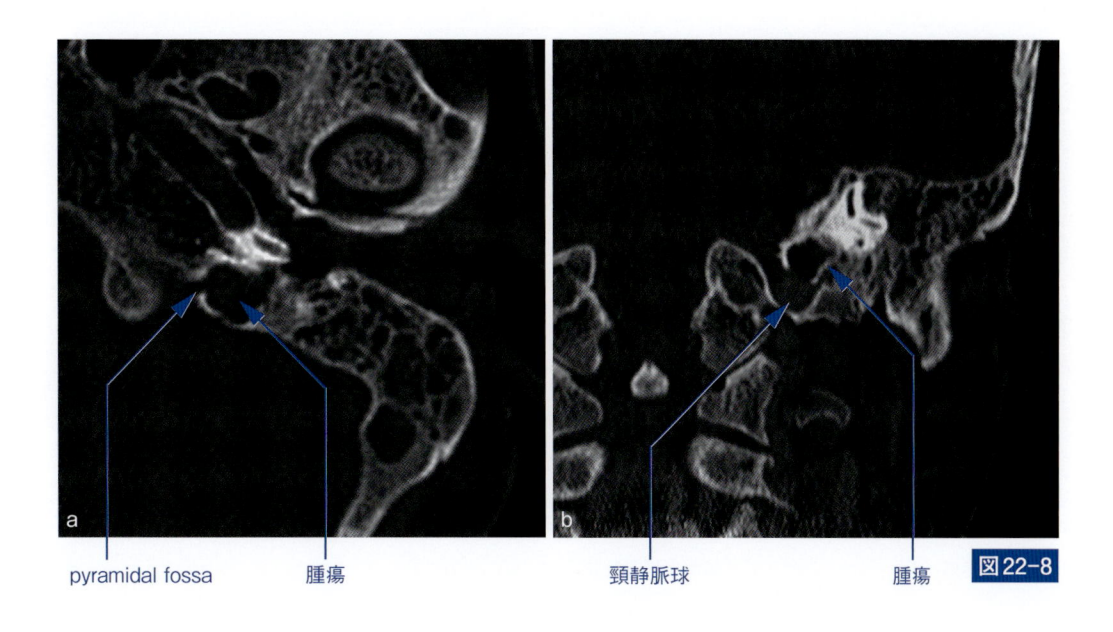

a pyramidal fossa 腫瘍   b 頸静脈球 腫瘍 図 22-8

第22章 迷路下アプローチと蝸牛下アプローチ

術式

1. 外耳道は切断縫縮した(図22-9).
2. 後壁削除型乳突削開術を施行(図22-10).
3. 中鼓室から外耳道に突出する病変をバイポーラで焼灼しながら切除減量．その後顔面神経乳突部を透見．その内側を丁寧に削開していく(図22-11).
4. 後半規管の骨包の下端を確認，顔面神経と後半規管に注意しつつ，後頭蓋窩硬膜に沿うようなイメージで前方に削開を進めていく(図22-12).
5. 腫瘍に到達，剥離を進め頸静脈球を破壊する囊胞を開放した(図22-13).
6. 囊胞の内腔を確認(図22-14).

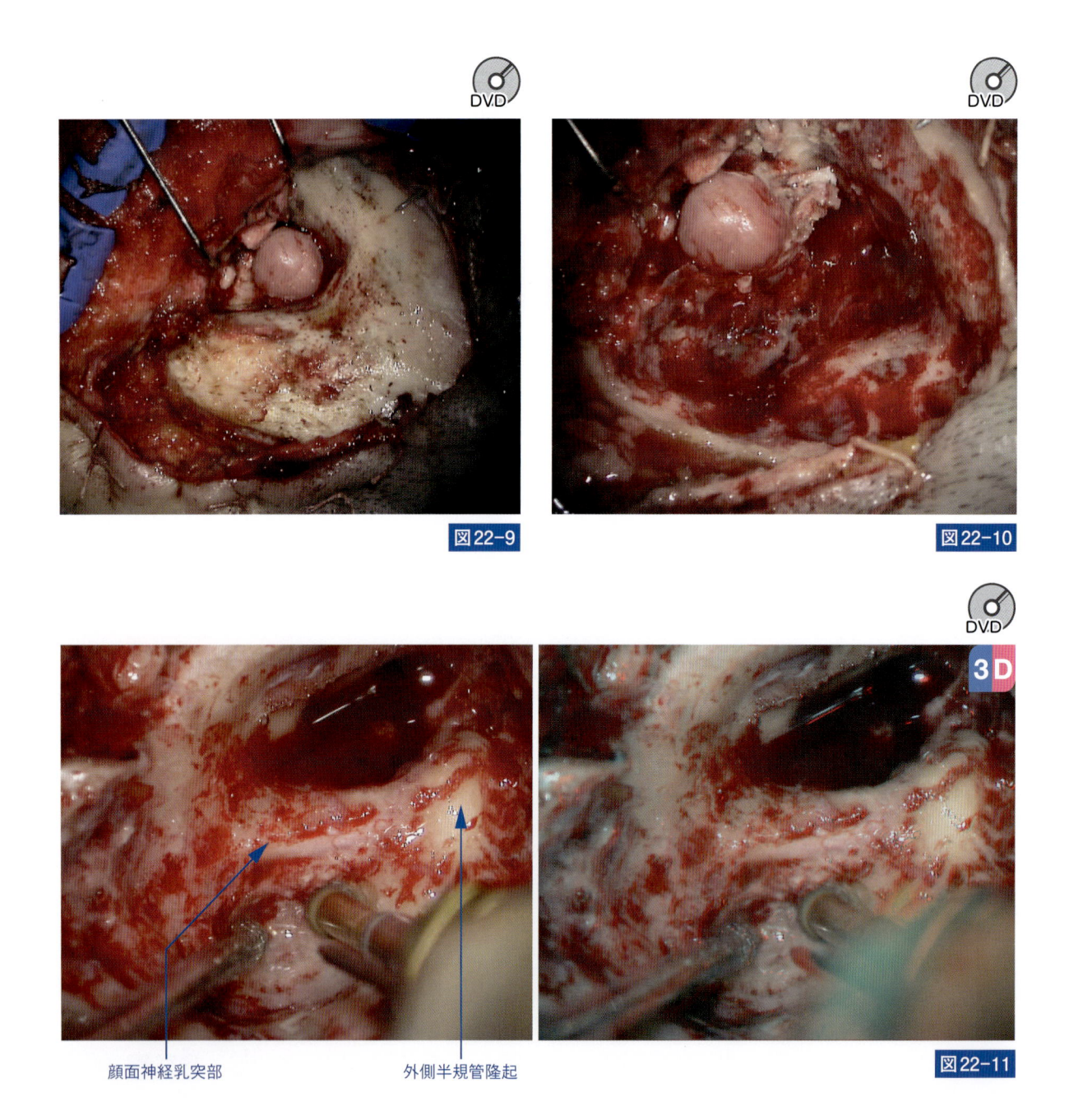

図22-9

図22-10

顔面神経乳突部　　外側半規管隆起　　図22-11

実際の症例

後半規管

図22-12

図22-13

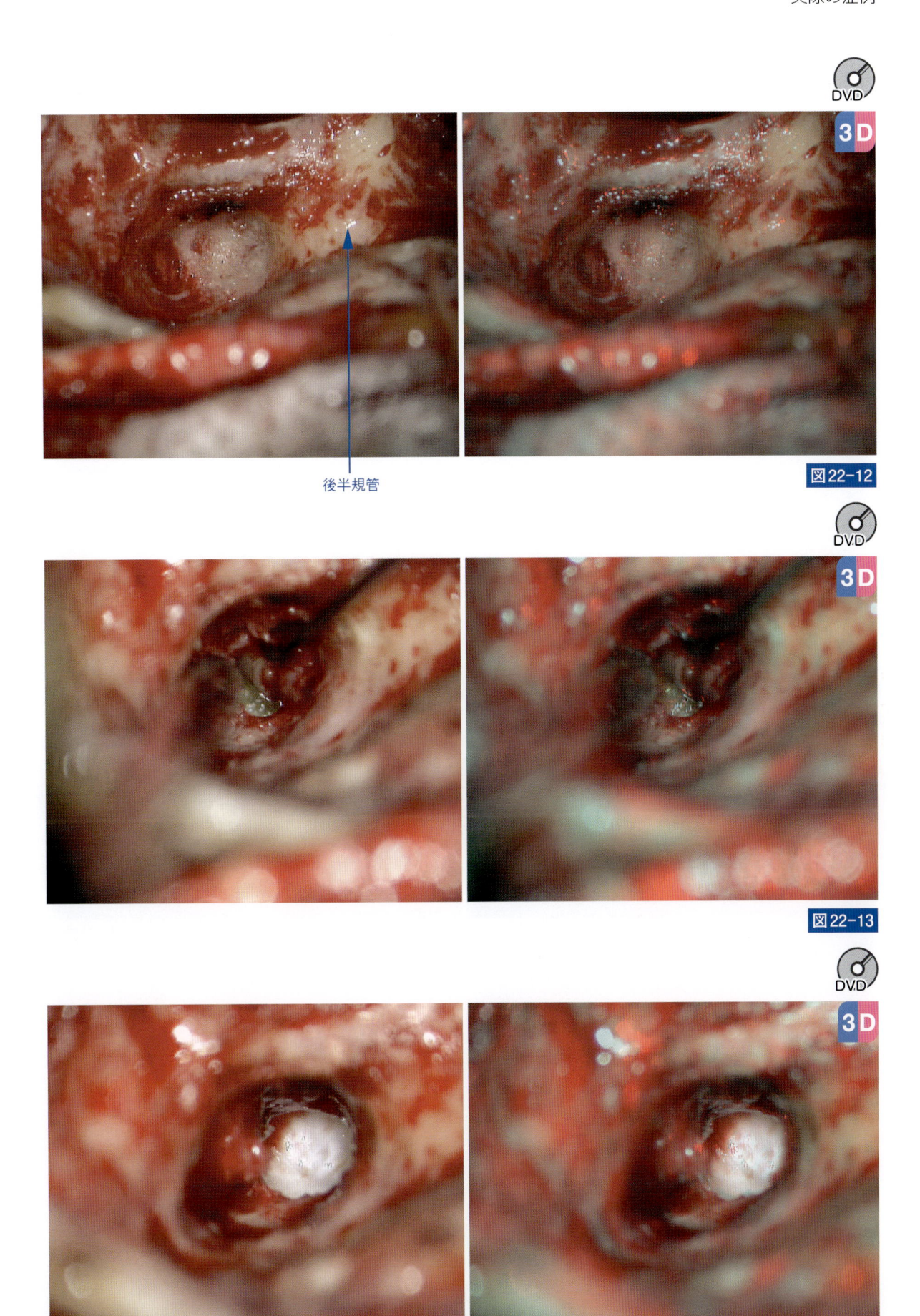

図22-14

133

第22章　迷路下アプローチと蝸牛下アプローチ

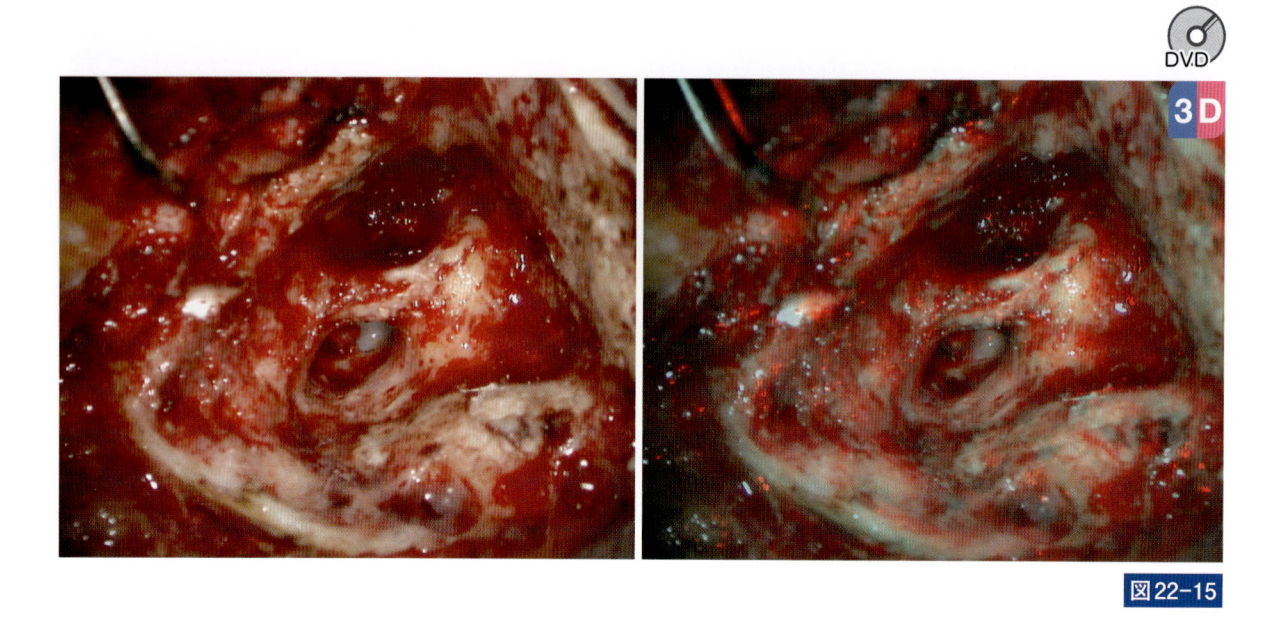

図22-15

顔面神経乳突部　外側半規管隆起

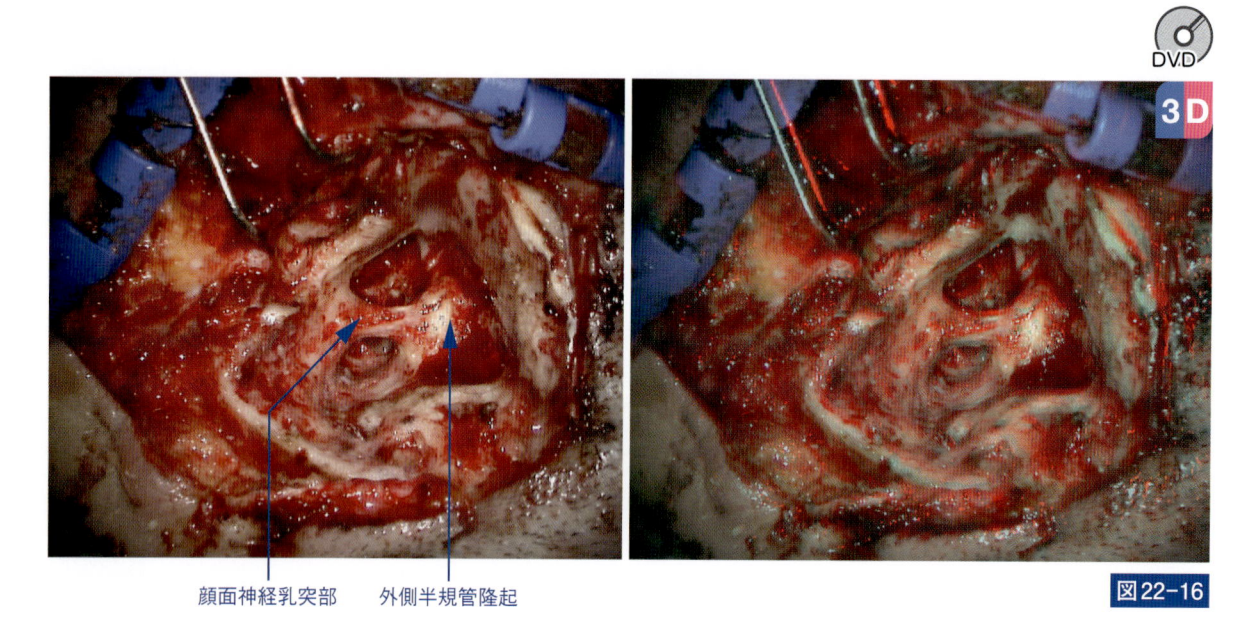

図22-16

7. 迷路下アプローチ後の全体像(図22-15).
8. さらに下鼓室側からも腫瘍を摘出，迷路下アプローチと交通させた(図22-16).

第23章

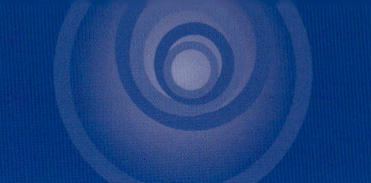

経下顎窩アプローチ（側頭下窩アプローチB型）

　下顎窩を開放して内側壁を削開することにより，頸動脈や耳管への操作性が向上する．側頭下窩の病変で用いられるアプローチであるが(infratemporal fossa approach type B)，前方に進展した側頭骨内の病変に対しても有用である．

下顎窩の開放

　まずは上鼓室前壁を削開して下顎窩との交通を付ける．下顎窩の骨膜を破っても，下顎骨頭および関節円板は関節嚢で覆われているため，これらが直接露出することはない．解剖実習では下顎骨頭が残っている場合は，軟部組織を切除し摘出してもよい．下顎窩内で，錐体鱗縫合および錐体鼓室縫合が確認できる．ここには強固な靱帯がつながっているが，これは前ツチ骨靱帯と円板ツチ骨靱帯である．下顎窩を削開するには，まず頬骨弓根を十分に削開し，中頭蓋窩底の硬膜を透見する．側頭骨鱗部全体を除去して硬膜を露出させると側頭葉の圧排が可能となり，頭側からの観察が可能となり操作性が上がる．

鼓索神経の追跡

　鼓索神経が残っている場合はこれを丁寧に追跡していくと前鼓索路(iter chordae anterius, Huguier's canal)が確認できる（図23-1）．前鼓索路は思いのほか長く，下顎骨頭を残した状態では鼓索神経が側頭骨から出ていく部分までは確認しづらい．

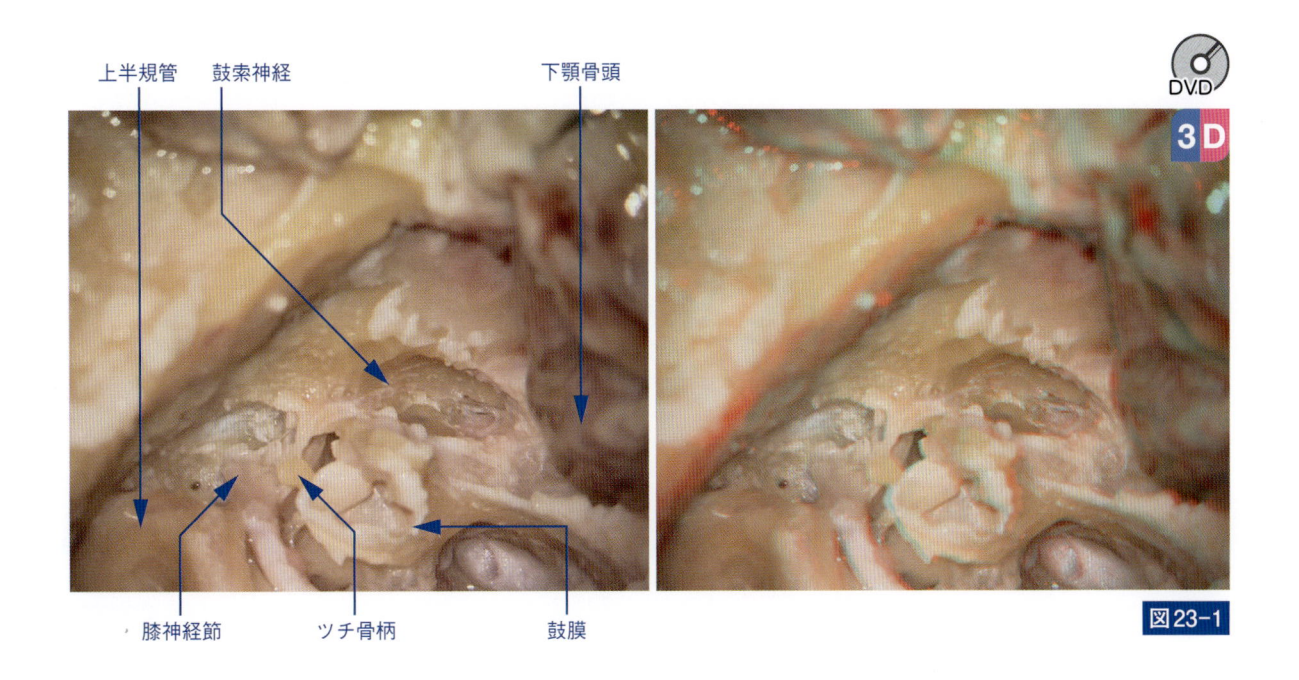

図23-1

中硬膜動脈

下顎窩の内側壁をさらに前方に向かって削開すると，棘孔および内部を走行する中硬膜動脈が確認できる(図 23-2)．中硬膜動脈を切断するとすぐ前方に卵円孔がある．骨を削開するか側頭下窩に抜けると三叉神経第 3 枝(下顎神経，V3)が確認できる．中硬膜動脈と三叉神経第 3 枝は鱗部に近いところで蝶形骨内を走行している．

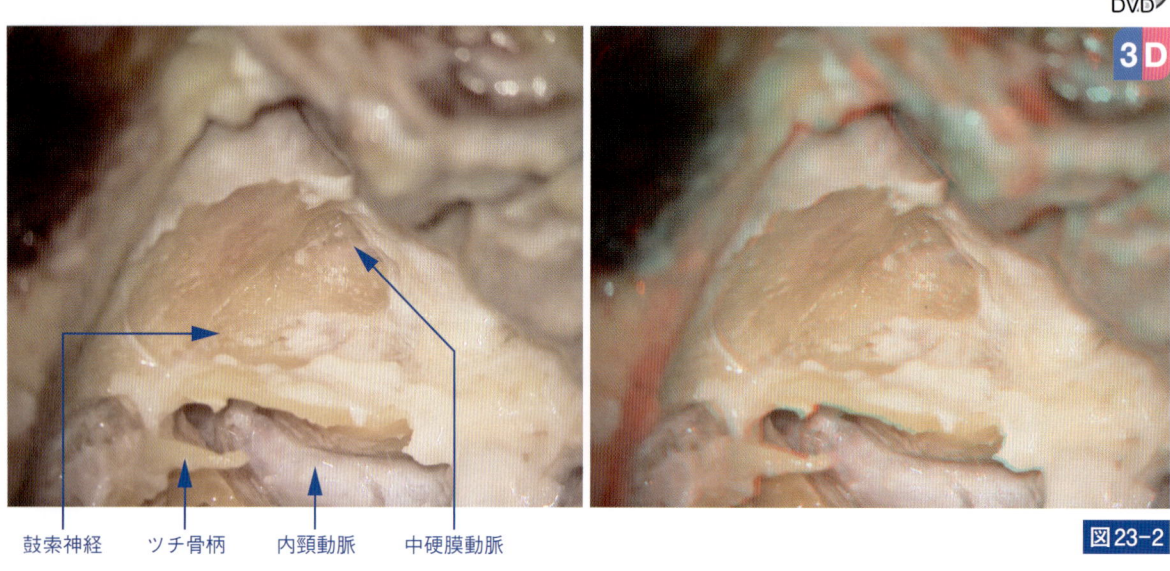

鼓索神経　ツチ骨柄　内頸動脈　中硬膜動脈

図 23-2

耳管・頸動脈

前鼓索路を切断し，耳管鼓室口を開放するように削開を進めると，軟骨部耳管まで確認できる．骨部耳管の上壁は鼓膜張筋で構成されていることがわかる．耳管の内側には内頸動脈の水平部が確認できるが，耳管と内頸動脈の間には薄い骨しかないことがわかる(図 23-3)．

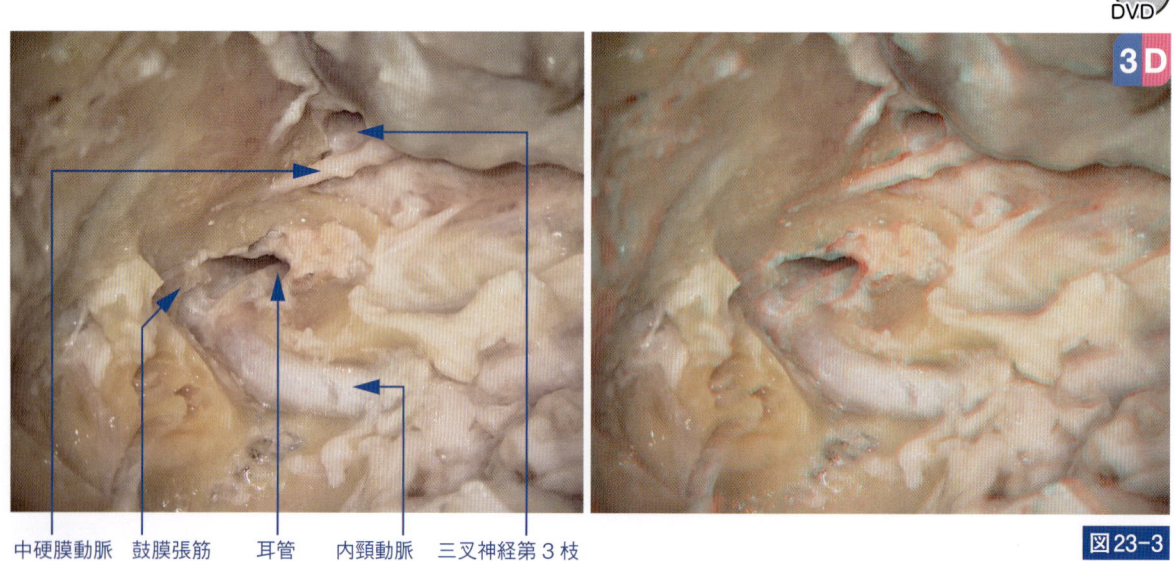

中硬膜動脈　鼓膜張筋　耳管　内頸動脈　三叉神経第 3 枝

図 23-3

実際の症例

右錐体部真珠腫(経下顎窩アプローチ)

鼓膜写真(図23-4)

後壁削除型乳突削開術後で鼓膜は癒着しているが,耳管方向に深い陥凹がある.

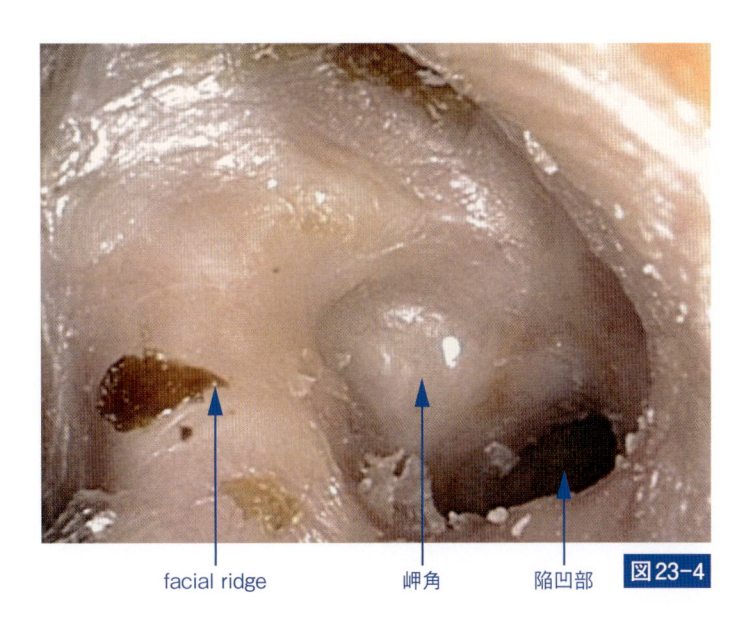

図23-4 facial ridge / 岬角 / 陥凹部

CT(図23-5)

軸位断で見ると真珠腫は骨部耳管を破壊しており(図23-5a),錐体部頸動脈の垂直部から水平部まで進展している.冠状断で見ると頸動脈管は約1/3周ほど骨が破壊されている(図23-5b).

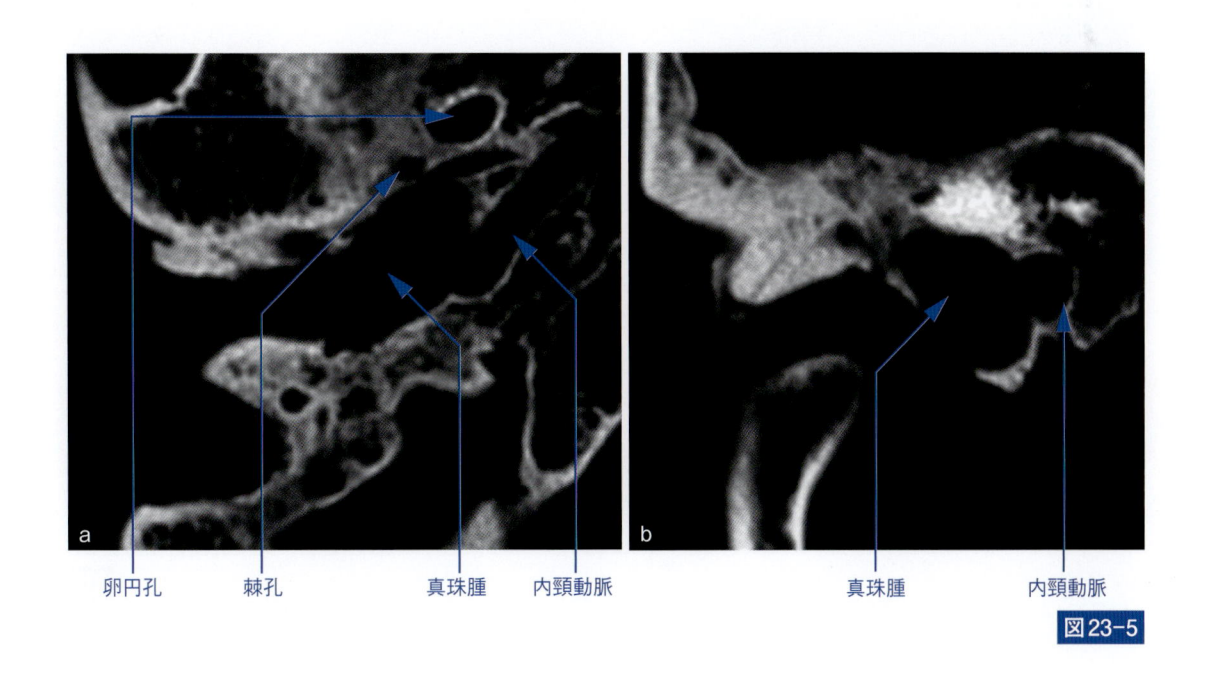

図23-5 a:卵円孔 / 棘孔 / 真珠腫 / 内頸動脈　b:真珠腫 / 内頸動脈

第 23 章　経下顎窩アプローチ(側頭下窩アプローチ B 型)

術式

1. 外耳道は縫縮し，中頭蓋窩・S 状静脈洞を透見，外耳道後壁も低くして術野を確保した(図 23-6).
2. 皮弁を前方に広げ，頬骨弓根を明視下に置いた(図 23-7).
3. 上鼓室と連続させるように削開して下顎窩を開放，その後下顎骨頭を脱臼させた(図 23-8).
4. 下顎窩内側壁を削開し，中硬膜動脈を確認した(図 23-9).
5. 中硬膜動脈の内側でさらに削開を進め真珠腫の前端を確認，剥離した(図 23-10).

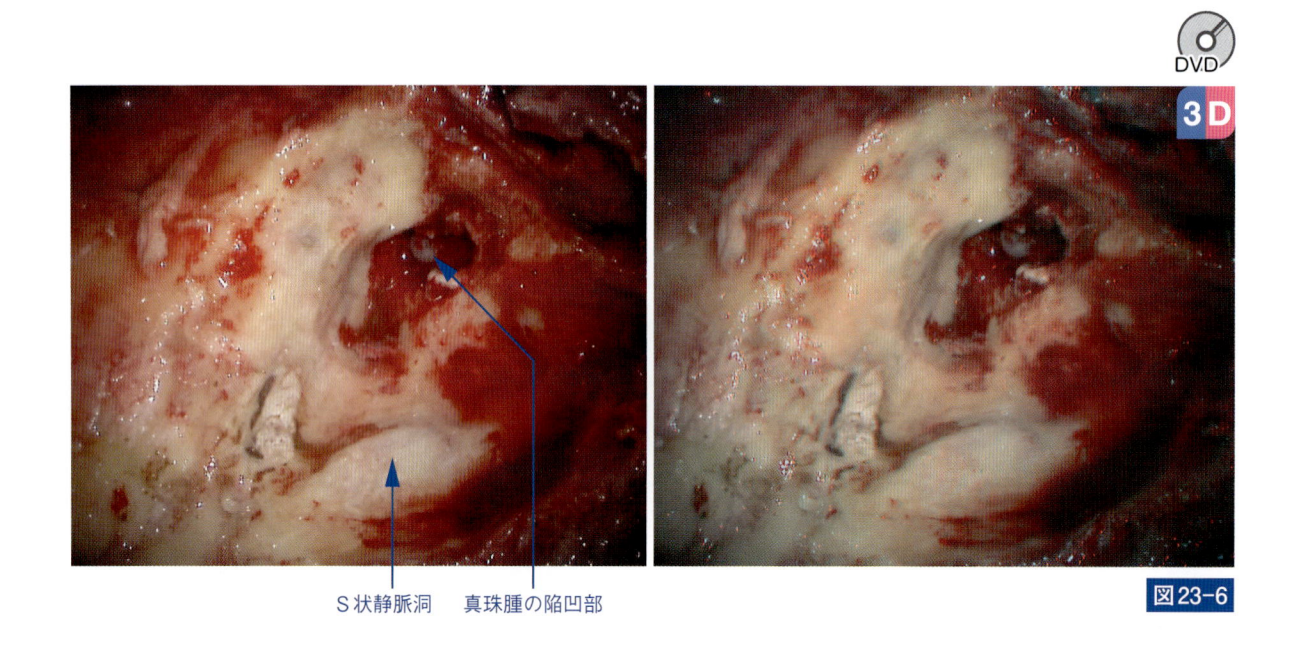

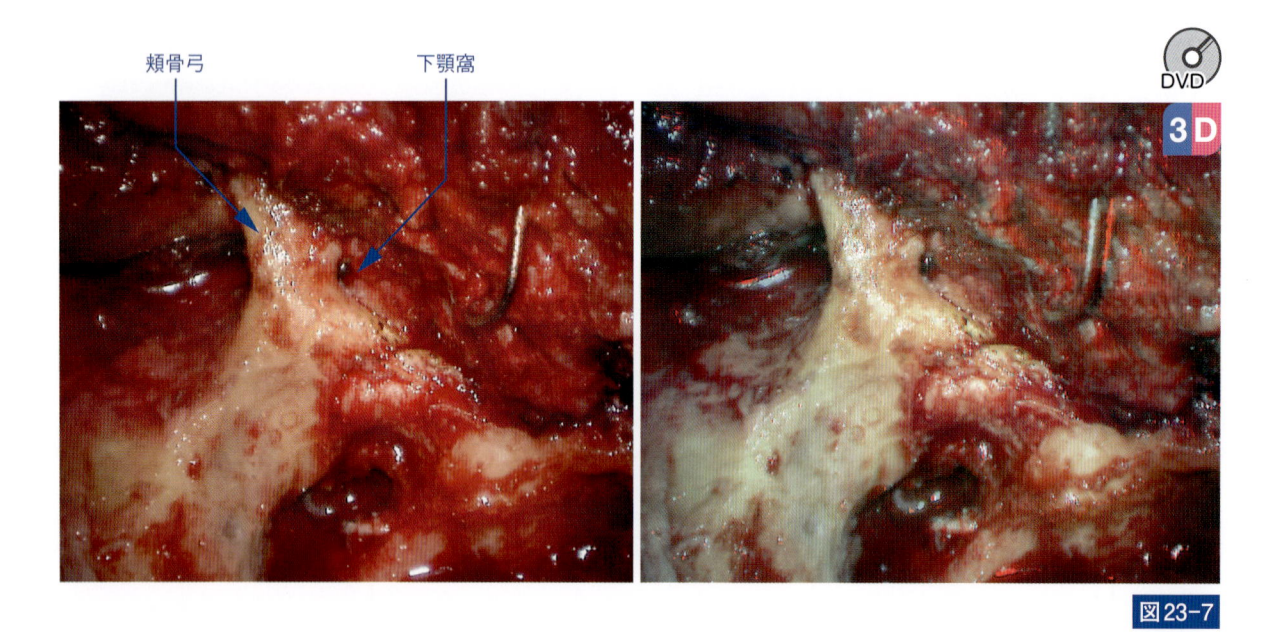

S 状静脈洞　　真珠腫の陥凹部

図 23-6

頬骨弓　　下顎窩

図 23-7

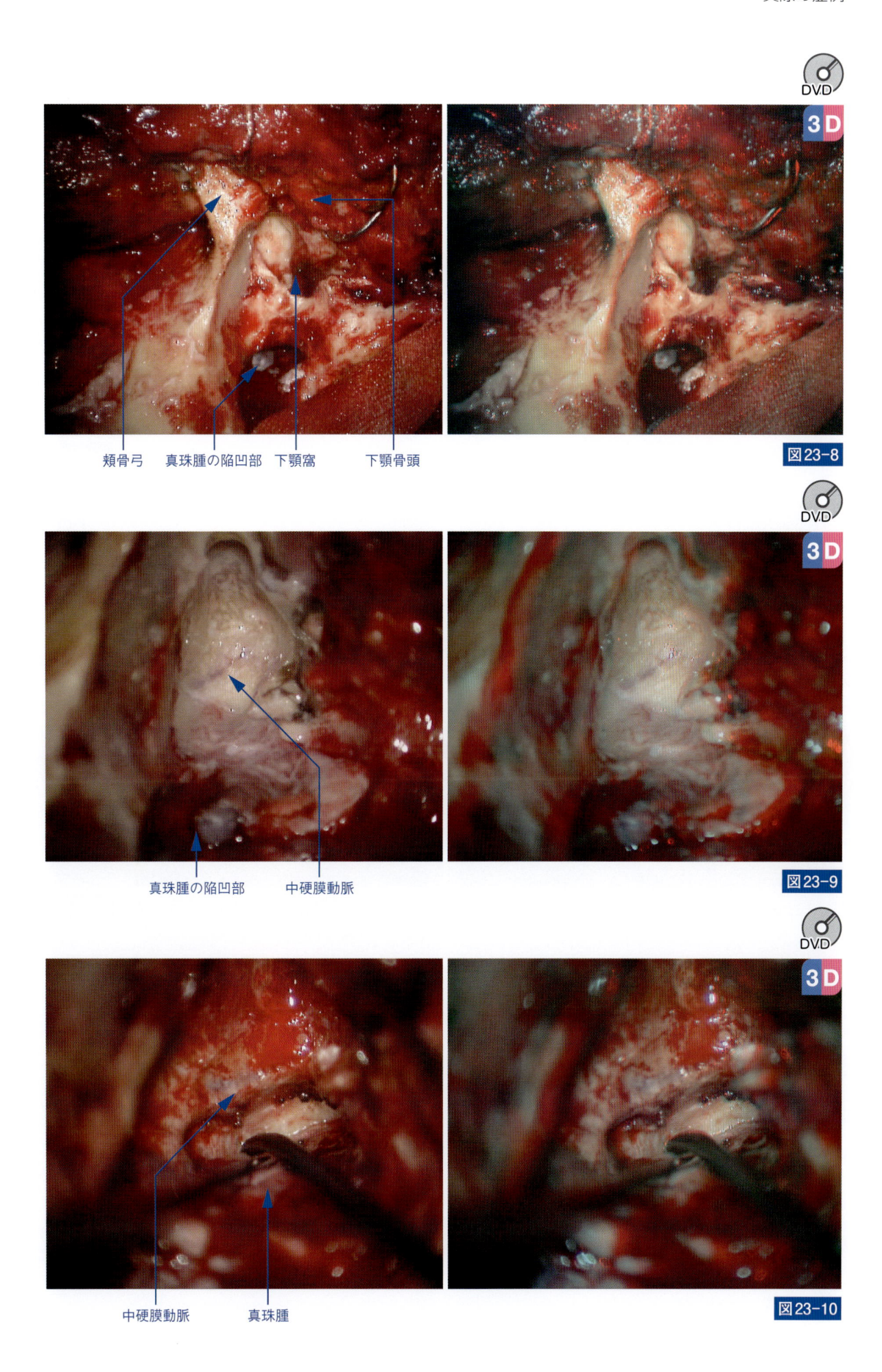

実際の症例

頬骨弓　真珠腫の陥凹部　下顎窩　下顎骨頭

図23-8

真珠腫の陥凹部　中硬膜動脈

図23-9

中硬膜動脈　真珠腫

図23-10

139

第23章　経下顎窩アプローチ（側頭下窩アプローチB型）

内頸動脈

図23-11

顔面神経鼓室部　岬角　内頸動脈

図23-12

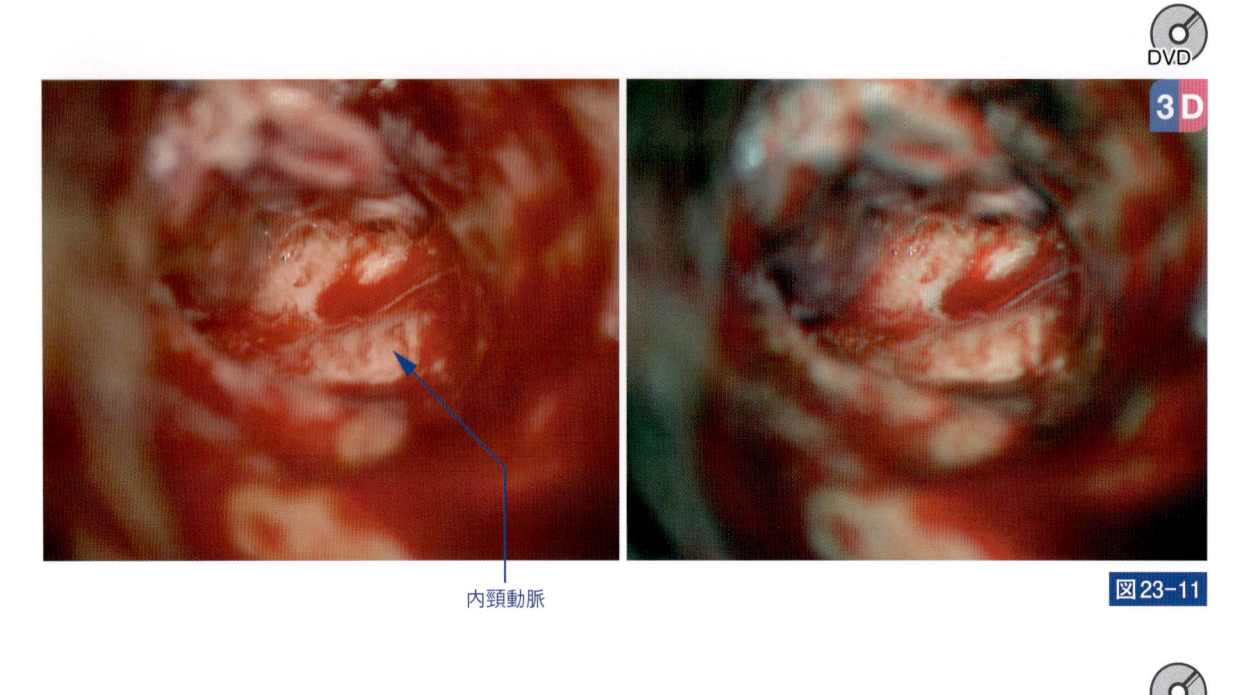

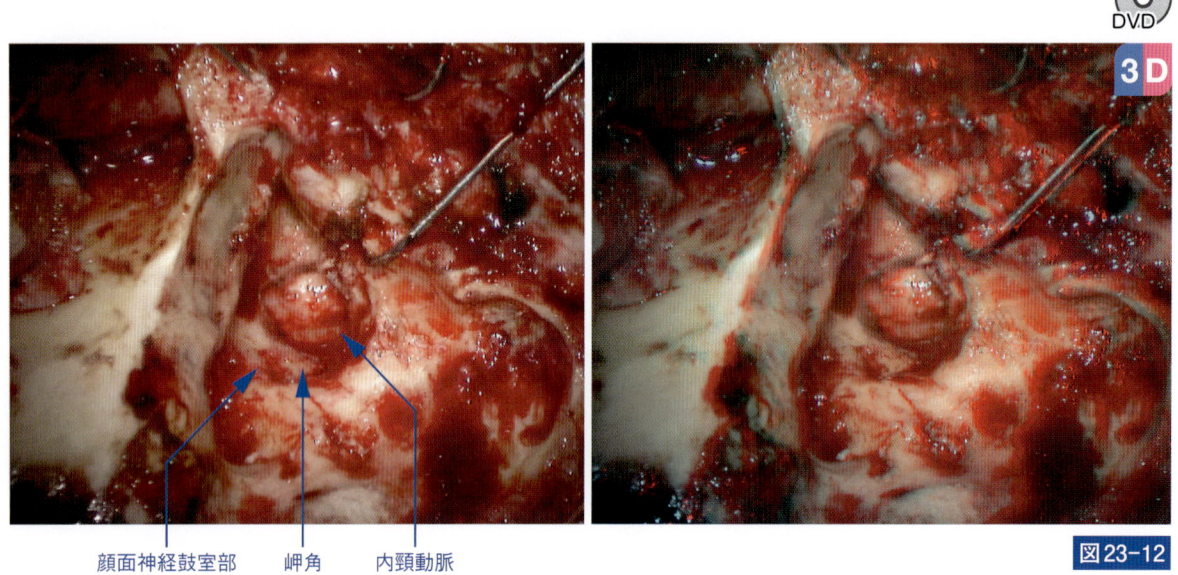

6. 内頸動脈から真珠腫を剥離した（図23-11）．
7. 真珠腫摘出後の全体像（図23-12）．

第24章

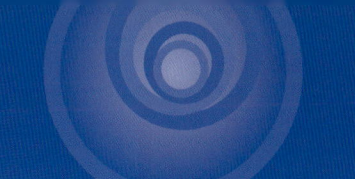

中耳から頭蓋底，上頸部

　グロムス腫瘍，中耳・外耳悪性腫瘍などでは側頭骨から頭蓋底，上頸部の位置関係の理解が必要になる．参考にいくつか写真を提示する．

　下顎骨と外耳道を完全に除去して下顎窩を削開すると，鼓索神経を追跡することができる（図24-1）．鼓索神経は錐体鼓室縫合から側頭骨外に出て側頭下窩を下降し，中硬膜動脈，顎動脈，下歯槽神経の内側を通って舌神経に合流する．この部位での鼓索神経は，鼓室内よりもしっかりした構造に見える（図24-2）．

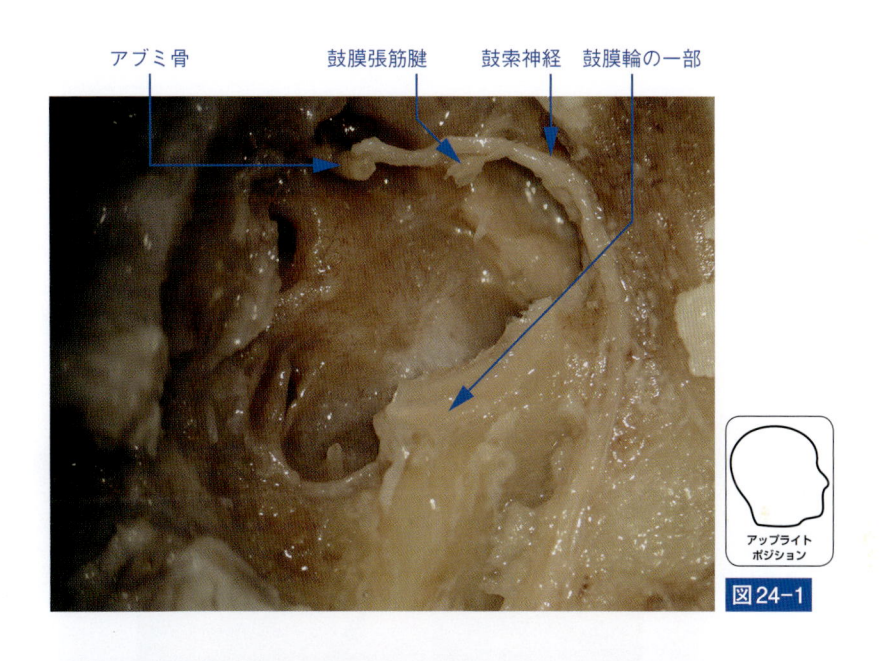

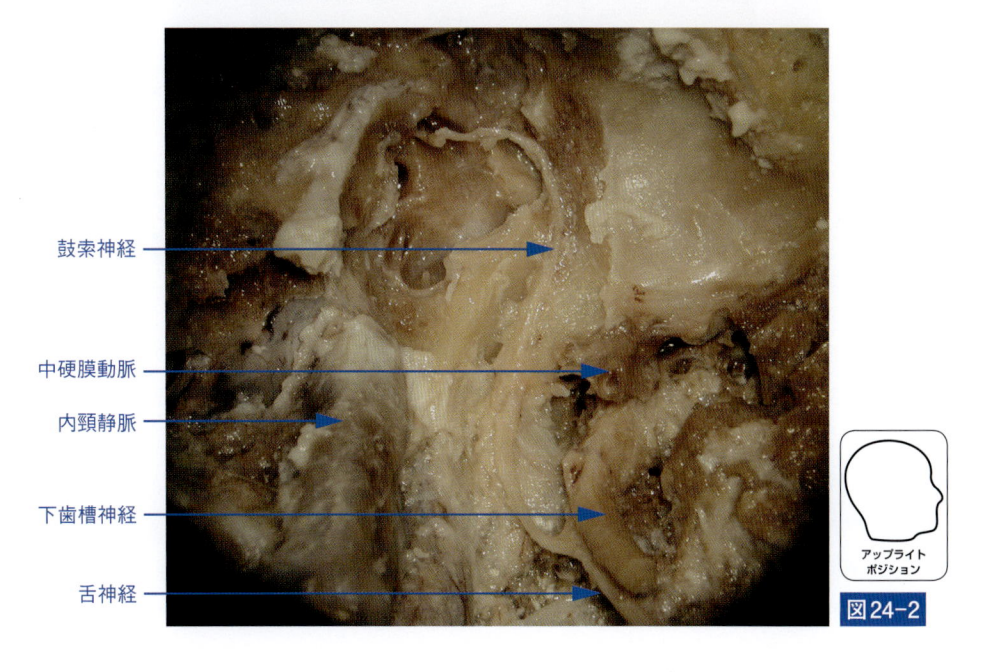

図24-1

図24-2

141

第24章 中耳から頭蓋底，上頸部

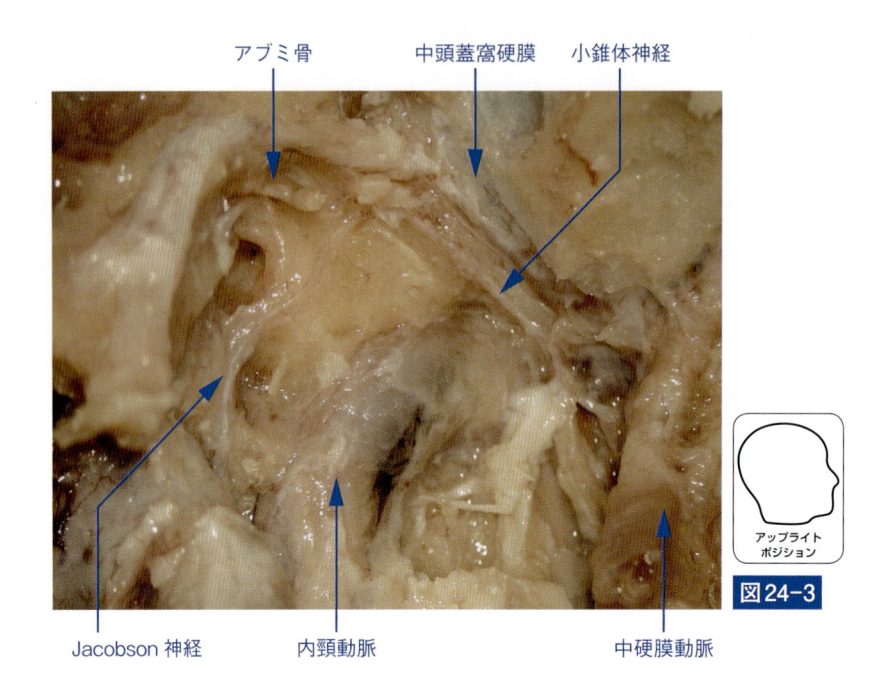

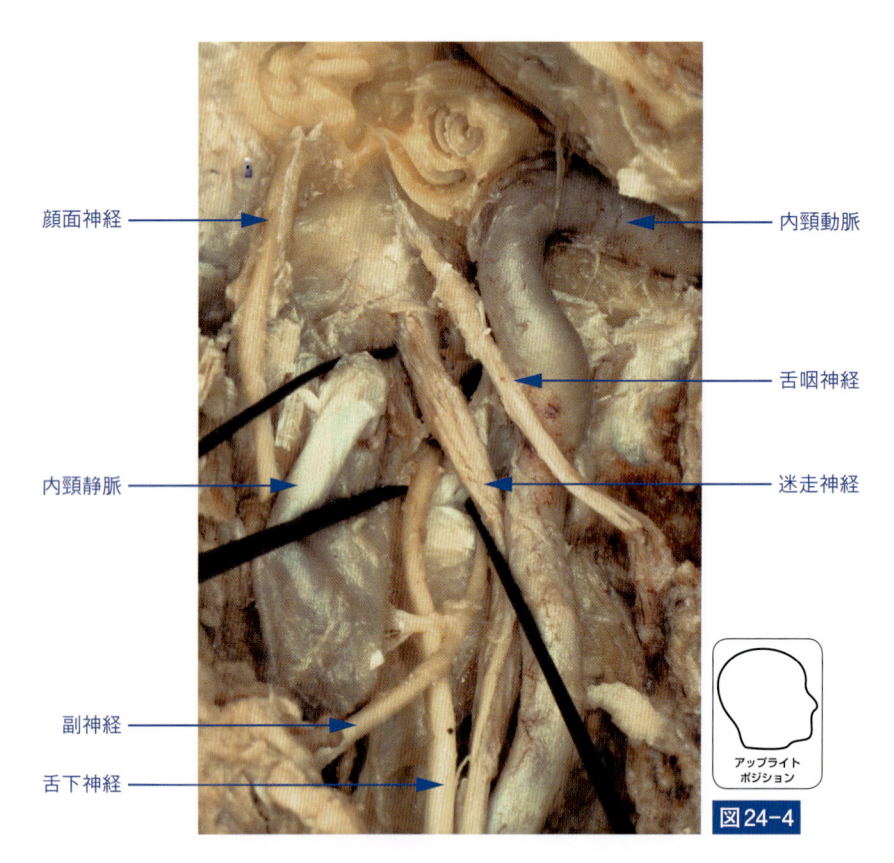

図24-3 アブミ骨／中頭蓋窩硬膜／小錐体神経／Jacobson神経／内頸動脈／中硬膜動脈

図24-4 顔面神経／内頸動脈／舌咽神経／内頸静脈／迷走神経／副神経／舌下神経

　鼓索神経を切断し，下顎窩をさらに削開すると，錐体部頸動脈の水平部が大きく露出される．この視野では岬角の中心を通る Jacobson 神経が匙状突起の部分で前方に屈曲し，鼓膜張筋の内側に入っていくことが観察できる(図24-3)．Jacobson 神経はさらに前方で中頭蓋窩から出て小錐体神経となり，卵円孔の直下，三叉神経第3枝(V3)の内側で耳神経節(otic ganglion)に入る．耳神経節は副交感神経節であり，耳下腺の唾液分泌を制御する．

　さらに削開を進めると，蝸牛の前下方には頸動脈が，後下方には頸静脈球が確認できる．頸静脈窩(jugular fossa)の内側前部では，舌咽神経，迷走神経，副神経(Ⅸ, Ⅹ, Ⅺ)が通過する(図24-4)．

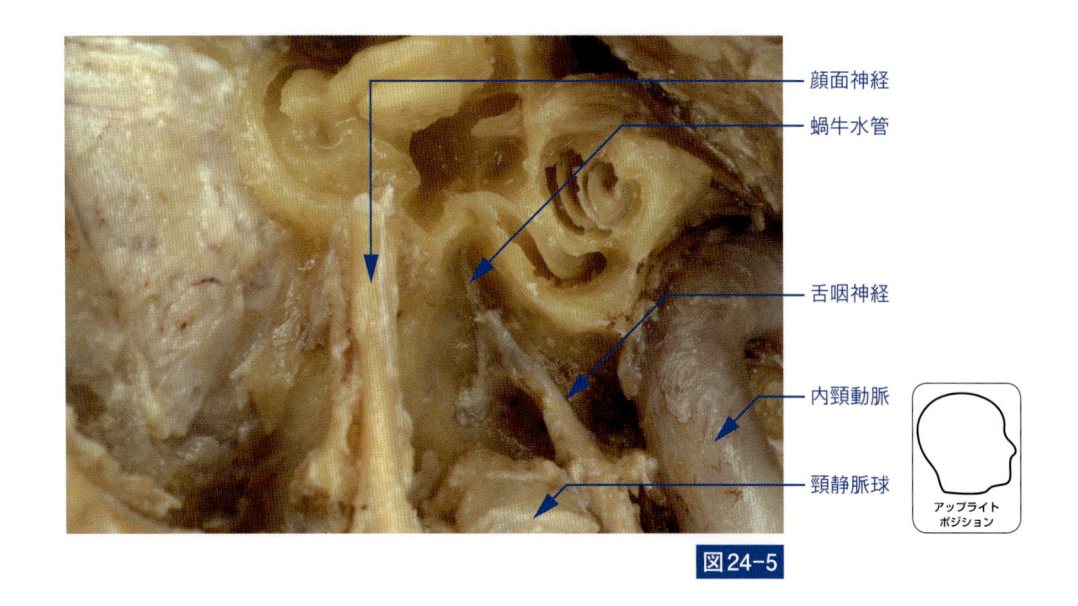

	顔面神経
	蝸牛水管
	舌咽神経
	内頸動脈
	頸静脈球

図24-5

　前述のJacobson神経とArnold神経はここで舌咽神経と迷走神経から分枝する．これらの神経は，頸静脈球の外膜とともにグロムス腫瘍の発生部位となりうる．頸静脈孔(jugular foramen)では舌咽神経と迷走・副神経は硬膜で境されている．舌咽神経の通過する部分を神経部(pars nervosa)，迷走・副神経，および頸静脈球が通過する部分を静脈部(pars venosa)と呼ぶ．蝸牛水管は，頸静脈孔の神経部に開口しており，舌咽神経と近接した部位から蝸牛に向かっていくことが確認できる(図24-5)．また，側頭下窩アプローチA型(infratemporal fossa approach type A)で中耳から頸静脈孔に到達した場合，迷走神経と副神経は頸静脈球につながっているように見えるが，舌咽神経はむしろ頸動脈につながっているように見える．このことも，この図から理解できる．

　頸静脈球から海綿静脈洞に至る下錐体静脈洞(inferior petrosal sinus)は舌咽神経と迷走神経の間を走行することが多いが，症例によってバリエーションがある．舌下神経(XII)はこれらの神経より若干下方で，独立した舌下神経管を通過する．

第25章

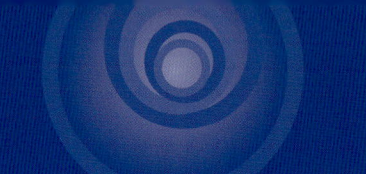

頭蓋底から脳神経

　側頭骨を十分削開すると，滑車神経から舌下神経（Ⅳ～Ⅻ）を確認することができる．参考に写真を提示する．

術野の拡大

　Ｓ状静脈洞から後頭蓋の硬膜を露出させるとＳ状静脈洞の張り出しが平坦となり（☆），後頭蓋窩へのアプローチが容易となる（図25-1, 2）．この手技は，実際の手術で経迷路アプローチを行う際にも有用である．

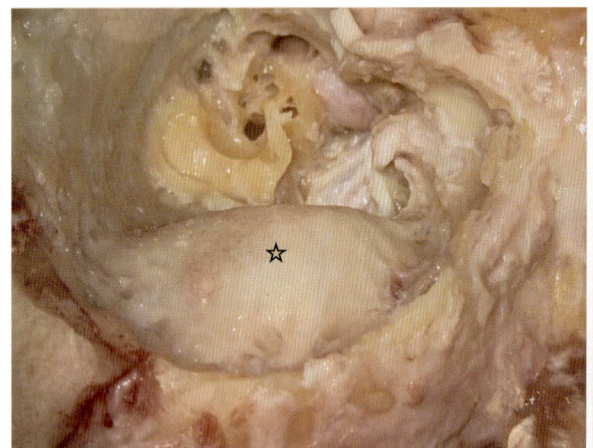

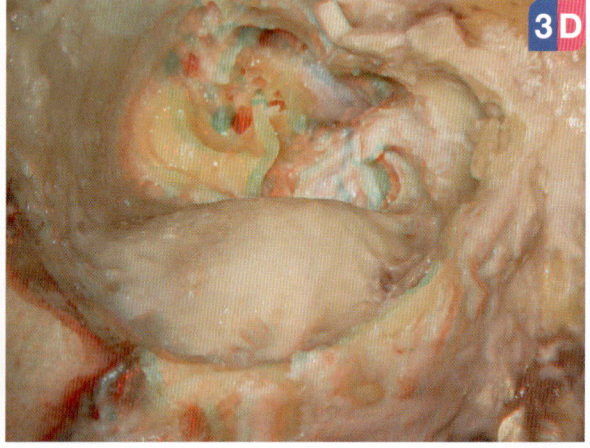

図25-1

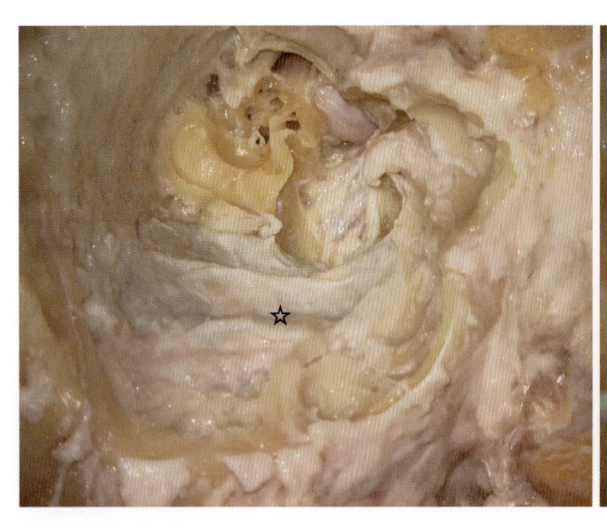

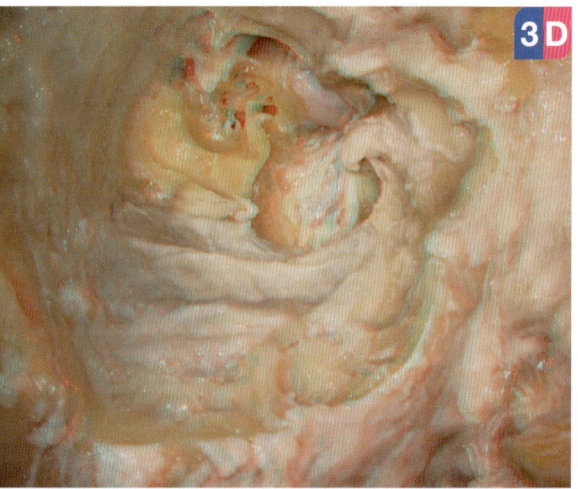

図25-2

脳神経の確認

　頭蓋内に入ると，内耳道から連続して走行する顔面神経と聴神経が確認できる（図 25-3）．顔面神経は内耳道内では上前庭神経の前方，蝸牛神経の上方を走行しているが，後頭蓋内でねじれるように走行し，脳幹近くでは聴神経の前方かつ下方を走行する．このねじれは，蝸牛神経のねじれと同じ向きである．図では，後頭蓋窩内の顔面神経はやや褐色に見える．顔面神経・聴神経の上方には三叉神経が確認できる．三叉神経は扁平で，内耳道に直交するように走行している．さらに前方で三叉神経は側頭骨の錐体部を乗り越えて走行し，三叉神経圧痕を形成する．

　聴神経を詳細に観察すると，前庭神経は色調がやや透明がかっており，蝸牛神経がやや色が濃いことがわかる．図 21-5（121 頁参照）で示したように蝸牛神経は内耳道内でらせんを描いて走行しているように見えるが，後頭蓋窩内では顔面神経・聴神経全体が，同じ向きにらせんを描いて走行している．

　内耳道から上方に顕微鏡を振ると，中頭蓋窩硬膜につながるようにテントが確認できる．テントの内側縁には滑車神経が確認できる（図 25-4）．内耳道の前方を覗き込むように観察すると外転神

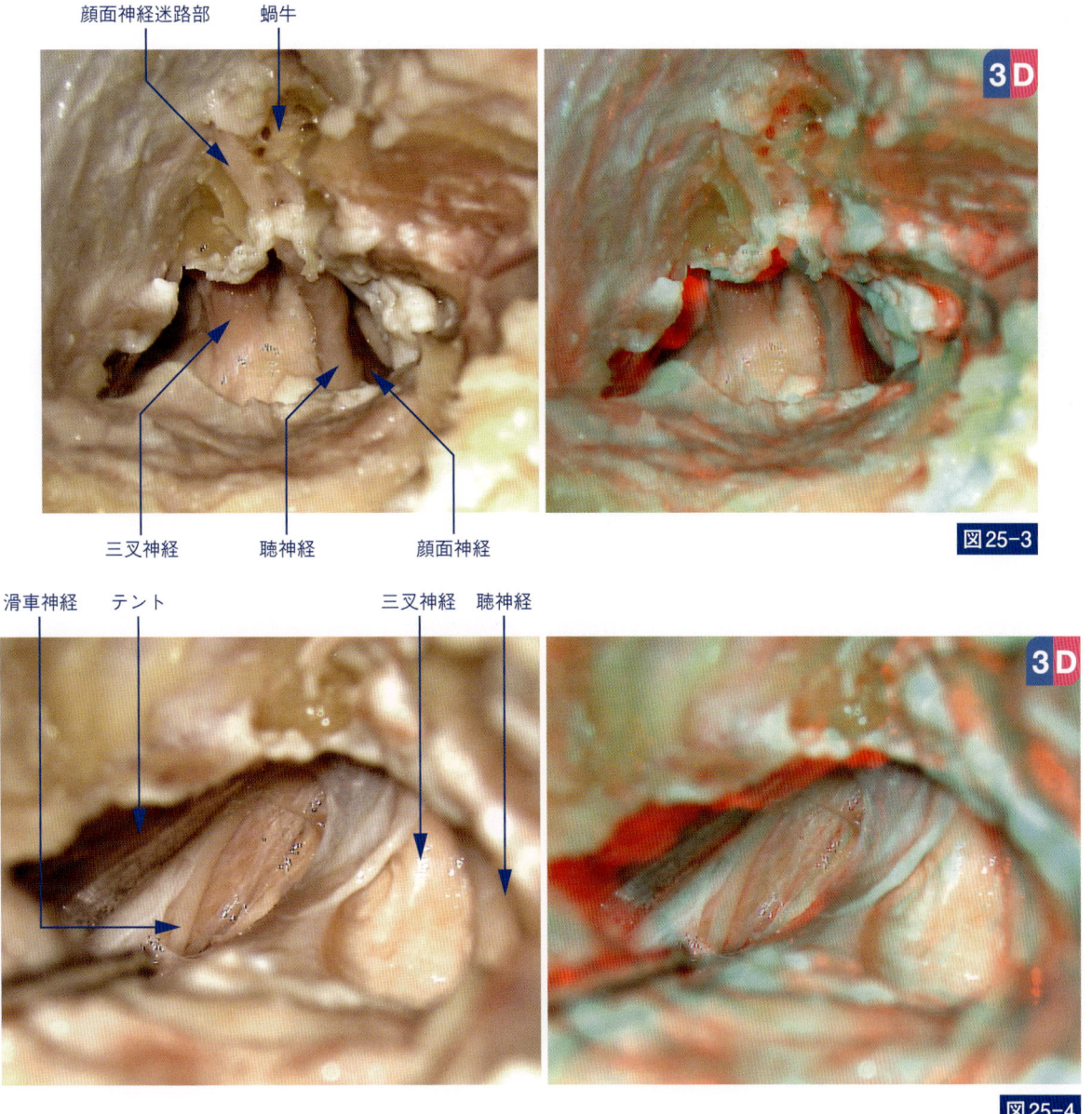

第 25 章　頭蓋底から脳神経

蝸牛
顔面神経迷路部
三叉神経
聴神経
外転神経

図 25-5

舌咽神経　迷走神経　頸静脈球

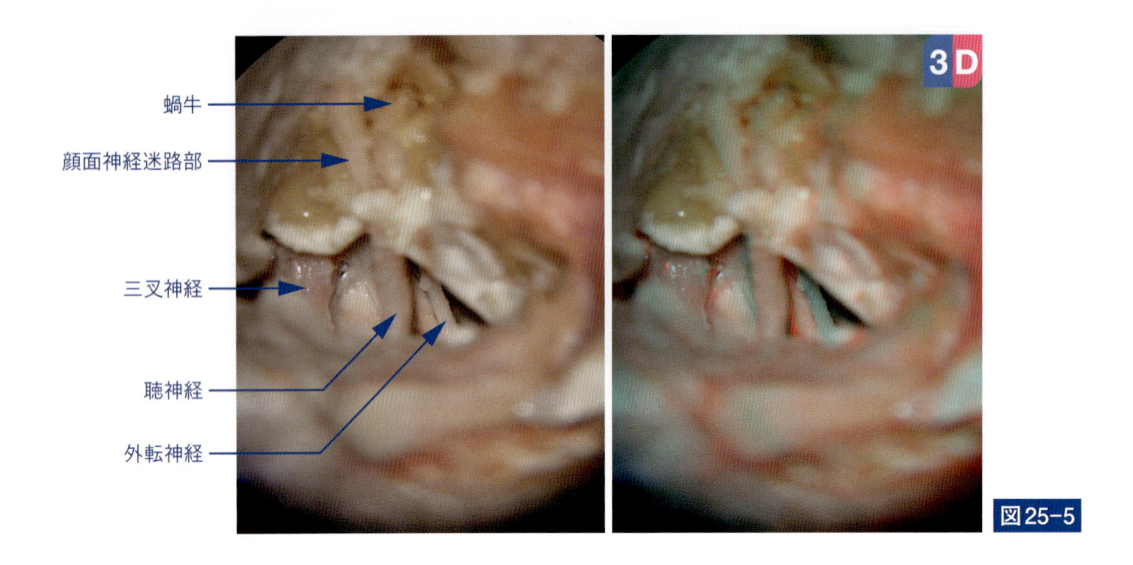

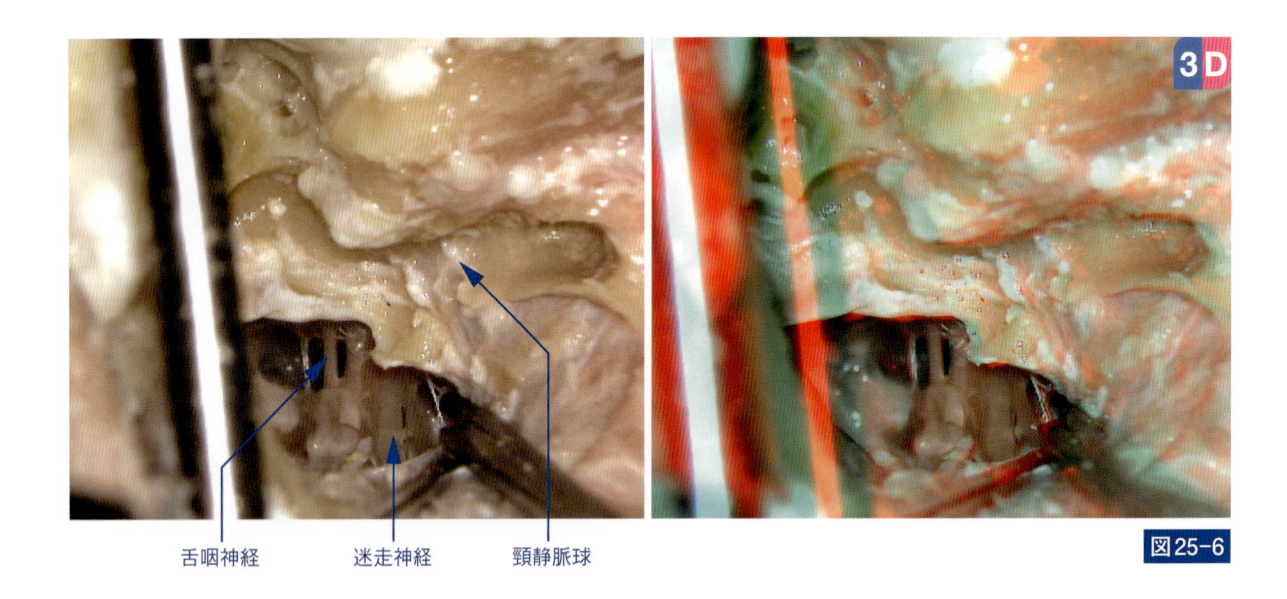

図 25-6

経が確認できる．図 3-7(17 頁参照)でも示したとおり，外転神経は聴神経よりかなり前方を走行している(図 25-5)．内耳道より下方に顕微鏡を振ると，下位脳神経が確認できる(図 25-6)．下位脳神経は頸静脈窩に向かっていることがわかる．頭蓋内では舌咽神経・迷走神経・副神経は上下に配置されている．また，側頭骨に入る部分では舌咽神経がやや他の神経と離れているように見える．

付録 DVD-ROM ご利用に際してのご注意

本製品は書籍付録の DVD-ROM のため，ユーザー登録・ユーザーサポートの対象外とさせていただきます．ご了承ください．

本 DVD-ROM には「解剖・手術ビデオ」「側頭骨 CT 画像データ」の 2 つのフォルダが収載されています．ご利用にあたり以下の点にご注意ください．

「解剖・手術ビデオ」について

「解剖・手術ビデオ」に収載されている映像の著作権は㈱医学書院または著作者に帰属します．「解剖・手術ビデオ」フォルダに格納されている映像および各種ファイルは，本書購入者が個人として使用する場合を除いて，許可なく複製，配布することは法律で禁じられています．

[Windows をご使用の場合]

●動作環境(推奨環境)
- OS：Windows XP，Windows Vista，Windows 7，Windows 8
- ビデオプレーヤ：Windows Media Player バージョン 12.0 以降
- DVD-ROM ドライブを搭載したパーソナルコンピュータ
- 本 DVD-ROM をご利用になる場合には，Web ブラウザが必要です．Windows システムの場合は Microsoft Internet Explorer 6.0 以上など最新の Web ブラウザをご利用ください．
- Web ブラウザで動画を再生するためには，Web ブラウザに Windows Media Player など MPEG-4 ビデオ再生用アプリケーションが関連づけられている必要があります．詳しくは，Web ブラウザ，アプリケーションのマニュアルをご参照ください．

●コンテンツを閲覧するためには
- 本 DVD-ROM を DVD-ROM ドライブにセットすると自動的に初期フォルダが開きます．開かない場合は，「マイコンピュータ」の DVD-ROM ドライブを開き，「Windows ユーザー様へ」に従ってコンテンツを再生してください．

[Macintosh をご使用の場合]

●動作環境(推奨環境)
- Mac OS X 10.4 以降
- ビデオプレーヤ：QuickTime Player バージョン 7.0 以降
- DVD-ROM ドライブを搭載したパーソナルコンピュータ
- 本 DVD-ROM をご利用になる場合には，Web ブラウザが必要です．Macintosh システムの場合は Safari 5.1.7 以上など最新の Web ブラウザをご利用ください．
- Web ブラウザで動画を再生するためには，Web ブラウザに QuickTime Player など MPEG-4 ビデオ再生用アプリケーションが関連づけられている必要があります．詳しくは，Web ブラウザ，アプリケーションのマニュアルをご参照ください．

●コンテンツを閲覧するためには
- 本 DVD-ROM ドライブにセットした後，DVD-ROM のアイコンをクリックして中身を開き，「Macintosh ユーザー様へ」に従ってコンテンツを再生してください．

「解剖・手術ビデオ」フォルダに収載されている解剖・手術ビデオの視聴方法に関しましては，「本書の使い方」(xiii頁)をご参照ください．

付録 DVD-ROM ご利用に際してのご注意

「側頭骨 CT 画像データ」について

　「側頭骨 CT 画像データ」に収載されているソフトウェア「i-VIEW ワンデータビューワプラス」「i-VIEW ワンデータビューワ」「i-VIEW ワンボリュームビューワ」は，㈱モリタ製作所が著作権を有しており，同社の登録商標です．この度，㈱モリタ製作所のご厚意により本書への添付許可を得ました．「i-VIEW ワンデータビューワプラス」「i-VIEW ワンデータビューワ」「i-VIEW ワンボリュームビューワ」は本書購入者が個人として使用する場合を除いて，許可なく複製，配布することは法律で禁じられています．また CT データの著作権は著者に帰属しており，著者の許可なく無断で他の目的に使用することを禁じます．以上の条件に同意される方にのみ「i-VIEW ワンデータビューワプラス」「i-VIEW ワンデータビューワ」「i-VIEW ワンボリュームビューワ」および CT データの使用を許可します．

　ソフトウェア「i-VIEW ワンデータビューワプラス」「i-VIEW ワンデータビューワ」「i-VIEW ワンボリュームビューワ」の使用方法の概要は「本書の使い方」(xiii頁)をご参照ください．なお詳細な使用方法については，各ソフトウェアを起動後,「Help」をクリックしていただくとそれぞれの取扱説明書をご覧いただくことができますので，そちらでご確認ください．

　DVD-ROM に収載されている DICOM 規格の画像データについて：画像処理ソフトウェア「OsiriX」を使用することで，Macintosh ユーザーによる画像閲覧が可能となります．使用方法の概要は「本書の使い方」(xiii頁)をご参照ください．

●動作環境

「i-VIEW ワンデータビューワプラス」「i-VIEW ワンデータビューワ」

　コンピュータのハードウェア仕様が CPU：Pentium4 以上，CPU クロック速度：1.7 GHz 以上，メインメモリ：256MB 以上，空き HDD 容量：1 GB 以上，OS の仕様が Microsoft 社の「Windows 2000 Professional」「Windows XP Professional SP2」「Windows 7 Professional 32bit/64bit」「Windows 8 Pro 64bit」「Windows 8.1 Pro 64bit」でのみ㈱モリタ製作所により動作確認されています．

「i-VIEW ワンボリュームビューワ」

　コンピュータのハードウェア仕様が CPU：Pentium4 以上，CPU クロック速度：1.7 GHz 以上，メインメモリ：2 GB 以上，空き HDD 容量：1 GB 以上，OS の仕様が Microsoft 社の「Windows 2000 Professional SP4」「Windows XP Professional SP2」「Windows Vista Business 32bit」「Windows 7 Professional 32bit/64bit」「Windows 8 Pro 64bit」「Windows 8.1 Pro 64bit」でのみ㈱モリタ製作所により動作確認されています．

・Windows，Windows Media Player などの名称は，米国 Microsoft Corporation の登録商標です．
・Macintosh，QuickTime などの名称は，Apple Inc. の商標です．

索引

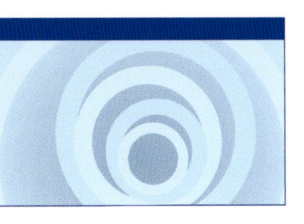

欧文索引

A

anterior bony plate　82
anterior mallear fold　14, 47
anterior mallear ligament　14
arcuate eminence　20
areolar fascia　26
Arnold 神経　14, 16

B

Beaver Needle Blade　5
Bill's bar　18, 119, 124
buttress　53, 75, 78

C

caroticotympanic artery　16
caroticotympanic canaliculus　16
caroticotympanic nerve　16
carotid canal　16, 21
cavity problem　86
cochlear aqueduct　128
cochlear canaliculus　16, 18
cochleariform process　44
cochleostomy　57
cog　82
condylar process of the mandible　14
cribriform area　14, 31
cribriform plate　118
CT 撮影装置　10
cymba conchae　26

D

digastric groove　16
digastric ridge　16
discomallear ligament　14

Donaldson 線　99
Dorrello 管　18

E

elliptical recess　106
endolymphatic fossette　19
endolymphatic sac　117

F

facial hiatus　20
facial ridge　94
fallopian bridge technique　87, 131
foramen lacerum　20
foramen ovale　20
foramen spinosum　20
foveate impression　19

G

Gasser's ganglion　20
glenoid fossa　14
Gradenigo 症候群　20
greater superficial petrosal nerve　20

H

hamulus laminae spiralis　113
helicotrema　113
helix　27
Henle 棘　13, 30, 32
Hennebert 徴候　107
hook portion　58, 110, 112
horizontal crest　18
Huguier's canal　14, 135
Hunt 症候群　14

I

incomplete partition type Ⅱ (IP-Ⅱ)　112
inferior petrosal sinus　128, 143

infratemporal fossa approach type A　143
infratemporal fossa approach type B　135
internal auditory canal　18
internal carotid artery　16
interscalar septum　111
intrajugular process of the occipital bone　17
intrajugular process of the temporal bone　17
intrajugular ridge　17, 128
iter chordae anterius　14, 135
iter chordae posterius　14

J

Jacobson 神経　16, 86, 142
jugular bulb　16
jugular foramen　16, 143
jugular fossa　16

K

Kawase の三角　20
Koerner の隔壁　14, 30, 32, 36, 41

L

lacrimal gland　20
lamina modioli　112
lateral incudal fold　47
lateral mallear fold　14, 47
lesser superficial petrosal nerve　16, 20
lip　55, 57, 61
lower cranial nerves　18

M・N

Macewen の三角　14, 31
mandibular fossa　14
mastoid canaliculus　14, 16
mastoid emissary vein　19
mastoid fossa　14
mastoid portion　12
Meckel 腔　18
Ménière 病　100, 107
meningeal ramus of mandibular nerve　20
middle meningeal artery　20
modiolus　111
notch of Rivinus　14

O

occipital condyle　127
operculum　19, 100
osseous spiral lamina　110
otic ganglion　16, 142

P

painter's technique　3
Palva's flap　26
pars flaccida　14
pars nervosa　143
pars venosa　143
pericarotid sympathetic plexus　16
petromastoid canal　19
petrosquamous suture　14
petrosquamosal sinus　70
petrotympanic suture　14
petrous portion　12
posterior ampullary nerve　18, 118
posterior mallear fold　14, 47
Prussak 腔　14, 47
pyramidal fossa　16, 18, 127

R

retrofacial cell　95, 100, 127
Rivinus 切痕　14
round window approach　55
round window niche　53, 55
　──, lip　55
round window reflex　56

S

S 状静脈洞　19, 24, 25, 96
S 状静脈洞溝　19
saccular macula　106
scala communis　112
scala tympani　110
　──, cul de sac of　110
scala vestitube　110
scutum　69
semicanal of the auditory tube　21
semicanal of the Eustachian tube　21

semicanal of the tensor tympani 21
Shrapnell's membrane 14
sigmoid sinus 19
sigmoid sulcus 19
singular canal 18, 118
sphenopalatine ganglion 20
spherical recess 106
squamous portion 12
stylomastoid foramen 16
subarcuate artery 19
subarcuate fossa 19
superior ganglion of the vagus nerve in the jugular foramen 14
superior mallear fold 46
superior petrosal sinus 19
superior petrosal sulcus 19

T

tegmen 14
temporal line 13
tensor tympani muscle 21
tensor tympanic fold 82
tragus 27
transcochlear approach 130
transotic approach 130
transverse crest 18
trigeminal ganglion 20
trigeminal impression 20
Tullio 現象 107
tympanic canaliculus 16
tympanic portion 12
tympanomastoid suture 14
tympanomeatal flap 64
tympanosquamous suture 14

U・V

utricalar macula 106
vertical crest 18, 119
vestibular aqueduct 19

和文索引

あ

アブミ骨　23, 51, 53, 56, 60
アブミ骨筋　104
アブミ骨手術　27, 66

え・お

鋭匙　5, 9
円板ツチ骨靱帯　14
横稜　18

か

カッティングバー　2
下位脳神経　16, 18, 146
下顎窩　14, 23, 24
　——の開放　135
下顎骨　25
下顎骨頭　14, 25
下顎神経硬膜枝　20
下歯槽神経　141
下錐体静脈洞　128, 143
加熱メス　5
蝸牛　22〜24
　——の解剖　110
　——の基底回転　110
蝸牛下アプローチ　16, 127
蝸牛開窓　55, 57, 58, 61
蝸牛孔　113
蝸牛削開　114
蝸牛神経　145
　——の剖出　120
蝸牛軸　111
蝸牛軸板　112
蝸牛水管　24, 25, 127, 128
蝸牛水管外口　16, 18
回転間隔壁　111, 112
海綿静脈洞　19, 20
外耳道後壁　94
外耳道後壁削除型乳突削開　86
外耳道後壁保存型乳突削開　30, 49, 78
外耳道皮膚剥離　64

外側キヌタ骨ヒダ　47
外側ツチ骨ヒダ　14, 47
外側半規管　22, 23, 102
　——の瘻孔　91
外側半規管隆起　33, 37, 45
外転神経　18, 145
外転神経麻痺　20
拡大耳後切開　28
顎関節　14
顎二腹筋溝　16, 25
顎二腹筋稜　16, 74, 76
滑車神経　145
眼科用剪刀　9
顔面神経　16, 18, 53, 54, 124, 145
　——, 耳下腺内　76
　——の移動　76, 104, 130
　——の損傷　53
　——の剖出　119
　——の露出　75
顔面神経減荷術　52, 74
顔面神経鼓室部　22, 38
顔面神経膝神経節　20, 22
　——の露出　80
顔面神経乳突部　23〜25, 74
顔面神経麻痺　77
顔面神経迷路部　80, 119, 120
顔面神経裂孔　20

き

キック　2
キヌタ・アブミ関節の離断　90
キヌタ骨　22, 23, 49, 60
　——の摘出　41, 51, 75
　——の発見　45
キヌタ骨窩　53
キヌタ骨体部　69
キヌタ骨長脚　23
基底板鈎部　58, 110, 112
偽膜　55
弓下窩　19, 22
弓下動脈　19
弓状隆起　20
吸引　5, 8

吸引管　5, 8
吸引装置　8
急性乳様突起炎　14
球形嚢陥凹　106
球形嚢の解剖　106
球形嚢斑　106
共通階　112
胸鎖乳突筋　28, 29
頬骨　12
頬骨弓　12
棘孔　20, 24, 25
筋骨膜切開　26
筋骨膜弁　26

く

クリスタ　102, 107
グロムス腫瘍　131, 141
空調　9

け

茎状突起　25
茎乳突孔　16, 25, 76
経下顎窩アプローチ　135, 137
経外耳道的上鼓室開放　39, 68
経乳突的顔面神経減荷術　74
経乳突的上鼓室開放　34, 36, 45
経皮質骨的上鼓室開放　68
経迷路アプローチ　16, 122
頸鼓小管　16
頸鼓神経　16
頸鼓動脈　16
頸静脈窩　16
頸静脈球　16, 24, 25, 127, 142, 143
頸静脈孔　16, 143
頸静脈孔内突起　17
頸静脈孔内稜　17, 128
頸静脈上球　16
頸動脈　136
頸動脈管　16, 21
頸動脈鼓室枝　16
顕微鏡　1, 7

こ

コースダイアモンド　2
コレステリン肉芽腫　16
鼓索神経　14, 53, 54, 64, 74, 78, 86, 141
　―― の追跡　135
鼓索神経小管　14
鼓室階　110〜113
　――, 盲端　110
鼓室形成術　27
鼓室硬化症　46
鼓室神経小管　16
鼓室神経叢　16
鼓室乳突縫合　14
鼓室部　12
鼓室鱗縫合　14
鼓膜切痕　14
鼓膜張筋　21, 23
鼓膜張筋腱　82, 83, 86
鼓膜張筋半管　21
鼓膜張筋ヒダ　82
後鼓索路　14
後鼓室開放　52, 60, 78
後耳介筋　26
後ツチ骨ヒダ　14, 47
後頭顆　25, 127
後頭骨　12
後半規管　22〜24, 101
後膨大部神経　18, 118
後膨大部神経切断術　107
鋼製手術機器　5, 9
骨部外耳道後上部切除　64, 65
骨膜下膿瘍　14
骨膜剥離子　9
骨迷路　103
骨ラセン板　110

さ

サクションイリゲーション　4
佐藤氏角膜刀　5
匙状突起　23, 44, 75, 82, 83, 111, 114
三叉神経　18, 145
三叉神経圧痕　20, 145

索引

三叉神経節　20
三叉神経第3枝　20
三叉神経痛　20

し

弛緩部　14
篩状板　118
篩状野　14, 31
耳科用攝子　9
耳管　23〜25, 136
耳管骨部　21
耳管上陥凹　82, 96
　——の開放　92
耳管軟骨部　24, 25
耳管半管　21
耳甲介舟　26
耳硬化症　66
耳後切開　26
耳小骨　46, 54
　——の確認　69
耳小骨鉗子　5, 9
耳神経節　16, 142
耳珠　27
耳前切開　27
耳内切開　27
耳輪　27
実習台　6
斜視鏡　9
術野の洗浄　4
小錐体神経　16, 20, 21, 142
上鼓室
　——の解剖　69
　——の膜構造　47
上鼓室開放　34, 36, 45, 48, 60, 68, 70
上鼓室外側壁
　——の再建　44, 72
　——の削除　68
上錐体静脈洞　19
上錐体洞溝　19, 20
上ツチ骨ヒダ　46
上半規管　22, 101
上半規管開放　102
静脈部　143

神経部　143
真珠腫　34, 36, 39, 88
　——, 錐体部　137
　——（上鼓室）の剥離　43
　——の摘出　72
真珠腫性中耳炎　34, 39, 70
真珠腫性中耳炎手術　52
人工内耳埋め込み術　52, 59, 111
人工内耳電極挿入　55, 62

す

垂直稜　18, 119
錐体鼓室縫合　14
錐体尖　20
錐体尖炎　20
錐体部　12
錐体部コレステリン肉芽腫　127
錐体部真珠腫　137
錐体隆起　23
錐体鱗部静脈洞　70
錐体鱗縫合　14

せ

正円窓アプローチ　55, 58
正円窓窩　23, 53, 55, 60
　——の骨　55
正円窓膜　55, 57, 61
　——の切開　56
接着法　27
攝子　5, 9
舌咽神経　16, 18, 142, 143, 146
舌神経　141
穿孔縁型(二次性)真珠腫　34
浅側頭静脈　26
前鼓索路　14, 135
前鼓室開放術　82
前骨板　82
　——の開放　84
　——の解剖　84
前ツチ骨靱帯　14
前ツチ骨ヒダ　14, 47
前庭　23
　——の解剖　106

索引

前庭階　110〜113
前庭神経の剖出　118
前庭水管外口　19
前庭水管の解剖　117

そ

側頭下窩アプローチA型　105, 128, 143
側頭下窩アプローチB型　135
側頭筋　13, 28, 29
側頭筋膜浅層　26
側頭筋膜の露出　26, 27
側頭骨下面　15
側頭骨外側面　13
側頭骨外表面　12
側頭骨固定器具　7
側頭骨上面　19
側頭骨前面　21
側頭骨内側面　17
側頭線　13, 30, 31

た

ダイアモンドバー　2
ダックビル剥離子　5, 9
大錐体神経　20
探針　5, 9

ち

中硬膜動脈　20, 136, 141
中耳炎　20, 31, 34, 39, 48, 70
中耳根治術　94
中頭蓋窩アプローチ　19, 20
中頭蓋窩底　34
蝶形骨　12
蝶形骨大翼　20
聴神経　18, 145
聴神経腫瘍　122
聴神経腫瘍手術　16
直視鏡　9

つ

ツチ　5, 9
ツチ骨柄　23

ツチ骨頭　22, 23, 37, 42, 69
　── の発見　46
ツチ骨の露出　68

て

テフロンワイヤーピストン　66
テント　145
天蓋　14
電気メス　5

と

ドリル　1, 8
頭頂骨　12
導出静脈　19
鈍ピック　5

な

内頸動脈　16, 23〜25, 136
内頸動脈神経叢　16
内視鏡　9
内耳骨包　33
内耳窓閉鎖　27
内耳道　18, 22, 23, 118
内耳道硬膜　124
　── の露出　80
内耳内神経鞘腫　114
内リンパ管　117
内リンパ小窩　19
内リンパ嚢　19, 24, 99, 117
内リンパ嚢開放　99
軟骨部外耳道　28
軟組織再建　88, 92, 94

に

乳突窩　14
乳突腔障害　86, 94
乳突削開　30, 31, 34, 41, 45, 50, 89
乳突小管　14, 16
乳突洞　14, 30
乳突洞開放　32, 42
乳突部　12

索引

ね
熱損傷 2
　── の予防 4

の
ノミ 5, 9
脳神経 145

は
バー 2
　── の回転方向 3
バイポーラ 5
破裂孔 20
廃液 9
半規管骨包の剖出 101
半規管の解剖 101

ひ
ピンクライン 5, 74
皮質骨 5
皮膚切開 26

ふ・へ
フレーザー氏式吸引管 8
ブルーライン 5, 101
副神経 18, 142, 143, 146
弁蓋 100

ほ
ホルマリン 9
縫合線 12
膨大部稜 102, 107, 109

ま
マイクロ剪刀 5, 9
マイクロドリル 4
マレウスニッパー 5, 9
膜迷路 103
　── の剖出 101
末梢性顔面神経麻痺 77

め
メス 9
迷走神経 18, 142, 143, 146
迷走神経耳介枝 14
迷走神経上神経節 14
迷路下アプローチ 127

や・ゆ・よ
山本氏メス 5
癒着型真珠腫 39
癒着性中耳炎 48
翼口蓋神経節 20

ら
ラセン板鈎 113
卵円孔 20, 23, 24
卵形嚢陥凹 106
卵形嚢の解剖 106
卵形嚢斑 106

り・る
鱗部 12
涙腺 20